Mut und Maß statt Wut und Hass

Thomas Gutknecht

Mut und Maß statt Wut und Hass

Ressentiments angemessen begegnen und Verantwortung übernehmen

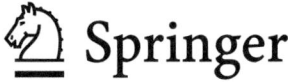

Thomas Gutknecht
Logos-Institut
Lichtenstein, Deutschland
www.praxis-logos.de

ISBN 978-3-662-61243-9   ISBN 978-3-662-61244-6 (eBook)
https://doi.org/10.1007/978-3-662-61244-6

Die Deutsche Nationalbibliothek verzeichnet diese Publikation in der Deutschen Nationalbibliografie; detaillierte bibliografische Daten sind im Internet über http://dnb.d-nb.de abrufbar.

Springer
© Springer-Verlag GmbH Deutschland, ein Teil von Springer Nature 2021
Das Werk einschließlich aller seiner Teile ist urheberrechtlich geschützt. Jede Verwertung, die nicht ausdrücklich vom Urheberrechtsgesetz zugelassen ist, bedarf der vorherigen Zustimmung des Verlags. Das gilt insbesondere für Vervielfältigungen, Bearbeitungen, Übersetzungen, Mikroverfilmungen und die Einspeicherung und Verarbeitung in elektronischen Systemen.
Die Wiedergabe von allgemein beschreibenden Bezeichnungen, Marken, Unternehmensnamen etc. in diesem Werk bedeutet nicht, dass diese frei durch jedermann benutzt werden dürfen. Die Berechtigung zur Benutzung unterliegt, auch ohne gesonderten Hinweis hierzu, den Regeln des Markenrechts. Die Rechte des jeweiligen Zeicheninhabers sind zu beachten.
Der Verlag, die Autoren und die Herausgeber gehen davon aus, dass die Angaben und Informationen in diesem Werk zum Zeitpunkt der Veröffentlichung vollständig und korrekt sind. Weder der Verlag, noch die Autoren oder die Herausgeber übernehmen, ausdrücklich oder implizit, Gewähr für den Inhalt des Werkes, etwaige Fehler oder Äußerungen. Der Verlag bleibt im Hinblick auf geografische Zuordnungen und Gebietsbezeichnungen in veröffentlichten Karten und Institutionsadressen neutral.

Fotonachweis Umschlag: © [M] Oakozhan / Adobe Stock

Springer ist ein Imprint der eingetragenen Gesellschaft Springer-Verlag GmbH, DE und ist ein Teil von Springer Nature.
Die Anschrift der Gesellschaft ist: Heidelberger Platz 3, 14197 Berlin, Germany

Widmung und Dank
Immanuel Kant haben zwei Dinge mit immer neuer, ja zunehmender Bewunderung und Ehrfurcht erfüllt, je öfter und anhaltender er darüber nachgedacht hat: der bestirnte Himmel über ihm und das moralische Gesetz in ihm. Mir ist ein Drittes zur Bewunderung und Ehrfurcht geschenkt: Maria, die Frau, die für mich da ist und mit der ich das Leben teile. Die Zeit, die ich in dieses Buch investiert habe, kann ich ihr nicht zurückerstatten; und die Widmung an sie (die sonst beim Thema Ressentiment missverständlich sein könnte, es hier aber gewiss nicht ist) wird das nicht ausgleichen. Doch es steckt zum Glück auch viel gemeinsam verbrachte Zeit in dem Buch: die Ideen habe ich mit ihr zuerst durchgesprochen, ihr danke ich manche Klärung, sie trug die Hauptlast nicht nur der formalen Korrekturen, und ihr danke ich nicht zuletzt auch, dass ich manchen Einfall nicht zu Papier gebracht habe – was wohl als Gewinn zu verbuchen ist. Ohne ihren gütigen, aber resoluten und dabei ermutigenden Druck wäre ich noch heute „auf Seite 40", inzwischen ein geflügeltes Wort bei uns für jede Art von Hängepartien. Denn das Schreiben fällt nicht immer leicht, wenn man mit großartigen Büchern lebt, wie das bei meiner Leselust der Fall ist. Immer hält man sich für noch zu wenig gerüstet, verwirft und

fängt immer wieder neu an... Da hilft ein maßvolles Mahnen. Maria: Danke aus ganzem Herzen!

Innigster Dank geht auch an Freunde. Heidemarie Bennent-Vahle hat das Buch in verschiedenen Stadien gelesen – weit über Seite 40 hinaus – und mit einem Verständnis kommentiert, das unseren philosophischen Austausch schon lange so erfreulich macht. Ebenso hat Fabian Erhardt das Skript als stets ansprechbarer Denkpartner studiert und mit wertvollen Hinweisen niemals gespart. Mit kluger und freundschaftlicher Kritik hat er sich bis zur Endfassung des Texts angenommen und Verbesserungen vorgeschlagen. Das monierte Pathos geht auf meine Sturheit zurück.

Hilfreiche Rückmeldungen danke ich anteilnehmenden und ermutigenden Leserinnen und Lesern, namentlich Anette Benz, Petra Elsner, Ingrid Gregor, Linde Gulbinat, Marion Höppner, Thomas Polednitschek, Monika Vögele, Gerti C. Weigner. Besonderer Dank an Roger Wisniewski für seinen stets freundschaftlichen Rat.

Für vielfältige Inspirationen möchte ich namentlich Verena Kast und Andreas Urs Sommer danken. Jörg Splett und Vittorio Hösle haben mehr zu dem, was an diesem Buch gelungen ist, beigetragen, als sie selbst vermuten. Danke auch den gesprächsbereiten Kolleginnen und Kollegen aus meinem Arbeitsumfeld, der Philosophischen Praxis. Ich habe schätzen gelernt die Gomera-Freunde aus der Wieslocher systemischen Szene: Dank besonders an Bernd.

Die Energie, am Ball zu bleiben, danke ich den interessierten und treuen Hörerinnen und Hörern meiner Vorlesungen in Stuttgart. Ein mich beflügelndes Interesse zeigten auch viele Besucherinnen und Besucher meiner Seminare. Die Tagungen in Lindau seien eigens erwähnt. Dass immer wieder die Berufung des Philosophen eingefordert wird, Fragen der Zeit zu bedenken, stimmt zuversichtlich und spornt an.

Ohne Monika Radecki und die hilfreiche Unterstützung durch Hiltrud Wilbertz wäre das Buch in der vorliegenden Form nicht erschienen. Monika Radecki gab den Anstoß zum Schreiben und begleitete mit unerschöpflicher Geduld die Gestaltung. Mit sanftem Druck hat sie dafür gesorgt, dass ein Buch daraus wird, das nicht der Selbstverständigung des Autors allein dient, sondern von vielen mit Gewinn gelesen werden kann. Ohne ihr Mahnen hätte ich, einmal in die Gänge gekommen, auch bei Seite 400 nicht Halt gemacht... Danke!

Großen Dank möchte ich, über das Buchprojekt hinaus, meinem großzügigen Vater in seinem 95. Lebensjahr sagen. Bekanntlich entsteht ein Buch nicht in der Zeit der Konzeption und des Schreibens, denn seinen Gehalt entnimmt es einem schon länger gelebten Leben. Während meine Mutter und die geistig wegweisende Tante große Leserinnen waren, ist mein Vater ein Mann der Tat, und nicht immer hat ihm eingeleuchtet, dass sein Sohn bei den „Schwätzprofessoren" studiert. Aber er hat mir zu keiner Stunde mein Desinteresse an einem bürgerlichen Leben und an einem klassischen Brotberuf verübelt. Längst ist eine Anteilnahme und Anerkennung entstanden für das ihm, dem praktisch denkenden Menschen, zunächst Fremde und Andere, das theoretische Interesse und die begriffliche Arbeit. Ich weiß diese Großherzigkeit in dieser reinen Form des umsorgenden Sein-lassen-könnens aufs Höchste zu schätzen. Diese immer absichtslose väterliche Freigebigkeit ist ein großes Pfund. Es ist auch ein großes Geschenk, den Eltern nicht Dank abstatten zu müssen, sondern voller Dankbarkeit danken zu können und zu wollen. Dem betagten und immer noch rüstigen Vater, von mir, der ich selbst schon in die Jahre gekommen bin, ein liebevoller Dank für Alles!

Allen hier Unerwähnten möchte ich sagen: Euer mir erwiesenes Gutes wird nicht vergessen. Ohnedies trägt es den Lohn in sich. In diesem Sinn allen Wohltätern und Wohlmeinenden ein Danke. Und ein Dank schließlich vorab an Sie, die Leserinnen und Leser, für Ihr Interesse am Buch. Seien Sie mir gewogen während und über die Lektüre hinaus. Ringen wir um die Zukunft gemeinsam. Gerne nehme ich Ihre Kritik entgegen.

Lichtenstein am 3. Oktober 2020

(Zugunsten der leichteren Lesbarkeit verzichte ich auf die Genderisierung des Textes. Stets meine ich mit der grammatisch einfachsten Form jeden Menschen, ob nach eigener Zuschreibung weiblich, männlich, divers oder transsexuell, genderfluid, genderqueer etc.)

Vorwort

Dieses Buch geht aus einer längeren Beschäftigung mit dem Phänomen „Ressentiment" hervor. Erstmals habe ich mich 2016 eingehender damit befasst. Die Ereignisse im Herbst des Vorjahres – die anfänglich breite zivilgesellschaftliche Unterstützung der Geflüchteten; der baldige Umschlag der Willkommensgesten in Skepsis und Ängste, von Populisten befeuert; das Erstarken populistischer, antiliberaler und nationalistischer Parteien; das Verschieben der Grenzen des Sagbaren; Beleidigungen und Hetze, das schamlose Lügen, die Verrohung des öffentlichen Diskurses; islamophobe Gewalttaten, auflodernder Antisemitismus und vieles mehr – all dies hatte die Wissenschaftliche Leitung der Lindauer Psychotherapiewochen bewogen, für das Folgejahr eine Tagungswoche „Angst – Ressentiment – Hoffnung" auszuschreiben.

Der Einladung, dort vorzutragen, bin ich gerne gefolgt. Auf der Agenda der Tagung standen auch Fragen nach dem Verstehen und Bestehen (in) einer ressentimental versehrten Welt. Entsprechend sensibilisiert, konnte ich in Gesprächen seither recht oft erfahren, wie wenig Klarheit über den Ausdruck *Ressentiment* tatsächlich besteht. Verwechslungen mit Vorurteilen und Ideologien sind gang und gäbe. Regelmäßig wird, was man für Ressentiment hält, anderen unterstellt. Der Gedanke an die eigene Ressentimentalität, wie ausgeprägt auch immer sie sein mag, kommt den wenigsten in den Sinn. Überwiegend wird das Wort im Plural und eingeschränkt auf den politischen Kontext gebraucht.

Die Zufälligkeit meiner Begegnungen erlaubt gewiss nicht, daraus allgemeine Schlüsse zu ziehen. Die gemachten Erfahrungen waren aber eindrücklich genug, blinde Flecken zum Anlass zu nehmen, das brisante Thema nicht auf sich beruhen zu lassen. Mottos wie „Mut und Haltung statt Wut und Spaltung" begrüßend, sehe ich aber auch: Haltung allein genügt nicht. Sie kann die ernsthafte Befassung mit dem Ressentiment nicht ersetzen. Vor allem ist es zu einfach, Ressentiments bloß zu verurteilen. Nimmt man sich der Sache ernsthaft an, wird klar, dass man es mit einer für das Verständnis des Menschen gleichermaßen aufschlussreichen wie abgründigen Erscheinung zu tun hat.

Das Ressentiment ist allgegenwärtig. Es ist ein individualpsychologisches wie sozialpsychologisches Phänomen. Abhängig von kulturellen und politischen Großwetterlagen kann das Ressentiment eskalieren. Seine Sprengkraft sieht man im persönlichen Bereich wie im politischen Raum. Wir steuern auf eine *gesellschaftliche* Klima-Krise zu, die es mit der Krise unseres Ökosystems aufnehmen kann.

Zwischen Überhitzung und Kältetod geraten die Verhältnisse, wie wir sie kannten, mehr und mehr aus den Fugen. Dabei produziert das ressentimentgetriebene Verhalten gerade das, was es fürchtet: Unsicherheit.

Die Welt trägt schwer an der Last der Ressentimentalität, und sie wird künftig wohl noch schwerer daran tragen. Das Bild der politischen Landschaft zeigt Regionen in Flammen. Soziale Beziehungen verlieren an Stabilität und viele Menschen sind geistig-seelisch vom Ressentiment angegriffen. Besorgniserregend ist auch die Geschwindigkeit, mit der Standards fallen, die bis vor kurzer Zeit gesichert schienen. Sinnungeheuer wie „illiberale Demokratie" oder „alternative Fakten" sind untrügliche Anzeichen des politischen und geistigen Elends.

Das Ressentiment ist ein wesentliches, doch zu wenig beachtetes Merkmal der modernen Welt. Es führt zur Biegung zurück auf sich selbst. Verdrängte Angst weckt Ressentiments. Der geängstigte Mensch im Ressentiment weiß mit den Zumutungen im Leben nicht anders umzugehen als mit Rückzug und Abgrenzung. Der Rückzug im Grollen und Schmollen mündet in Missgunst; die wird zum bittern Nährboden für Feindseligkeiten. Dunkle Zeiten liegen nicht nur hinter, sondern auch *vor* uns. In der bedrückenden Gegenwart kündigt sich eine noch weit düsterere Zukunft an. Wut und Hass und Spaltungstendenzen deuten nicht auf einen Kampf der Kulturen, sondern auf einen Kampf der Zivilität gegen die Barbarei.

Ressentiment ist eine Affektlage, in der Menschen versuchen, aus empfundenen Kränkungen Vorteile zu schlagen, eine Umkehrung der Schwäche in angebliche moralische Überlegenheit, verbunden mit einem Klage-, ja Jammerrecht. Man wertet andere ab, um sich besser zu fühlen. Verachtung wird provoziert, um selbst verachten und beschämen zu dürfen. Verleugnete Ohnmacht und Groll im Inneren münden – von der billig gewordenen Elitenverachtung abgesehen – in Häme gegen Schwache und Schwächste. Auf den ersten Blick jedenfalls eine unappetitliche Sache, virulent und zerstörerisch wie ein Gift.

Doch umso wichtiger die Befassung damit: Verdrängen wir nicht aus gewohntem Reflex den Schrecken und fürchten wir nicht die Auseinandersetzung mit der Ressentimentalität. Machen wir uns stattdessen stark gegen die Furcht. Stellen wir uns dem Ressentiment, auch dem in uns selbst. Und der Angst, von der das Ressentiment zehrt.

Zwei Thesen:
Die Arbeit am Ressentiment ist dringend nötig.
Die Entmachtung des Ressentiments ist möglich.

Ressentimentalität ist kein Schicksal, das Blatt lässt sich wenden. Wir sind aufgefordert, realistischer zu werden, auch was die positiven Möglichkeiten geistiger Kraft und aufrichtiger Selbsterkenntnis angeht. Die Angst, die im Ressentiment lauert, ruft nach Mut, Maß und Hoffnung. Mit der Entmachtung der Angst nimmt der Sinn für Verantwortlichkeit zu. Ein Gegenentwurf zur Gesellschaft des Ressentiments gewinnt das Maß für die soziale Freiheit aus der Selbstbeschränkung, die zugleich zum Gönnen-können befreit. Aus dem Geist der Hoffnung mag eine glaubwürdige Politik hervorgehen, die die Weltgesellschaft gegen ihr zunehmendes Versinken im Ressentiment mobilisiert.

Meine Hoffnung, die ich mit Ihnen teilen will, ist, dass aus Geistesgegenwart Zukunftslust erwächst. Allen Fliehkräften entgegen setze ich auf die Widerstandskraft des Geistes, der ressentimentfreien Trotzmacht in unheilvollen Zeiten. Die Entmachtung des Ressentiments muss mit offenem Visier angegangen werden. Gerade wegen der in ihm offenbaren Geistlosigkeit ist das Ressentiment eine große Herausforderung des Geistes.

Mit diesem Buch lade ich Sie zu einer Begegnung mit dem Ressentiment ein. Das Buch ist *kein Ratgeber*, will aber Mut machen. Mut, sich auf die Wirkkraft der geistigen Realitäten zu verlassen, welche Gegenmittel gegen die Ressentimentalität bereitstellen. Auch wenn dieses Sachbuch kein Wissenschaftswerk ist, dominieren die „theoretischen" Teile. Für die Lektüre brauchen Sie etwas Muße und Zeit. Weil aber eine gute Theorie die beste Praxis ist, sollten wir uns auch als pragmatisch denkende Menschen das nachdenkende Verstehen zumuten. So wird es gelingen, verfestigten Fühl- und Denkstrukturen auf angemessene Weise entgegenzutreten.

Inhaltsverzeichnis

1	**Einstimmung und Hinführung**		1
	1.1	Wohin die Reise geht: ein vorläufiger Ausblick	2
	1.2	Zur Einstimmung	7
	1.3	Hinführung zum Text: Empfehlungen für das Lesen	17
	1.4	Jenseits des Ressentiments: das vernünftige „Wir"	20
	Literatur		25
2	**Rechenschaft vom Begriff des Ressentiments**		29
	2.1	Einführendes zur Sache der Ressentimentalität	30
		2.1.1 Beispiele: Literarische Beschreibungen des Ressentiments	30
		2.1.2 Ressentiment(s): umgangs- und alltagssprachlich, bildungs- und fachsprachlich	33
		2.1.3 Kritik des Ressentiments und Ressentimentkritik	37
	2.2	Exemplarische Zugänge zur Sache der Ressentimentalität	41
		2.2.1 Ressentiment als Prinzip des Charaktermangels - Søren Kierkegaard	41
		2.2.2 Ressentiment als Prinzip der Moral - Friedrich Nietzsche	42
		2.2.3 Ressentiment als Prinzip der Verbürgerlichung - Max Scheler	50
		2.2.4 Ressentiment als Quelle der Scham - Léon Wurmser	59
		2.2.5 Vom „schmutzigen" Zorn und den Ressentimentgeschäften - Peter Sloterdijk	64
		2.2.6 Ressentimentpolitik, Populismus und mehr - Reinhard Olschanski und jüngere Stimmen	69
	2.3	Nachdenken über das „moralische" Ressentiment - Jean Améry	74
	2.4	Elemente und Konturen der Ressentimentalität	77
	Literatur		85
3	**Zur Entmachtung des Ressentiments**		89
	3.1	Wagnis der Angst	90
	3.2	Mut zur Wirklichkeit: Mut zum Du	104
	3.3	Maßstiftung und Selbstbegrenzung	113

3.4	Zur Angemessenheitsprüfung von Emotionen		119
	3.4.1	Die Stimme der Gefühle	119
	3.4.2	Eine vierstufige Angemessenheitsprüfung	125
	3.4.3	Der Blick auf das Ressentiment	131
3.5	Von der Hoffnung		132
3.6	Über Verantwortung		143
Literatur			158

Über den Autor

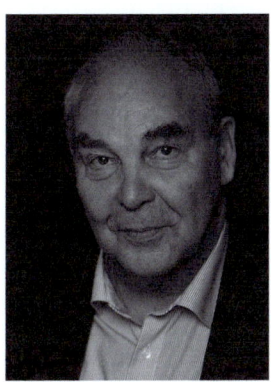

Thomas Gutknecht
- Geboren 1953 in Stuttgart
- Studium der Katholischen Theologie, Philosophie, Germanistik und Pastoralpsychologie in Tübingen, Salzburg und München
- Diplomtheologe und Philosophischer Praktiker (IGPP)

Tätigkeiten

- Lehrertätigkeit (u. a. Lehraufträge für Führungslehre und Kommunikation an der Hochschule Albstadt-Sigmaringen, Dozenturen u. a. Kolping-Bildungszentrum Stuttgart, Akademie Fellbach und Berufskolleg Grafik-Design Stuttgart, langjährig Referent bei den Lindauer Psychotherapiewochen)
- Gründer und Leiter des Logos-Instituts für Philosophische Praxis
- Freiberuflicher Berater und Philosophischer Praktiker
- Lehrpraktiker (Philosophische Praxis)
- Wissenschaftlicher Beirat der IGPP (Internationale Gesellschaft für Philosophische Praxis)
- Herausgeber des Jahrbuchs der IGPP
- Herausgeber der Schriftenreihe der IGPP

Mitgliedschaften

- Ehrenvorsitzender der IGPP und deren langjähriger Präsident
- Initiator und erster Vorsitzender des Berufsverbands für Philosophische Praxis

- Gründer und Vorsitzender des Philosophischen Vereins Logos
- Mitgliedschaft im Institut für Praxis der Philosophie (IPPh, Darmstadt)
- Mitgliedschaft im Akademieverein der Diözese Rottenburg-Stuttgart
- Berufenes Mitglied im Diözesanausschuss Bildung und Kultur (X. Diözesanrat)
- Mitbegründer des Netzwerkes Philopraxis.ch (Schweiz)
- Mitgliedschaft bei KAPP (Kreis akademisch philosophischer Praktiker_innen, Österreich)
- Mitglied der Akademischen Verbindung Cheruskia Tübingen

(Copyright Autorenfoto: Jo Magrean (Fotograf) und Internationale Gesellschaft für Philosophische Praxis e.V., Berlin, mit freundlicher Genehmigung)

Einstimmung und Hinführung 1

Inhaltsverzeichnis

1.1 Wohin die Reise geht: ein vorläufiger Ausblick.. 2
1.2 Zur Einstimmung... 7
1.3 Hinführung zum Text: Empfehlungen für das Lesen.. 17
1.4 Jenseits des Ressentiments: das vernünftige „Wir"... 20
Literatur.. 25

▶   In diesem Kapitel erfahren Sie, dass das Ressentiment vor allem ein Geistes- und Gemütszustand ist. Sie lernen die Vielschichtigkeit des Ressentiments kennen und seine immer bedrohlicheren Auswirkungen in unserer Gesellschaft. Sie lernen verstehen, inwiefern das Ressentiment lähmt, ängstigt und die Wahrnehmung und Gestaltungsfähigkeit im alltäglichen Handeln verengt. Die negative Macht des Ressentiments greift in alle Lebensbereiche ein. Ihnen wird erläutert und verdeutlicht, was für uns und die Weltgemeinschaft auf dem Spiel steht, wenn seine Entmachtung nicht gelingt. Doch wie können wir dazu beitragen, was ist unsere Aufgabe? Welche Rolle spielt die Erneuerung unseres geistigen Lebens? Und wie kann es uns gelingen, unser Miteinander zu gestalten, damit wir unserer Verantwortung gerecht werden? Eine Empfehlung für das nachdenkliche Lesen des Textes wird Ihnen ans Herz gelegt und auch aus der Sache heraus begründet.

„Der Ressentiment-Charakter ist ohne Generosität" (Gregorio Marañón)

1.1 Wohin die Reise geht: ein vorläufiger Ausblick

Auch wenn das Ressentiment nicht die am besten verteilte Sache der Welt sein sollte, so ist es selbst doch viel weiter verbreitet als das *Wort*, der Begriff. Noch weit weniger geläufig ist das Kunstwort „Ressentimentalität". Bevor wir die Reise ins Reich des Ressentiments antreten, will ich Ihnen deshalb vorab eine annähernde Vorstellung von der gemeinten Sache geben.

Dass eine Definition nicht leicht ist, bietet auch die Chance, der Sache selbst näher zu kommen. Fassen wir den Begriff zu eng, verlieren wir die Konturen aus dem Blick, fassen wir ihn zu weit, entgeht uns seine Bestimmtheit. Das, was gemeint ist, entzieht sich gleichermaßen bei zu viel Nähe wie Ferne des Draufblicks. Wer über Tolstois Roman Anna Karenina berichten soll, kann weder das ganze Werk vortragen, noch genügt es, wie Woody Allen zu sagen, es handle von Russland. Ebenso wenig können wir die Weltgeschichte als Geschichte des Ressentiments nacherzählen, noch genügt es festzustellen, es sei eine Art Leiden, das zur Bösartigkeit führt. Dafür kommt im Ressentiment zu vieles zusammen: es besteht nicht nur in *einem* Gefühl, sondern in einer komplexen Affektlage; in ihm kommt nicht nur *eine* eindeutige Haltung zum Ausdruck, sondern es enthält ein Gemisch aus Affirmationen und Negationen im Rahmen eines großen „Zu-Wider"; es ist gerichtet gegen andere und auch gegen die eigene Person; es r*eagiert* nicht spontan und ist trotzdem höchst aktiv, insofern es nach außen gehemmt ist, nichtsdestotrotz umso nachhaltiger in der Organisation der Gefühlswelt wirkt.

Nicht nur ist niemand vor Ressentimentalität gefeit, der Philosoph Gilles Deleuze geht vielmehr so weit zu sagen, dass wir im Grunde nicht wüssten, was ein Mensch bar jeglichen Ressentiments sei. (Deleuze 1976, S. 41)

Sieben Kurzformeln für eine Annäherung an das Phänomen Ressentiment
Eine gewisse Unschärfe wagend, möchte ich Ihnen für Ihre erste Orientierung „Kurzformeln" anbieten. Gleich sieben biete ich an, denn *die* eine Formel kann es selbstredend nicht geben. Wählen Sie *die* aus, die für *Ihren* „Geschmack" vorläufig am besten passen und die Sie am meisten berühren. Alle Formeln treffen etwas Wichtiges, keine das Ganze. Am Ende des Buches können Sie darauf zurückkommen und sich fragen, ob Sie noch immer an Ihrer ersten Wahl festhalten möchten. Gebrauchen Sie die Formeln bitte mit der gebotenen Vorsicht, die allen Formeln gebührt:

- Ressentiment ist ein tief einverleibtes Gefühl unverarbeiteten Gekränktseins
- Ressentiment ist ohnmächtiges Verlangen, das entwertet, was es eigentlich begehrt
- Ressentiment ist der Ausdruck gescheiterter Selbstbehauptung
- Ressentiment ist die Heimstatt ohnmächtig Zorniger, die sich als Opfer gefallen
- Ressentiment besteht im Gefühl des Zu-kurz-kommens, das anderen die Schuld gibt
- Ressentiment ist ein missgönnender Modus des Fühlens, der im Voraus entwertet
- Ressentiment ist die Flucht der Schwäche in die moralisierende Verachtung der Stärke

Dies waren schon *Sachanzeigen*. Für eine erste *Wortdefinition* bietet sich stets unser Duden an: „Ressentiment = heimlicher Groll, zu: ressentir = lebhaft empfinden." Es handele sich, wird erwähnt, um ein *bildungssprachliches* Wort: „auf Vorurteilen, Unterlegenheitsgefühlen, Neid o. Ä. beruhende gefühlsmäßige, oft unbewusste Abneigung." (Duden 1999, S. 3181 f.) Wir werden dabei nicht stehen bleiben können, denn so einfach liegen die Dinge nun eben doch nicht. Allerdings überblicken wir damit vorläufig ein Stück des Wegs. Die Landschaft, in die er uns führt, wartet im Fortgang nun auf unseren „Besuch".

Ressentiment als Singularwort
Zunächst halten wir fest: *Das* Ressentiment (Singular) meint eine Sinnesart und Haltung, ist Wesensmerkmal eines Charakters; es durchstimmt einen Mensch vollständig und wirkt sich in allen Dimensionen aus: im Weltbezug, im Sozialen, im Innerseelischen, in der Zeitlichkeit der Existenz, im Fühlen und Wertschätzen, im Verhalten und Handeln.

Am Anfang der Entstehung des Ressentiments steht das Erlebnis erlittenen Unrechts; geschehen Verletzungen, die die Würde tangieren und kränken; finden Angriffe auf die Person statt. Wer könnte von sich sagen, dies nie erfahren zu haben? Doch kein Automatismus führt von da aus ins Ressentiment. Über die Folgen entscheidet nicht die Beschaffenheit des Angriffs, vielmehr die Beschaffenheit dessen, dem Leid widerfährt. Wir verfügen gemeinhin über die Fähigkeit, Verletzungen zu überwinden. Ob ein Angriff auf unser Gefühlsleben eine angemessene und vorübergehende Reaktion hervorruft oder zum Ressentiment führt, hängt von unterschiedlichen Faktoren ab.

Aus „dem" Ressentiment erwachsen „die" Ressentiments
Häufige Dispositionen „erleichtern" die Entwicklung zur Ressentimentalität, etwa überzogene Erwartungs- und Anspruchshaltungen, übermäßiges Verlangen nach unbedingter Bewunderung oder auch, wie bei überängstlichen Menschen nicht selten, eine „neurotische" Vermeidungshaltung. Reale Ohnmacht und Affekthemmungen tragen dazu bei, sich der empfundenen Feindseligkeit (eines Täters, des Schicksals etc.) zu verähnlichen und selbst feindselige Gedanken zu verfolgen. Argwohn, Missgunst, Rachefantasien und vieles mehr machen sich breit. In seinem Innersten weiß der betreffende Mensch um die Schäbigkeit solcher Emotionen. Niemand will sich als ein Mensch im Ressentiment sehen. So setzt sich eine Spirale in Gang: Immer giftigere Gedanken und hässlichere Empfindungen greifen im Innersten Raum, und immer öfter müssen die verqueren Gedanken und das unangemessene Gebaren unkenntlich gemacht werden, vor anderen, nicht zuletzt vor sich selbst. So führt das Ressentiment schließlich zu Lebenslügen, zu fatalen Ideologien, zu wahnhaften -ismen und Phobien (Rassismus, Antisemitismus, Islamophobie, Xenophobie).

Im Ressentiment lebt man, Ressentiments hegt man. In diesem Buch geht es vornehmlich um *das* Ressentiment (in dem man lebt), weniger um *die* Ressentiments (die man hegt). Letztere sind situationsabhängig, abhängig von historischen Konstellationen und für die betreffenden Individuen beinahe zufällig. Wenn man ihnen entgegentritt, muss man sich nicht primär mit ihrem Sachgehalt auseinandersetzen, vielmehr mit ihrer Funktion. Menschen im Ressentiment bedienen sich ihrer Ressentiments vielleicht nicht nach Belieben, aber stets, um sich selbst zu entlasten, um Gehör zu finden, um sich zu „rechtfertigen". Je mehr man ihren Ressentiments widerspricht, umso mehr verdichtet sich das Ressentiment, in dem sie leben. Indem man jemandem den Mund verbietet, wird kein Ressentiment zum Schweigen gebracht. Sie würden eher verstummen, wenn man überprüft, welchen Sachgehalt Ressentiments trotz allem haben, und wenn eine Gesellschaft aufhören würde, Dummheit geradezu herzustellen, worauf Alexander Mitscherlich (1993) in seiner Friedenspreisrede von 1969 kühn hingewiesen hat.

Ressentimentalität im Widerspruch mit sich selbst
Ressentiments kommen oft seelischen Zwickmühlen gleich, weil man sich in ihnen auch zum vermeintlichen Nutzen einrichten kann. Vergleichbar dem Krankheitsgewinn versprechen Ressentiments Vorteile, beispielsweise eine verquere geliehene Identität. Wer sich von mächtigeren Gegnern vorsagen lassen muss, er bereite Probleme, identifiziert sich am Ende trotzig damit. Detlef Pollack (vgl. auch Pollack 2020) hat dies im Gespräch einmal illustriert mit Verweis auf die Reaktion, die ein unschönes Wort des damaligen Vizekanzlers Sigmar Gabriel provozierte. Ende August 2015, als Gewalttäter vor einer Notunterkunft für Geflüchtete in Heidenau randalierten, hatte er diese und ihre Claqueure Pack genannt. Die, die sich „den Schuh angezogen" hatten, „der ihnen passte", wie Gabriel im Rückblick noch 2020 wiederholte, hätten umstandslos die Beleidigung zur Selbstbeschreibung verwendet und in der Folge skandiert: „Wir sind das Pack!" Ihr Stolz war es, genau diejenigen zu sein, die mit ihren Provokationen „Erfolg" hatten. Ihr Stolz war es, „die da oben" ärgern zu können. Pollack leitet aus der Umwertung der Beschimpfung (ironisch?) ab, Ressentiment sei die empfundene Kränkung, von der man sich wünsche, dass sie wiederkehrt. Auf alle Fälle gibt es Ressentimentale, die geradezu danach lechzen, schlecht behandelt zu werden, denn das berechtigt sie, die bösen anderen hassen zu dürfen. Hass kann man offensichtlich genießen.

Je mehr man sich auf die Psycho-Logik der Ressentimentalität einlässt, umso erstaunlicher wird das Gesamtbild des Phänomens. In der Affektlage kommt zum Vorschein, was man früher einmal Sünde genannt hat und in philosophischer Sprache Laster heißt. Laster im Ressentimentalen sind vor allem Neid, Zorn und Hochmut. Für Miguel de Unamuno zählt das Ressentiment nicht zu den Todsünden, jedoch wiegt es für ihn schwerer als diese alle; „Schwerer als der Zorn und schwerer als der Hochmut", pflegte er zu sagen, wie Gregorio Marañón berichtet. „In Wahrheit ist das Ressentiment keine Sünde, sondern ein Leiden; ein Leiden des Geistes, das freilich zur Sünde, manchmal auch zum Wahnsinn und zum Verbrechen führen kann." (Marañón 1952, S. 20) Marañóns Studie über Kaiser Tiberius ist eine meisterliche Charakterstudie eines Typus des Ressentimentalen. Im Dunkel der Seele wachsen harmlose Schwächen sich zur Boshaftigkeit aus.

Dabei ist, das möchte ich mit Marañón betonen, das Ressentiment gerade nicht ursprünglich böse, vielmehr Resultat sozialer und seelischer „Unordnung", Ausdruck der Unordnung der Gesellschaft und einer in den Herzen. Ohnmachtserfahrungen werden nicht durchgestanden, unter Umständen moralisierend beschwichtigt: Ich unterliege, doch nur weil ich gut bin und der andere böse. Ein Beispiel für ressentimentale Praxis, die von sich selbst nichts weiß.

Die ressentimentleidende Menge und die Autokraten im Ressentiment

Eine Sache darf aber zu Beginn unseres Wegs nicht unerwähnt bleiben. Gerade weil ich das Ressentiment in dessen gesamtgesellschaftlicher Verortung im Blick habe, will ich auch auf die Bedeutung von Ressentiment-Naturen hinweisen, die gewisse Umstände oder ihr Ehrgeiz in Machtpositionen gelangen ließen. So ist es möglich, dass einzelne Menschen das Leben vieler ruinieren. Deshalb ist nicht nur die Ausbreitung des Ressentimentgeistes in der Bevölkerung alarmierend, sondern in Verbindung damit auch der Hang Ressentimentaler zu autokratischen Autoritären, die nicht nur das Ressentiment instrumentalisieren, sondern es „authentisch" verkörpern (was sie deshalb noch glaubwürdiger macht). Die Grenzlinie politischer Konflikte verläuft heute zwischen Demokratien und autokratischen Regimen.

Ein Ernstfall tritt ein, wenn sich Ressentiment und pathologischer Narzissmus im Machthaber treffen. Wenn zur Empathielosigkeit noch intellektuelle Defizite hinzukommen, die das Machtstreben eher noch offenlegt als dass es sie könnte verbergen, dann sieht man die gewaltige zerstörerische Kraft des Ressentiments mit berechtigtem Schrecken. Selbst eine intakte Demokratie driftet dann in die Gefahrenzone. Mit anderen Worten: Historisch wirksam ist nicht nur das Massenphänomen der Ressentimentalität, noch sind es die „Ressentiments der Straße", sondern es ist dies auch die Ressentiment-Natur einzelner „Führer". Auch das Ressentiment in den Schaltzentralen der Macht wirkt unheilvoll *in der* Geschichte und *in die* Geschichte.

Der Holzweg als Metapher für den Weg der Besinnung

In der Folge sind wir häufig in unwegsamem Gelände unterwegs. Ein passender Ausdruck für solche Wege ist der „Holzweg". Auf dem Holzweg befindet man sich sprichwörtlich, wenn man sich irrt. Hier ist das aber nicht so gemeint. Die Redensart vom Holzweg setzt voraus, es sei möglich, geradewegs auf ein Ziel zuzugehen, das man, auf den Holzweg geraten, aber verfehlt. Doch wie ist es, wenn das Ziel gerade da liegt, wohin die Holzwege führen? Ursprünglich wird der Holzweg im Wald angelegt, bis dahin, wo die Waldarbeiter gerade ihre Arbeit verrichten. Das ist ein schönes Bild für Denkwege, die nicht von A nach B führen sollen, sondern auf denen man sich vertiefend bei dem aufhält, womit man sich in der Sache beschäftigt – in unserem Fall beim Ressentiment.

Deshalb hat das Buch auch kein „End-Ergebnis", sondern will Ihnen im Verlauf der Lektüre Einsichten vermitteln, die unterwegs einzusammeln sind. Das Ziel sind eigentlich Sie. Auf Ihre Bereicherung ist es abgesehen, und die besteht in einem nachhaltigen Verständnis des Ressentimentalen. Das Buch denkt nicht vor, es will zur Selbstreflexion hinführen. Wer ohne Ressentiment ist, so könnte man in Anspielung auf die Geschichte über Jesus und die Ehebrecherin sagen (Jo 7,53–8,11), – wer ohne Ressentiment ist, werfe den ersten Stein …

Zum Kunstwort „Ressentimentalität"
Ein Hinweis noch zum Kunstwort „Ressentimentalität". Man hört dieses Wort selten, ich benutze es oft. Es erinnert an Mentalität. Und in der Tat, mir ist ganz wichtig zu zeigen, dass es eine Mentalität gibt, die durch und durch vom Ressentiment bestimmt ist. Ich spreche vom „Sein im Ressentiment", vom „Leben im Ressentiment". Ich spreche auch, nachdrücklicher noch, vom „Geist des Ressentiments". Wenn von diesem Geist die Rede ist, hat das Ressentiment die „innere" Führung im Menschen gewonnen. Hat es die Führung, nimmt es auch Fühlung auf. Denn dieser Geist wittert Orte, Umstände und Situationen, wo die Ressentimentalität den Ressentiments ihren freien Lauf lassen kann. Der Geist des Ressentiments ist allerdings präziser gesagt ein *Un*geist. Ihm mangelt es oft nicht an der Schärfe des Verstands, ihm gebricht es am Reichtum des Geistes.

Apropos Geist: Gesagt sei andeutungsweise, dass ich darunter nicht nur Bewusstsein, Verstandeskraft, Seele oder dergleichen verstehe, sondern jenes „Unbekannte" im Menschen, das ihn zu dem macht, was er sein darf: ein Selbst, das sich als Selbst zu sich selbst verhält. Es ist das Zentrum der Person, eine Wirklichkeit im eigentlichen Sinn des Wortes, Akt- und Wirkzentrum; nie zu vergegenständlichen, auch nicht für die betreffende Person selbst.

Ressentiment als Geisteshaltung
In Wendungen wie „Geist des Ressentiments" ist die Sinn-Richtung gemeint, vergleichbar der Richtungsangabe „im Uhrzeiger-Sinn". Wir sprechen von dem, *wonach* jemand trachtet, *worauf* jemand aus ist. So gibt es den Geist der Freundschaft oder den Geist der Feindschaft und nicht zuletzt einen Geist des Ressentiments: die Richtung der Gesinnung, die das Ressentiment weist.

Max Scheler, von dem Sie im Abschn. 2.2.3 noch ausführlich hören werden, hat wie wenige Philosophen der Affektlage, der Emotionalität und der Fühlkraft der Menschen große Beachtung geschenkt. Er spricht davon, dass der Mensch, bevor er ein denkendes oder ein wollendes Wesen ist, ein Liebender sei. Wir lernen einen Menschen – und auch uns selbst – verstehen, wenn wir die Ausrichtung seines Liebens (und damit auch Hassens) erfassen. An dieser Achse entlang entwickelt sich die Persönlichkeit, wie sich der Efeu um einen Stamm rankt. Wer jemand wirklich ist, erfahren wir, wenn wir merken, was ihn angeht und umtreibt. Ein den Menschen bestimmender Geist wird dabei sicht- und erkennbar.

Der Geist des Ressentiments ist indifferent gegen Positionen, seien es politische oder soziale. Die Häufigkeit des Vorkommens im Zusammenhang mit Rollen, mit Konservativismus oder Modernität, Autoritarismus oder Liberalität ist Gegenstand von empirischen Studien; aber diese sind angewiesen auf einen Begriff des Ressentiments, dem wir auf der Spur sind.

Wahrer Geist entfeindet
Können wir dem Ressentiment mit seiner Lust auf sich selbst etwas entgegensetzen? Wenn wir bedenken, dass das Ressentiment missgönnt, dann müsste es ein Geist der Gunst und des Gönnens sein, mit dem wir ihm zu begegnen hätten. Wie steht es um unsere Fähigkeit, gerne und aus Herzlichkeit zu gönnen? Ich meine,

dazu trägt bei, mit Vernunft sein Herz in die Hände zu nehmen, sich aber auch beherzt zu besinnen. Etwa darauf, sich sich selbst zu gönnen.

Ressentiments zeugen von einer beschädigten Selbstbeziehung. Der andere Geist, der danach trachtet, die Dinge in Ordnung zu bringen, orientiert sich mithilfe dessen, was ich mit Clemens Sedmak „epistemische Resilienz" nennen möchte. Dazu kommt ein weiterer wichtiger Punkt: Die Hoffnung auf die Überwindung der Ressentimentalität durch Entfeindung. Sie beginnt mit der Freundschaft mit sich selbst und führt zur Wertschätzung der Widersacher und Gegner. Man möchte Feindes*liebe* sagen, läge nicht ein Widerhaken in diesem Wort. Denn wer wirklich *liebt*, sieht schließlich keinen Feind mehr im anderen.

Vom mutigen Ich zum freien Wir
In diesem Zusammenhang interessiert ein „Wir", das der Sprengkraft ressentimentaler Energien standhält; ein Wir der Partizipation, das den Boden für die Entstehung von Ressentiments auszutrocknen vermag. Die Spannung von Individualität und Sozialität im Wir zu meistern, wirkt wie ein Antidot gegen die Spaltungstendenzen unserer Gegenwart. In der fragmentierten Gesellschaft ist die Re-Kollektivierung attraktiv geworden und so werden die von vielen geteilten Ressentiments politisch nutzbar. Sie erlauben es, persönliche Niederlagen und Unterlegenheitsgefühle in kollektives Zürnen und Grollen zu transformieren. Im Gegenzug zur Vereinzelung in der Masse findet mit Angeboten zur geliehenen Identität ein Wechsel emotionaler Unterströmungen statt: die Suche nach Schuldigen hat vermeintlich nichts Ehrenrühriges mehr. Soziale Kränkungen oder berufliche Misserfolge werden als gesellschaftliche Regelverletzungen durch andere erfahren. Damit blüht die moralische Selbstermächtigung auf.

1.2 Zur Einstimmung

„Sie, die so viele Aufsätze lasen und Vorträge hörten, sie gönnten sich die Zeit und Mühe nicht, sich gegen die Furcht stark zu machen, die Angst vor dem Tode in sich zu bekämpfen…"(Hermann Hesse)

„Sie … gönnten sich die Zeit und Mühe nicht, sich gegen die Furcht stark zu machen", so Hermann Hesse im *Glasperlenspiel*. (Hesse 2012, S. 26) Sich stark machen? Ja! Ich habe dieses Buch geschrieben, weil ich davon überzeugt bin, dass diese Welt ein (noch) schönerer Ort sein könnte; eine Welt, in der uns Furcht nicht ängstigen müsste; in der dem Tod mehr Leben abzugewinnen wäre; deren sinnvoller Bauplan es möglich sein lässt, die Fliehkräfte, die die Menschen entzweien und unsere Gesellschaften spalten, zu überwinden. Ich bin sicher, dass Wut und Hass mit Mut und Maß begegnet werden kann, und dass wir die Ressentimentalität, die sich zunehmend ausbreitet, werden ausheilen können.

Doch dafür müssen wir uns einsetzen und kämpfen. Um zu begreifen, was auf dem Spiel steht, wofür und wie zu streiten ist, müssen wir uns besinnen. Dazu lädt das Buch ein. Sie „gönnten sich die Zeit und die Mühe nicht" beklagt Hesse. Dies eben wäre der Anfang zum Gelingen: dass wir uns allererst einiges gönnen, vor allem Zeit zur Besinnung. Was die Zeit angeht, gilt noch immer: Nur der Teufel hat's eilig. (Offb 12,12) – Gönnen wir uns die Zeit und die Mühe, um die Gunst des Zeitwohlstandes zu nutzen, gönnen wir uns zuerst einmal uns selbst. Gönnen ist in vieler Hinsicht *der* Hebel gegen die Versuchung zum Ressentiment, das schlimmstenfalls anderen missgönnt, dass sie überhaupt existieren – als wäre ihr Sein ein Vorwurf und ein „furchtbares Maß" an meine Adresse. (Scheler 1978, S. 11)

Gönnen-Können

Gönnen-Können setzt voraus, sich bejaht zu wissen. Ressentiment erwächst aus dem Erleben, zurückgewiesen und im Innersten beschädigt worden zu sein. Sich sich selbst gönnen und sich Zeit nehmen, bedeutet auch, verzichten zu lernen. Das erscheint paradox. Deshalb setze ich Gönnen parallel mit „Nicht-nötig-haben". Der Mensch im Ressentiment hat so viel nötig! Ihm wurde missgönnt, und so gönnt auch er nicht: sich nicht sich selbst, und offenbar niemandem Frieden. Er lässt nicht locker, ist unfrei.

Sich etwas gönnen können, bedeutet zugleich, dort verzichten zu können, wo es erforderlich ist. Manch einer meint, sich etwas zu gönnen, dabei hat er den Konsum, das Gelten oder was immer es sei, in Wahrheit schlicht nötig. Wenn Verantwortung zum Verzicht anhält, zeigt sich, wie frei jemand tatsächlich ist. Der freiwillige Verzicht ist Stärke. Der Mensch im Ressentiment hat Mangel daran. Was hat er nicht alles nötig?! Die Seitenhiebe, das Grollen und Schmollen, das Lamentieren und Hadern, das *Re*-sentieren, also das Wiederkäuen unschöner Szenen, das Nachtreten, die Häme … – all das kann er nicht lassen. Sich stark machen schließt ein, sich zu wappnen gegen die Furcht, zu verlieren. Das bedeutet menschenfreundliche Macht.

Es gibt unumgängliches Leid, doch das Ressentiment gehört nicht dazu. Versuchen wir, ihm entschieden zu begegnen, und den Gemeinheiten und der Ranküne entgegenzutreten. Und achten wir auf uns selbst. Zu leicht geschieht es, wenn wir die Größe des Verzichts nicht vor Augen haben, dass wir Gleiches mit Gleichem vergelten. In „Verzicht" steckt „Verzeihen". Vergeben bedeutet, dem anderen einen neuen Anfang zu geben.

Dunkle Zeiten – lichte Zukunft?

„Sie gönnten sich die Zeit und Mühe nicht, sich gegen die Furcht stark zu machen" – Dieses Hesse-Wort ist mir als Leitmotiv dieser Einstimmung sehr wichtig. Hesse beschreibt im Kontext des „feuilletonistischen Zeitalters" hellsichtig den geistigen Zustand unserer Epoche. Er hat seinen größten Roman, der den Sieg über den Ungeist bezeugt, in Zeiten geschrieben, die heute gern „dunkle Zeiten" genannt werden. 1943 veröffentlicht, hat er ein Zukunftsbild vorgelegt, das der Gegenwart trotzen sollte. Er wollte das Geistige und die Seele als ebenso existent wie unüberwindlich zeigen. Für Hesse selbst war das Schreiben der rettende Anker. Er spricht von dem Versuch, die üble Gegenwart in eine überstandene Vergangenheit zu bannen. Zeigen wir der problematischen Gegenwart eine lichte Zukunft.

Die „dunklen Zeiten" von damals schienen längst für immer überwunden und entschwunden. Die Kriegsgenerationen hatten die Lektionen vermeintlich gelernt.

Eine nie dagewesene Erinnerungskultur tat und tut, was sie konnte und kann. Bisweilen schießt die Aufarbeitung der Geschichtslasten sogar über das Ziel hinaus und wird tagespolitisch instrumentalisiert.

Feld um Feld wird inzwischen im Bemühen um die Political Correctness beackert, leider zu verbissen. Manches reicht kaum übers Feuilleton hinaus, verbleibt auf dem Campus, wird in Talkshows zerredet. Viel Debatte um Opfer-Rabatte. Die engen Identitätspolitiken führen kontraproduktiv ins Abseits, wirken den Spalttendenzen jedenfalls nicht entgegen. Die Revolte (z. B. Gelbwesten), Denkmalstürze (auch symbolisch: War Kant ein Rassist?) und der Protest auf den Straßen (Black lives matter) rütteln auf. Doch reiner Aktivismus, bei allem Respekt für die gute Sache, bleibt ohne nachhaltige Folgen für echten gesellschaftlichen Fortschritt, besonders dann, wenn Empörung zum „Event" wird, wenn Randale, Wutlust und Hass Demonstrationen dominieren. Die Radikalisierung der Anstifter ruft die Justiz auf den Plan, denn der Spaltpilz setzt an, wo er nur kann.

Am Scheideweg der Geschichte
Alles Maß ist verloren, wenn die Extremen sich für die Mitte halten. Rechts wird behauptet, im Namen des Volkes zu sprechen. Links wird beansprucht, die Menschen vor der Entfremdung zu schützen. Einander spinnefeind ist man sich einig in der Feindbildproduktion. Die verächtlich machende Herabsetzung „der anderen" ist wieder salonfähig geworden. Während die „Guten" sich für das Gewissen der Welt halten und historischer Gräuel gedenken, übersehen und übergehen sie zugleich die Verlierer von heute und überlassen sie mit wenig glaubhaftem Bedauern ihren „falschen Freunden". (Misik 2019) Der ungeschriebene, jedoch faktisch gelebte Gesellschaftsvertrag spricht dem propagierten moralischen Selbstverständnis Hohn. Und so fragen immer mehr Menschen mit Sorge: Stehen wir an einem Scheideweg der Geschichte? Schlägt das Pendel zurück? Stehen Errungenschaften wie die Demokratie und die Rechtsstaatlichkeit auf dem Spiel? Hass und Hetze, Wut und Gewalt alarmieren. Die Angst klopft bereits an die Tür. Abstiegsängste, Verschwörungsmythen, das neue gefahrbringende Virus und der alte angstmachende Terror, Cyberkriege und Bürgerkriege klopfen nicht nur, sie hämmern geradezu. Der politische Westen, von inneren Widersprüchen vor die Zerreißprobe gestellt, nimmt humanitäre Katastrophen in Kauf. Pausiert der moralische Fortschritt und fällt der kulturelle Westen hinter all seine Ansprüche zurück?

Was der Traum von einer klaren lichten Zukunft (Mason 2019) übersieht und auch durch „Factfulness" (Rosling 2019) nicht einfach verschwindet, sind existentielle Konstanten, die unabhängig vom Zeit- und Tagesgeschehen wirken. Das kann auch eine „dritte Aufklärung" (Hampe 2018) oder ein „Neudenken der Welt" (Göpel 2020) nicht aus dem Weg räumen. Dem angeblich üblichen und üblen Kulturpessimismus (Pinker 2018) könnte nur dann der Wind aus den Segeln genommen werden, wenn wahr wäre, dass alles „von Natur aus" immer besser wird. Nimmt man das Immerseiende in den Blick, zeigt sich die Ambiguität des Menschen als die bleibende Gefahr. Existentielle Fragen fordern uns alle stets und in jeder Epoche heraus. Immer wieder lassen sie auch untröstbare Menschen ratlos zurück.

So gilt auch heute: Die Menschen gönnen sich nicht die Zeit und nehmen die Mühe nicht auf sich, sich gegen die Furcht stark zu machen. *Sie*, liebe Leserinnen und Leser, *Sie*, die Sie so viele Aufsätze lesen und Vorträge hören, gönnen *Sie* sich die Zeit und Mühe, sich stark zu machen? Dieses Buch lädt Sie ein, sich Zeit zu nehmen und in Ruhe zu betrachten, was noch zu wenig als echte Gefahr im Bewusstsein präsent ist: das Ressentiment.

Der Geist des Ressentiments begleitet die Moderne
Ressentimentalität ist ein Faktor, der wie wenige andere unsere Gegenwart charakterisiert und unsere Zukunft gefährdet. Emotionspolitisch haben wir es mit einer Machtressource von großem Gewicht zu tun. Ressentiments bringen nicht bloß eine gesellschaftliche Befindlichkeit zum Ausdruck. Sie finden leicht Anschluss an uralte Verfeindungen. Wer hätte sich vorstellen können, dass nach Jahrzehnten deutsch-französischer Freundschaft leidige, aber erträgliche Behinderungen des Grenzverkehrs zur Eindämmung des Pandemiegeschehens gleich zu wüsten Beschimpfungen und wechselseitigen Vorwürfen Anlass gaben? Anwohner in Grenzregionen begannen, wieder national zu empfinden und bald auch zu denken, obschon gerade das Virus mit den Wolken zieht und an Schlagbäumen keinen Halt macht. Ich spreche nicht über den Sinn oder Unsinn von Maßnahmen, sondern über die Tatsache, dass es nur wenig Konfliktstoff braucht, um tot geglaubte Geister zu wecken. Das Ressentiment verhält sich wie die sogenannten Schläfer, die von heute auf morgen ihren Schrecken verbreiten, wenn nur ein Signal erfolgt und sie wachruft.

Dabei wird deutlich: *Nicht die unterschiedlichsten Ressentiments* sind die eigentliche Gefahr. Sie stellen bei allem Leid, das sie bringen, nur eine Erscheinung neben anderen Symptombildern dar. Weit dramatischer ist, dass *der Geist des Ressentiments* zu wuchern beginnt. Untergründig breitet er sich aus. *Das* Ressentiment ist ein Begleitphänomen der Moderne, die Gleichheitsversprechen macht, die sie nicht einlösen kann. Allmählich wird die Ressentimentalität immer explosiver und treibt uns in immer neue Krisen.

Das Ressentiment hat nicht nur viele Gesichter, es wirkt vor allem unter vielerlei Masken. Das Spektrum reicht von der Freisetzung feindseliger Gefühle bis zur verqueren Menschenliebe, die, während sie schmeichelt, in Wahrheit erniedrigt. Selbst die Moral ist vor ihrer ressentimentalen Verkehrung nicht gefeit. Nie ist man um Täuschungen verlegen gewesen, wenn es galt, zu Kreuzzügen zu rufen. Doch selten war die Verwirrung über die Koordinaten so allgemein und der Verlust der Orientierung so fatal wie heute. Die Normalität besteht inzwischen darin, dass nicht nur allerhand aus den Fugen ist, vielmehr von Fliehkräften unüberbrückbare Gräben gerissen werden. Welche Dialektik: Gerade da die Welt im Begriff steht, im Zeichen der Globalisierung *eine* zu werden, nehmen zersetzende Kräfte überhand. Ist das Projekt der Globalisierung am Ende ein Traum, der enden muss wie der Turmbau zu Babel?

Aller äußere Fortschritt, aller Erfolg in Wissenschaft und Technologie, bleibt eingebunden in das, was sich *im* Menschen und was sich *zwischen* den Menschen zuträgt. Wo die Haltung zueinander nicht stimmt, verkehrt sich der Nutzen der Dinge in Schaden. Doch wo liegt der Fehler? Die Grenzen zwischen Opfern und

Tätern verfließen im Ressentimentalen. Umso mehr sollten wir uns um die Frage kümmern, wie Ressentiment entsteht, wie es sich ausbreitet, was es bewirkt, wie ihm ohne Anverwandlung und Verähnlichung zu begegnen ist.

Vielschichtigkeit der Ressentimentalität
Das Buch fokussiert auf das in seiner Tiefenwirkung zu wenig beachtete unaufgeklärte Ressentiment in seiner Vielschichtigkeit und Vieldimensionalität. Ressentimentalität ist gerade deshalb so wenig greifbar, weil sie in alle Bereiche des Lebens hineinspielt, verschämt versteckt, weil als peinlich empfunden – um sich bei günstiger Gelegenheit doch auch gut zu verkaufen. Unter Masken gesellt es sich zu anderen Maskeraden, so wie die Angst oder die Lüge.

Ich möchte *nicht gegen das Ressentiment* und schon gar *nicht gegen Menschen im Ressentiment* anschreiben, vielmehr dafür werben, die eigene Veranlagung zur Ressentimentbildung selbstkritisch anzusehen und anzunehmen. Ich wiederhole mich gern mit der Ansage, dass das Ressentiment selbst nicht böse, sondern ein Leiden ist – wenngleich seine Wirkungen verheerend sind. Mir liegt daran, Menschen im Ressentiment besser zu verstehen, nicht zuletzt durch die Freilegung der Logik des Ressentiments. Der Versuch, die Ergebnisse ins politische Denken einzubringen, verlangt uns ein kluges Vorgehen ab. Eine *Anleitung* zur Politik, die die Erkenntnisse und mögliches Handeln zu vermitteln hat, kann ein Nachdenkbuch wie dieses allerdings nicht geben. So bedrückt eine doppelte Bürde. Schon das bloße Verstehen fordert einiges an Kopfzerbrechen. Zu aller Mühe tritt das Bewusstsein, dass es nicht genügt, fromme Wünsche zu formulieren und Wachsamkeit zu fordern. Doch die Bewusstseinsarbeit braucht ihre Zeit. Nur Hoffnungslose brechen Veränderungen übers Knie und trauen der Kraft der Sinn-Arbeit nicht.

Das Nachdenkbuch bietet auch deshalb keine leichte Kost, weil es die Gewissenserforschung stimuliert. Doch die Mühe ist es wert, sich auf den Weg der Philosophie zu begeben. Übungen in Vernünftigkeit „erziehen", indem sie zur Selbstbildung auffordern. Dabei gilt wie eh und je: Die Wurzeln sind bitter, doch die Früchte sind süß.

Im reiferen Alter geht es bei der Erziehung und Bildung nicht mehr nur wie in der Kindheit und Jugend um *Wachstum*, sondern um „*Umkehr*". (Cavell 2016, S. 225 f.) Die Bereitschaft hierzu ist keineswegs immer gegeben. Auch verbreitete Ressentiments gegen das Philosophieren und gegen die Zumutung des Nachdenkens mögen von einem intakten Gespür herrühren, dies könnte dazu zwingen, etwas ändern zu müssen, zumindest Licht ins eigene Dunkel dringen zu lassen. Wie gern steht man doch (auch vor sich selbst) glänzend da?! Doch was heißt glänzen? Die Beschichtung ist dann das, was zählt. Bildung soll jedoch nicht in der Politur der Oberfläche bestehen, die doch nur glänzt, wenn von woanders her Licht auf sie scheint, sondern ein Beitrag dazu, den Seelenfunken im Selbst zum Leuchten und Strahlen zu bringen. Strahlen, nicht glänzen soll ein Mensch.

Müde Moderne?
Längst ist das Ressentiment zur Untergrundströmung unserer müden Moderne geworden. Søren Kierkegaard hat ihr das Zeugnis ausgestellt, charakterlos zu sein, mutlos und verantwortungslos. Angesichts des Ressentiments wünscht man sich

Menschen „mit Brust", denn der Kopf regiert den Bauch durch die Brust. Unsere Zeit ist nicht arm an Brillanz des Intellekts. Ihr mangelt es vielmehr an Weisheit, an Großmut und lauterem Fühlen, an Sachlichkeit und an Sinn für Verantwortlichkeit. Als Hannah Arendt ihren Unmut über die einseitig Gebildeten zum Ausdruck gebracht hat, die dem Ungeist der Nazis nichts entgegengesetzt hatten, da kritisierte sie auch die unverbindliche Reflexion, die schon Kierkegaard als Signum unserer Epoche begriff. Sie sprach in einem berühmt gewordenen Interview von Intellektuellen, denen zu Hitler etwas einfiel, um ihren Frieden mit der Gewalt zu machen, gar Anteil zu haben an einer Macht ohne Recht. (Arendt 1996, S. 56 f.) Ihre Einfälle gingen zulasten derer, die Tag für Tag dem Hass und dem Wahn zum Opfer fielen.

Wo es viel Gelehrtheit „ohne Brust" gibt, da gibt es viel Wissen ohne Gewissen und Weisheit. Auch daher das Versagen angesichts der epidemisch gewordenen Ressentimentalität. Am Ende will es stets niemand gewesen sein – genau so denken Menschen im Ressentiment. Soll sich Geschichte nicht wiederholen, müssen wir auf eine Persönlichkeitsbildung dringen, die in Gefahr nicht versagt.

Persönliche Integrität und Selbstsorge

Meine Lesearbeit sichtend, stelle ich fest: Fast wie die Spaltungen, die unsere Gesellschaft durchziehen, erscheint auch der Buchmarkt bei unserem Thema wie in zwei Lager geteilt: diejenigen, die mir lieb sind, sprechen vom Gutsein des Menschen (Bregman 2020) und vom moralischen Fortschritt (Gabriel 2020). Andere, die ich nicht weniger schätze, sprechen ernster vom Zeitalter des Zorns (Mishra 2017) und richten den Blick auf eine demoralisierte Welt. Jüngere kluge und kenntnisreiche Essays zeichnen ein weithin bedrückendes Bild: „Die große Gereiztheit" (Pörksen 2018), „Die Gesellschaft der Angst" (Bude 2014), „Die psychotische Gesellschaft" (Von Schirach 2019), „Die radikalisierte Gesellschaft" (Lantermann 2016), „Die Gesellschaft des Zorns" (Koppetsch 2019) lauten mir gerade zuhandene Titel. „Empört Euch!" rufen da die einen (Hessel 2011), „Warum schweigen die Lämmer?" fragen wieder andere (Mausfeld 2018).

Soll dem nun ein weiteres Buch folgen, etwa „Die Ressentiment-Gesellschaft" oder „Das Zeitalter des Ressentiments"? Nein. Mein Vorhaben ist bescheiden. Keine sensationelle Hiobsbotschaft, nur eine eindringliche Problemanzeige erwartet Sie. Ein Blick, gerichtet sowohl auf die gesellschaftliche Bedeutung des Ressentiments wie im persönlich-individuellen Bereich.

Die weit verbreitete Ressentimentalität gefährdet nicht nur die Integrität der Person, sondern auch den Zusammenhalt der Gesellschaft. Es droht uns eine (Welt-)Gesellschaft des Zorns und eine neue Blütezeit der offen zum Ausdruck gebrachten Ressentiments, ein Institutionenverfall und Rückschritte auf dem Weg in eine freundliche Zukunft. Das Projekt der Neuzeit hatte die Befreiung der Subjekte zum Ziel, war Aufbruch in eine von Wohlwollen und Wohlfahrt erfüllte Zukunft. Doch die Verheißung menschlichen Fortschritts einzulösen, fordert einen Preis: eine Arbeit am Selbst sowie an Bedingungen gelingenden Lebens. Auch in modernen Staaten finden wir die Menschen nicht von heute auf morgen von ihrer „Wolfsnatur" befreit.

Leidempfindliche Vernunft und Differenzsensibilität

Bildung, die in Gefahr nicht versagt, und Politik, die mit leidempfindlicher Vernunft und differenzsensiblem Fühlen ausnahmslos *allen* Menschen dienen und gerecht werden möchte, darf nicht gewaltsam zurechtbiegen wollen, was an Ecken und Kanten den Reichtum und die Vielfalt im Garten des Menschlichen ausmacht. Um im Bild zu bleiben, ist die Kunst gefragt, der Rose durch hundert Zweige einen Himmel zu schneiden. Eine poetische Formulierung von Reiner Kunze, der den Verstand als heilsam zu führendes Messer empfiehlt. „Die Liebe ist eine wilde Rose in uns" sagt der Dichter, sie wächst und wuchert – „unerforschbar vom Verstand und ihm nicht untertan. Der Verstand ist ein Messer in uns, zu schneiden der Rose durch hundert Zweige einen Himmel." (Kunze 1963) Um es weniger poetisch auszudrücken und als eine Fragestellung dieses Buches zu formulieren: Lassen sich menschliche Leidenschaften veredeln? Lassen sie sich überhaupt angemessen verstehen? Und kann in kritischer Abwägung eine Unterscheidung der Geister gelingen? Welche Art des Nachdenkens über ein so komplexes Phänomen wie das Ressentiment trägt dazu bei, uns klüger werden zu lassen?

Ich schlage hier vor, auch den Sinn der Angst einzubeziehen. Die Wahrnehmung der Angst in der Gesellschaft und das Wissen um die Angst führen direkter zum Menschen, besonders auch zum Menschen im Ressentiment. Dem Doppel von Angst und Ressentiment und dem schmerzlichen Duett aus Wut und Hass stelle ich gegenüber Mut und Maß. Im Ressentiment steckt Angst, das Ressentiment ängstigt aber auch – etwa in Gestalt von Ressentiments, die gegen bestimmte Adressatenkreise gerichtet sind. In westlichen Gesellschaften lässt sich politisch Gewinn aus Ängsten schlagen, wonach in der Kolonialzeit gedemütigte Länder vermeintlich zum Gegenangriff (Terroranschläge u. ä.) bereit sind. (Todorov 2010, S. 15 f.)

Eine philosophische Perspektive

Mut und Maß sind bezogen auf Wirklichkeit. Maße zu suchen, um Haltung zu finden, ruft *Sachlichkeit* auf. Schon auf diesen Ruf zu hören, mehr noch ihm zu folgen, braucht es Mut. Mut auch zu sinnbezogenem Hoffen. Ohne Besonnenheit und Nachdenken, ohne dies Messer in uns, wuchern und wachsen die mächtigen Emotionen. Gegen ihre Zügellosigkeit ist das Messer zu richten, nicht gegen andere, auch nicht nur fantasiert mit dem sprichwörtlichen Messer zwischen den Zähnen. Die geballte Faust in der Tasche zu lassen ist besser, als zuzuschlagen. Doch besser noch wäre es, die Hand zu öffnen und sie in eine andere zu legen.

Ob ein von der philosophischen Praxis inspiriertes Buch dafür taugt, uns im Umgang mit Ressentiments und den Menschen im Ressentiment klüger werden zu lassen, muss sich zeigen. Ich hoffe, es findet geneigte Leserinnen und Leser auch unter „Betroffenen". Das Ressentiment hat keine sozialen Grenzen bzw. lässt sich nicht soziologisch lokalisieren. Das Ressentiment hat keine intellektuellen Grenzen, es findet sich ebenso unter Wohlsituierten wie unter Gescheiten, und nicht nur bei Menschen, die materiell zu kurz gekommen sind. Es ist ubiquitär und hat nur Schranken an sich selbst, zieht aber gerade deshalb Grenzen zum Du und trägt die Abgrenzung gegen andere in das gesellschaftliche Leben hinein, trennend und lagerbildend. Ressentimentalität, die als Möglichkeit in uns allen liegt, wird schnell virulent. Mit einem anderen Bild: ein toxisch wirkendes Gift.

Zeugnisse menschlicher Größe

Weder gewonnene Schlachten noch einträgliche Deals bezeugen menschliche Größe, vielmehr liegt diese in der Kraft, der Anverwandlung zum Bösen zu widerstehen. Es gibt zahlreiche Zeugnisse von Gequälten, Geschundenen, vom Terror Geschlagenen, die ihre Würde, das heißt die Würde der Menschheit, bewahrt haben und sich nicht als „Opfer" sehen. Hassen wolle er nicht, sagte Antoine Leiris (2016), nachdem ihm ein Terroranschlag seine Frau genommen hatte: Ihr beider kleiner Sohn Melvil solle nicht im Schatten der Rache aufwachsen.

Denken Sie an Jehuda Bacon, einen der letzten, die aus Auschwitz befreit wurden. In einem Gespräch mit Manfred Lütz meinte er, die große Herausforderung bestehe nicht zuerst darin, den Kulturbruch zu beklagen und die Erinnerung an die Opfer zu bewahren, sondern vor allem in dem: die Versuchung zur Rache zu meistern. Wörtlich sagte er: „Wenn ich jetzt auch hasse, dann hätte Hitler gesiegt, weil er mich dann zum Unmenschen gemacht hat." Nicht die Anklage, auch nicht ein besonderer Umgang mit dem Leid und dem Leiden, nur das zählt jetzt: Sich nicht herabziehen lassen, sich nicht anstiften zu lassen zum Bösen (Bacon und Lütz 2016).

Ein drittes Beispiel. Rachmil Bryks (2020) erzählt in seinen Ghettogeschichten aus Łódź von einer Antwort auf die Perfidie des Gauleiters Arthur Greiser. In einer Rede vom Mai 1940 äußerte der die Erwartung: „Der Hunger wird die Juden in tollwütige Hunde verwandeln! Sie werden sich gegenseitig in Stücke reißen und auffressen." Das kommentierte der Freund eines jungen Paares, das kurz nach der Hochzeit interniert worden war. Sie hofften, mit diesen Kleidern das Ghetto zu verlassen und sagten: „Wir sterben tatsächlich vor Hunger. Aber zu wilden Tieren sind wir nicht geworden. Nicht nur reißen wir uns nicht gegenseitig in Stücke, sondern wir tauschen nicht einmal unsere Hochzeitskleider für ein Stück Brot und Fleisch ein … „Er" kann uns nicht in tollwütige Hunde verwandeln."

Wir sind Zeugen, dass die sokratische Maxime gelebt werden kann. Schlimmer als Unrecht zu erleiden, sei es, Unrecht zu tun, sagte der wunderliche Mann. Furchtbar mag sein, was mir an Bösem widerfährt; doch schlimmer wäre es, selbst böse zu werden.

Das Ressentimentgeschehen ist ein Mehrpersonenstück

Sind aber Dinge geschehen, die niemals hätten geschehen dürfen, dann könnte es sittliche Pflicht sein, der Aufhebung der Zeit zu widerstehen – was dem Ressentiment, das nicht vergessen kann, nahekommt. Aufhebung der Zeit meint: dem Verblassen der Erinnerung Widerstand leisten. Denn die Zeit hat die Tendenz, vergangene Übel kleiner erscheinen zu lassen. Sie heilt alle Wunden, wie man so sagt. Die Wunde, von der hier die Rede ist, soll aber nicht heilen, nicht morgen, nicht übermorgen.

Dies führt uns erneut zum komplexen Problem des Vergebens. Wo es um Moral geht, tritt die Frage der Seelenhygiene zurück. Bei ihr liegen die Dinge einfach: Verzeihen würde, wie das Vergessen, entlasten, Vergeben würde freigeben, und zwar gerade den, der gibt. Wenn aber Verzeihung nur um den Preis des Verblassen der Erinnerung zu haben wäre, die wir den Opfern schulden, was dann?

Zur Komplexität der Thematik gehört mithin die Frage, wie aus der Tragödie der Gewalt, der Vergeltung und Wiedervergeltung herauszufinden wäre. Auch Scham und Reue gehören hierher. Ressentiments sind eine mehrseitige Angelegenheit, ein Mehrpersonenstück könnte man sagen. Oft genug ist es so, dass Menschen im Ressentiment Täter und Opfer oder Opfer und Täter in einer Person sind. Dasselbe trifft zu für Gruppen. Dies lässt auf schwierige Entwirrungsbemühungen schließen.

Epistemische Resilienz
„[V]on den Kirchen nicht mehr tröstbar, vom Geiste unberaten", heißt es im Proömium über dieser Einführung. Was kann es heißen, „vom Geist beraten" zu sein? Clemens Sedmak (2013) hat mit der Studie „Innerlichkeit und Kraft" einen gewichtigen Begriff ins Spiel gebracht: *epistemische Resilienz*. Thomas von Aquin gibt bereits vor: „Je höheren Ranges eine bestimmte Natur ist, desto mehr ist ihr das innerlich, was aus ihr hervorgeht." (Thomas 1996, S. 83) „Epistemische" Resilienz tritt von Sinnidealen ausgehend mit fragwürdigen Lebensformen in Wettbewerb und schafft, anderes denkend, Raum für Zukunftslust und Hoffnung. Ideen, die die Geschichte des Philosophierens bereithält, treten mit ihr wieder neu ins Bewusstsein.

An der Zeit ist das, was der Zeit fehlt. Selbst Geschichten des Scheiterns bieten Erkenntnisgewinn. Sie ernüchtern, doch sie bewahren auch vor illusionären Sinnerwartungen. Epistemische Resilienz bedeutet, Kraft zu schöpfen aus der Verbundenheit mit der geistigen Welt. Mit dem inneren Wachstum erstarkt die Widerstandskraft gegenüber der Schwerkraft des Ressentimentalen, und es entwickelt sich die positive Selbstlosigkeit, die uns erlaubt, mehr zu gönnen. Solche Kraftquellen, die aus dem Denken, dem Mut und der Hoffnung erwachsen, drohen in der schnelllebigen Gegenwart auszutrocknen.

Vom Vergleichen
Heute besteht aus nachvollziehbaren Gründen eine starke Sehnsucht der Menschen, innerhalb der Massengesellschaften in ihrer Einmaligkeit wahrgenommen und bestätigt zu werden. Die beschrittenen Wege verlaufen allerdings so konformistisch, dass man leicht erkennt, wie sehr Menschen im Menschsein einander doch ähneln. Sie sind auf je andere Art Gleiche, Anders-Gleiche. Das gibt Anlass zur Hoffnung auf gegenseitiges Verstehen. Doch ebenso Anlass zur Besorgnis. Denn Menschen und Konfliktparteien verhalten sich gerne *mimetisch*: Angreifer und Verteidiger ahmen einander nach und laufen Gefahr, sich durch Vergleichen immer ähnlicher zu werden. („Wie du mir, so ich dir.")

Wenn in der egalitären Gesellschaft alle sich mit allen vergleichen, schmerzt das im Ergebnis sehr viele. Ist Gleichstellung pro forma erreicht, sind faktische Ungleichheiten nicht schon überwunden. Vor allem wenn die *Befähigung* zur Wahrnehmung von gleichen Rechten unterbleibt. In einer Kultur des Ressentiments, in der das innengeleitete Leben beargwöhnt wird und in der es an Bewunderungsfähigkeit fehlt, bleiben Menschen schutzlos den überfordernden Ansprüchen anderer ausgeliefert. Das Fehlen epistemischer Resilienz wird hier besonders augenfällig.

René Girard hat die Folgen des rivalisierenden Sich-Vergleichens von Menschen analysiert und als Haupttriebfeder gesellschaftlichen Handelns begriffen. Seine These lautet, dass Begierden nicht aus individuellen Impulsen entstehen, sondern aus dem Blick auf die Begierden der anderen. (Girard 2002) So führt er eindringlich vor Augen, wie fast zwangsläufig aus Neid Feindseligkeit wird, die schließlich in Gewalt enden kann. Unter dem Eindruck, dass sich die je anderen in einer besseren Lage befänden, nehmen vermeintliche Gründe für Ressentiments zu. Aus der Konkurrenz zwischen vielfachen Identitäts-Forderungen entstehen neue Polarisierungen, die die sozialen Spannungen noch überlagern, die schon aus ökonomischen Gründen bestehen. Umso wichtiger, auch politische Emotionen mehr ins Blickfeld zu rücken.

Mit sich zu Rate gehen
Wenn im Titel dieses Buches von Mut und Maß die Rede ist, dann zielt dies in unserer aufgeregten Zeit der Polarisierungen und Desinformationen, der Brüche und der Lügen, auf nüchterne Besinnung. Im Auffinden von Maßen hat die entwickelte Innerlichkeit ihre Aufgabe und kommt epistemische Resilienz als Fähigkeit zur Selbstbegrenzung zum Zug. Ich vermisse Sachlichkeit im Umgang mit den Dingen, im Umgang miteinander, mit unserer menschlichen „Natur". Diese unsere Natur begründet unsere Verletzlichkeit, und kaum etwas anderes könnte uns untereinander und miteinander mehr verbinden als die gemeinsame Natur. Doch eben deshalb kommt es auf freiwillige Selbstbegrenzungen an.

Die Entsolidarisierung beenden
Erst wenn denjenigen Menschen vorbehaltlose Anerkennung zuteilwird, die ihrer am meisten bedürfen, weil ihnen Anerkennung bislang vorenthalten worden ist, kann der Teufelskreis der Entsolidarisierung aufgebrochen werden. Und erst dann können Ersatzformen, „toxische Solidarisierungen", die wir derzeit entstehen sehen, wieder aufgelöst werden. Toxische Solidarisierungen bündeln Menschen zu Interessengruppen. Ich habe das Wort „bündeln" gewählt, weil es an den Faschismus gemahnt. Faschismus ist vom Italienischen Fascismo abgeleitet, was, wenn auch nicht gesichert, auf das lateinische Wort fascis = Bündel zurückgeht.

Solidarisches Mit-Sein geht mit der Einsicht einer, dass die „Bösen" und Hasserfüllten nicht Verachtung verdienen, sondern die wohlwollende Bemühung, ihre Ausgrenzung zu beenden. Ein Buch, das das Ressentiment zum Thema macht, muss für eine neue Sicht auf Menschen werben, „vom Geist beratene" Menschen, die in allen ihren wesentlichen Kräften, den intellektuellen, den willentlichen und den emotionalen, der Wirklichkeit der Anderen zugewandt bleiben.

Mut und Maß empfehlen jedem, bei sich zu beginnen, vor der eigenen Haustüre zu kehren und in Betracht zu ziehen, dass gerade in Sachen Ressentiment der Balken im eigenen Auge größer sein könnte als der Splitter im Auge von anderen. Dies gilt für den Einzelnen, dies gilt auch für Gruppen. Auch Institutionen müssen leidempfindlicher werden, um nicht strukturell Ressentiments zu begünstigen.

Empfindsamkeit – Empfindlichkeit
Vom vorhin erwähnten Unterschied zwischen Verstand und Vernunft fällt ein Licht auch auf den Ausdruck der Leidempfindlichkeit. Leidempfindlich ist nicht der Verstand, sehr wohl aber die Vernunft. Leidempfindlichkeit verträgt sich nicht mit Res-

sentiments. Unterscheiden wir zwischen empfind*sam* und empfind*lich*, können wir den angesprochenen Bezug von Ressentiment und Leidempfindlichkeit so bestimmen: *Ressentiment* ist Überempfindlichkeit gegen das, was eigenes Leid verursacht, eine Überempfindlichkeit im Erleben von Schmerz. *Leidempfindlichkeit* bzw. Leidsensibilität ist wache Empfindsamkeit gegenüber dem, was Leiden schafft und vermehrt, besonders soweit es andere betrifft. Es handelt sich um eine Sensibilität, die nicht im Gefühl aufgeht, sondern zum Handeln veranlasst. Es geht um eine von Sympathie getragene Empathie.

Demgegenüber gibt es eine humanitaristische Pseudo-Solidarität mit anderen, nicht selten auch in Institutionen, die die Wohlfahrt und das Caritative satzungsgemäß zum Ziel haben. Sowohl die dort Tätigen als auch die institutionellen Strukturen sind ressentimental gefährdet. Jürgen Werner formuliert provokativ: „Die besten Verstecke für die eigene Charakterlosigkeit und seelische Deformation, für Amoralität, Niedertracht, Schurkerei und Gemeinheit finden sich in Ethikkommissionen, Kirchen, an der Spitze von philanthropischen Stiftungen oder humanitären Organisationen." (Werner 2020a) So wie Macht am mächtigsten ist, wo sie unhinterfragt bleibt, kann sich das Böse im Gewand des Guten aller Nachfrage entziehen. Das Gute eignet sich besonders als Ressentiment-Versteck. Das Schreckliche, so weiß Arno Gruen, „versteckt sich immer öfter hinter lächelnden Mienen und kommt als Freundlichkeit scheinbar rücksichtsvollen Verhaltens daher. Daher ist es schwieriger geworden, die tatsächliche Krankheit unserer Zeit zu erkennen." (Gruen 1987, S. 11) Kein Generalverdacht gegen Helfer, nur ein Hinweis auf die Perfidie des Ressentiments.

Um der Ressentimentalität angemessen begegnen zu können, müssen wir aufhören, in Lagern zu denken und mit dem zugehörigen Freund/Feind Dual zu operieren. Daher sollten wir uns auch vor dem Ressentiment gegen das Ressentiment hüten und stets daran denken: Wenn der Zeigefinger auf andere gerichtet wird, zeigen drei Finger derselben Hand auf uns selbst.

1.3 Hinführung zum Text: Empfehlungen für das Lesen

Ein Sachbuch als Lese- und Nachdenkbuch
Im vorliegenden Text geht es nicht um Belehrungen, vielmehr um ein „Gespräch" mit Ihnen. Bildung ist zwar etwas, das Menschen mit sich und für sich machen: Man bildet sich. Man ist dabei aber nie allein. Wer Sachbücher liest, hat Peter Bieri einmal formuliert, „hat einen Chor von Stimmen im Kopf, wenn er nach dem richtigen Urteil in einer Sache sucht. Er ist nicht mehr allein." (Bieri 2012, S. 234) Es geschieht etwas mit denen, die lesen. Die Welt könnte nach der Lektüre anders aussehen. Auch Sachbücher können unter dem Anspruch existenzieller Bedeutsamkeit stehen. Ebenso ambitioniert wie schön formuliert dies das Motto: „Die Menschen stärken, die Sachen klären." (von Hentig 1985)

Hans-Georg Gadamer sagt über das richtige Lesen, dass da ein hoher Anspruch an jeden gestellt ist, der darin besteht, auf alles zu hören, was uns etwas sagt, und es uns gesagt sein zu lassen. Sich für sich selbst immer wieder daran zu erinnern, so Gadamer, sei zwar eines jeden ureigenste Sache. Es für alle und es für alle überzeugend zu tun, das sei die Aufgabe der Philosophie. So ist Philosophie von Haus aus politisch – gerade in dem sie sich nicht dem politischen Tagesgeschäft hingibt, vielmehr dessen Voraussetzungen thematisiert. „Der Philosoph, der in der Öffentlichkeit eingreifen will, ist kein Philosoph mehr, sondern Politiker; er will nicht mehr nur Wahrheit, sondern Macht." (Arendt 2000, S. 338) Und doch greift er ein, und zwar gerade, wenn es ihm um nichts anderes als um Klarheit geht. Denn geistige Arbeit ist Veränderungsarbeit am Grund der Verhältnisse.

Existentielles Lesen hat Folgen
Solches Lesen kann auch das Selbstverhältnis verwandeln. Auch erlesene Einsichten und Überlegungen können wichtige Elemente der Bildung sein. Sich kritisch einlassende Anverwandlung ermöglicht eine innere Erweiterung. Stanley Cavell hat der Philosophie die Aufgabe zugewiesen, Erzieherin für Erwachsene zu sein. Dabei betont er den bereits erwähnten Unterschied von Wachstum und Veränderung – und dies meiner Erfahrung nach völlig zurecht. Für Kinder ist das Hinterfragen eine ganz natürliche Sache: Aus reinem Herzen kommt ihr sachliches Fragen. So gehen bei ihrer Entwicklung Erziehung und Wachstum Hand in Hand. Bei Erwachsenen ist dies nicht so. Viele fragen aus misstrauischer Warte. Auch deshalb muss die „Erziehung für Erwachsene" Veränderung, nicht natürliches Wachstum sein. (Cavell 2016, S. 226) Es handelt sich eher um Bekehrungsvorgänge, um ein *Umkehren* der spontanen Reaktionen, vor allem der emotionalen Reaktionen, aber auch der kognitiven „Reflexe". *Kehren* gehören zur Form der geistigen Reifung Erwachsener. Diese wachsen nicht mehr, doch sie ver-andern.

Epistemische Resilienz bringt eine ganz eigentümliche (übernatürliche, spirituelle) Schwerkraft ins Spiel. Die natürliche Schwerkraft, wie sie sich beispielsweise im Vergeltungswunsch zeigt, soll einer Selbstbewegung „nach oben" weichen. Auch deshalb verzichtet eine reife Auseinandersetzung mit Ressentiments auf Gegenressentiments.

Wahrheitssuche braucht Zeit
Wieweit sind wir auf Wahrheit verpflichtet? „Wahrheit" gilt heute als Pathos-Formel, sagen wir also lieber Wahrheits*suche*. Der Ansatz beim Geistigen verlangt den Wahrheitsbezug allerdings. Verglichen mit den deskriptiven Menschen- und Gesellschaftswissenschaften erscheint eine normative Disziplin wie die Philosophie hoffnungslos veraltet, obsolet und auf eigenartige Weise „out of the time". Doch Philosophie würde ihr Eigentliches aufgeben, würde sie auf den Versuch, Wahrheit zu suchen, verzichten. Ob sie ihrem eigenen Anspruch gerecht wird, steht auf einem anderen Blatt. Die Unzeitgemäßheit zeigt sich auch an ihrem Zeitbedarf. Bernhard Pörksen zitiert den Netzphilosophen Peter Glaser mit der Bemerkung, Information sei schnell – Wahrheit aber brauche Zeit. In seinen erhellenden Analysen über den

Zustand unserer „gereizten Gesellschaft" stellt Pörksen mit Verweis auf Sam Biddle außerdem fest: „Zusammenhänge sind schwierig. Wut ist einfach." (Pörksen 2018, S. 47 und S. 161)

In der Tat zerstört der Verderb des Wortes und die Gleichgültigkeit gegen Wahrheit jede Gemeinschaft. Jahre hindurch wurde die Idee der Wahrheit „ideologiekritisch" geradezu vernichtet. Nietzsche hielt Wahrheiten für Metaphern, die abgenutzt und kraftlos geworden seien, Münzen, die ihr Bild verloren hätten und nun bloß noch als Metall, nicht mehr als Münzen in Betracht kämen. Inzwischen aber wird aller Welt vor Augen geführt, was es heißt, Sprache ausschließlich als gewaltförmiges Werkzeug der Lüge zu benutzen und Sätze abgekoppelt von jedem Realitätsbezug zu twittern. Wo manipulativer Sprachmissbrauch den Unterschied zwischen Tatsachen und Meinungen leugnet, kann die Lüge unter dem Deckmantel der Meinungsfreiheit den Unterschied zwischen Recht und Macht nivellieren.

Wegsuche zwischen dem Terror der Wahrheit und der befreienden Wahrheit
Der lange Kampf gegen den „Terror der Wahrheit", der nur unzulässige Wahrheitsbehauptungen und daraus abgeleitete „Rechte" hätte zurückweisen sollen, hatte einen hohen Preis: den Abschied von der alle Wahrheit wahrmachenden Wahrheit selbst. Wenn aber Wahrheit, wie Spinoza sagte, die Norm ihrer selbst und des Unwahren ist, wie will man nach deren Verschwinden Streit noch als etwas anderes begreifen denn als einen geistlosen Machtkampf um Deutehoheit. Als Lessing, den Nietzsche den ehrlichsten theoretischen Menschen nannte, erklärte, ihm sei mehr am *Suchen* der Wahrheit als an ihr selbst gelegen, war dies in Demut gesagt, in Anerkenntnis der Grenzen menschlichen Erkennens und voller Respekt gegen die Möglichkeitsbedingung fortgesetzter Bemühung um Wahrheit. Zugleich war dieses berühmte Wort ein Zeugnis für den *politischen* Verstand Lessings, wie Hannah Arendt das kongenial auf den Begriff gebracht hat. Die Unsagbarkeit der Wahrheit, die wir nicht haben, weil sie uns beansprucht, habe Lessing umgewendet in die Freude, dass, weil sie in niemandes Besitz ist, das unendliche Gespräch zwischen den Menschen nie aufhören wird, solange es Menschen überhaupt gibt.

Diese (voraussetzungsvolle) Voraussetzung, einander zu brauchen, um der Wahrheit die Ehre zu geben, löst sich dann aber in nichts auf, wenn Wahrheit verteufelt wird. Wahrheit ist vom Standpunkt der Politik gesehen despotisch. Das rhetorische Ideal ist es, die Einheit der Überzeugungen durch die Einheit des Kommunizierens zu ersetzen, damit weder eine Autorität noch ein Kollektiv das Individuum in Unfreiheit bringt. Doch gerade die Freiheit kommt ohne den verbindlich-verbindenden Bezug auf Wahrheit(en) nicht aus. Ein Meta-Ressentiment ist das Ressentiment gegen solchen Willen zur Wahrheit, da er bemüht ist, den Freiheitsraum offen zu halten. Der Sinn der Politik ist nach Hannah Arendt die Freiheit. In der Bodenlosigkeit der Lüge ist Politik unmöglich. Wahrheit und Freiheit – wie sind sie zu vermitteln?

Wahrheit und Freiheit, Wir und Ich bilden auch Koordinaten zur Verortung des Ressentimentalen. Gefangenschaft im Ressentiment führt zur Unwahrhaftigkeit, schwächt das Ich und verhindert eine Gemeinschaft, die auf Anerkennungsverhältnissen beruht. Stattdessen bilden sich Formen eines „identitären Wir", wo Verschiedenheit zum Verschwinden gebracht werden soll. Wir brauchen aber den Raum für Unterscheidungen, die uns nicht voneinander scheiden. Ressentiments kennen nur einen wesentlichen Unterschied, den von Freund und Feind. Eine Identität, die den Feind braucht, ist aber keine, die uns als Menschen gerecht würde und uns zur Ehre gereichte.

1.4 Jenseits des Ressentiments: das vernünftige „Wir"

Isolde Charim schreibt, wir seien heutzutage „weniger selbstverständlich Ich". (Charim 2018, S. 48 und S. 55) Das hängt, wie wir bald sehen, mit dem unverstandenen Sinn von „Wir" zusammen. Die Gesellschaft will nicht mehr Überzeugungsgemeinschaft, sondern soll Ermöglichungsgemeinschaft sein. Positiv daran ist: der Staat ist als Rechtsstaat gedacht. Verfahren sind transparent – ohne Ansehen der Person, konsequenterweise weltanschaulich neutral. Wenn von Werten die Rede ist, geht es vor allem um Schutzrechte für die Einzelnen. Der allgemeinste und letztverbindliche Wert hat keinen besonderen Inhalt, sondern garantiert, Liberalismus und Individualismus vereinend, allen nach eigenem Gutdünken zu leben, wenn nur nicht andere Freiheit verletzt wird.

Ob Freiheitsrechte viel nützen ohne Befähigung zu innerer Freiheit? Der Liberalismus ebnete den Weg zur Gesellschaft der Singularitäten. (Reckwitz 2017) Ihr fehlt ein substanzielles Allgemeines, das ohne Abstriche dem Individuum wie der Gesellschaft ihr Recht als Freiheit zu geben vermag. Für die Wirklichkeit der Freiheit steht nun das unscheinbare und doch so wichtige Wörtchen „Wir". Auf dem Weg über rechtliche Freiheit und moralische Freiheit findet sich Freiheit erst vollendet in der sozialen Freiheit. (Vgl. Honneth 2011)

Das Argument dieser Hinführung lautet: Die Überwindung des Ressentiments gelingt nur im „vernünftigen Wir". Dass die „Wirs" leiden, wenn die Iche zu selbstisch werden, verstehen schon Vorschulkinder, die Daniela Kunkel mit ihrem Kinderbuch ab 4 auf anrührende Weise anspricht. (Kunkel 2019) Erwachsene tun sich mit der Einsicht hierein schwer. „Wir" entsteht, wo Menschen sich mögen – so einfach, und dennoch so schwer …

Doch auch das Umgekehrte trifft zu: Wenn das Wir Bindekraft verliert, droht dem Ich Schaden. „Die politische Krise, die aus dem Mangel an „Wir" hervorgeht, zeigt sich an (internationalen) populistischen Revolten." (Reckwitz 2019, S. 239) Andreas Reckwitz spricht infolge der spätmodernen Heraufkunft einer Gesellschaft der Singularitäten zurecht von einer Krise des Allgemeinen. In ihrer Überwindung liegt für mich einer der Schlüssel für die angemessene Begegnung mit dem Ressentiment.

Das einheitsstiftende Band im „Wir" – die Vernunft?
Das kleine Wort „Wir" enthält wohlverstanden eine Verheißung und trägt in sich eine kaum verstandene innere Spannung. Noch fristet das Pluralwort *„Wir"* neben dem übergroß geschriebenen ICH ein Schattendasein. Es ist einigermaßen paradox: Je modernisierter, arbeitsteiliger, komplexer eine Gesellschaft ist, umso dringender

stellt sich die Frage nach dem gesellschaftlichen Zusammenhalt. Neuerdings wird diese Frage besonders dringend gestellt. Die Gesellschaft der Singularitäten hat hier Bedarf. Wäre Liebe das Ordnungsprinzip der Gesellschaft und gäbe es ein Wir, in dem die Liebe getan würde (Liebe ist ein Tunwort!), dann müsste es dieses Buch nicht geben. Ressentimentalität legt offen, wie sehr es am Lieben gebricht. Oder weniger pathetisch: Ressentimentalität legt offen, wie sehr es am verantwortungsbewussten Interesse am Du mangelt. Über die moderne Zivilisation urteilte bereits Carl Friedrich von Weizsäcker, die wissenschaftliche und technische Welt der Neuzeit sei das Ergebnis des Wagnisses des Menschen, das Erkenntnis ohne Liebe heiße. Zivilisatorisch sind wir weit voran- und fortgeschritten, politisch hingegen noch „Analphabeten".

Der emotionale Analphabetismus zeigt sich in Parteien mit vielen Ressentimentalen in häufig auftretenden Spaltungen und Abspaltungen. Das gilt für linke wie rechte Parteien. Es ist ein Ergebnis der kindlichen Haltung: Wer nicht für mich ist, muss wohl gegen mich sein. Energie wird in Parteikämpfe investiert anstatt als Gestaltungskraft eingebracht. Häufig gibt es auch die Verengung auf ein einziges Ziel des Protests. Mit Menschen, die sich im Hochgefühl der grundsätzlichen Opposition gefallen, ist aber kein Staat zu machen.

Mit der Krise kommt die Besinnung. Welcher Wohlklang geht heute wieder von alten Wörtern aus, die bereits ausgemustert schienen: Gemeinsinn und Bürgersinn, Solidarität und Verbundenheit. Selbst ein Wortungetüm wie Gemeinwohlorientierung kommt wieder in Gebrauch. Das Soziale rückt verstärkt in den Blick und das Politische zunehmend auch. Gesellschaftliche Radikalisierungen und Spaltungen werfen die Frage auf, ob es nicht möglich sein sollte, die Einheit der Gattung politisch-existentiell abzubilden. Wieder zeigen es Titel in den Regalen gut sortierter Buchhandlungen an: „Wie wollen wir leben?" (Bieri 2011), „Wer wir sein könnten" (Habeck 2018), die Aufsatzsammlung „Wer werden wir sein?" (Lipinski 2020), „Solidarität. Die Zukunft einer großen Idee" (Bude 2019). In diese Reihe gehören auch Analysen wie etwa „Ich und die Anderen. Wie die neue Pluralisierung uns alle verändert" (Charim 2018) oder „Globale Fliehkräfte. Eine geschichtsphilosophische Kartierung der Gegenwart" (Hösle 2019).

Forcierter Individualismus schlägt um in ängstliche Erwartung
Ist das einst einheitsstiftende Band der Vernunft gerissen? Hat es das jemals gegeben? Was einmal Halt gab, ist nurmehr Option. Ein verbindendes Ethos, von dem die freiheitliche Grundordnung offener Gesellschaften gezehrt hat, verdampft, ist in Auflösung begriffen. Ich spreche nicht von einer *homogenen* Gesellschaft, die es in der Tat niemals gegeben hat. Und Neo-Kollektivismen sind kein sinnvolles politisches Ziel. Doch ein forcierter Individualismus und eine ins Extrem getriebene Liberalität gefährden das Politische auch: Die Einzelnen spinnen sich ein, schwirren, blind geworden für andere, ziellos im öffentlichen Raum umher oder stehen einander nur noch im Weg.

Die zeitweise Feier des ICH schlägt um in ängstliche Erwartung. Es bietet sich das Bild einer offenkundigen Soziopathie, während das Ressentiment je nach Fähigkeiten und Umständen mal mit der Axt oder dem Florett hantiert. Das Wir in seiner für alle zustimmungsfähigen Gestalt steht noch aus. Vorläufig wird es in Ansätzen ein bloßes Projekt bleiben müssen. Ressentimentalität allerdings hintertreibt solch ein Projekt von Grund auf. Selbst als Idee kommt es dort außer Sicht. Die Polarisierungen in der Gesellschaft erzeugen nur Gruppenegoismen. Verteilungskämpfe, andernorts schon entfesselte Bürgerkriege, vom Klimawandel ausgelöste Migrationsbewegungen wetterleuchten wie apokalyptisch-katastrophische Dystopien in bürgerliche Komfortzonen herein. Das macht Angst, und diese weckt schlummernde Ressentiments. (Mehr hierzu 2.2.5)

Das „demokratische Wir"
Gibt es ein vorläufiges Vorausbild von einem gesunden Wir, das einladend modellhaft aufzeigt, was möglich ist? Bedenken wir zunächst: Auch ein Wir ist immer emotional verfasst, worauf Jürgen Manemann in seinem Plädoyer für ein „demokratisches Wir" hinweist. Gerade auch ein demokratisches Wir muss über eine emotionale Bewusstheit verfügen, so wie die von Hass getriebenen und vom Ressentiment durchstimmten partikulären Wir-Formen, namentlich das Wir der Identitären.

Das demokratische Wir begründet sich aus der demokratischen Lebensform, die, radikal gedacht, leidempfindlich, differenzsensibel und solidarisch ist. Gerechtigkeit, die ich zur Tat werdende oder tätige Wahrheit nenne, bezeichnet Manemann in ihrem Kern treffend als „politische Liebe". (Manemann 2019, S. 63) Aristoteles folgend sagt Martha Nussbaum, dass Freundschaft offenlegt, was Gerechtigkeit ist. Aus der Art und Weise, wie wahre Freunde einander ins Recht setzen, lässt sich auch Gerechtigkeit verstehen. Das ergibt einen inhaltsgesättigten Begriff des Politischen, gesättigter noch als jener, der in der These zum Ausdruck gebracht wird, das Ziel der Politik sei Freiheit. Wäre das Gemeinwesen gerecht gebaut, könnten die Bürger einander vertrauen und würden einander stärken: *das* Vademecum gegen das Ressentiment. Das schließlich „radikaldemokratisch" genannte Wir stellt uns die wahre politische Gemeinschaft vor Augen.

Das Politische kennen heißt, fühlen, was ungerecht ist; spüren, was Diskriminierung bedeutet; mitleiden, wo Demütigung Platz greift – all das in striktem Gegensatz zum identitären Verständnis politischen Agierens gemäß der Unterscheidung von Freund und Feind. Es liegt nicht im Begriff des Freundes, den Feind zu brauchen, auch wenn Freundschaft und Feindschaft ein Gegensatzpaar bilden. Welch eine niedrig gestimmte Freundschaft muss es sein, die die zusammenführt, die nur eine gemeinsame Feindschaft verbindet?! Echte Freundschaft öffnet sich für andere. Das demokratische Wir ist offen und schließt nur den Ausschluss aus.

Zerrbilder vom „Wir"
Ganz anders das „populistische Wir" und das „identitäre Wir". Das *populistische Wir* unterstellt, es gäbe *ein* Volk; und so sucht es alles Fremde einzuverleiben. Die Bevölkerung wird auf eine homogene (Leit-)Kultur verpflichtet, wobei Kultur erstaunlich schnell auf den Bereich der Biologie übergeht. Es wird ein Wir proklamiert, das in angestammtem Boden wurzelt, der machtpolitisch reklamiert wird. Für wirkliche Politik bleibt kein Raum, weil das Soziale nicht gesellschaftlich, sondern bündisch-hierarchisch gedacht wird, ausgerichtet durch und hin auf ein einheitli-

1.4 Jenseits des Ressentiments: das vernünftige „Wir"

ches Gedankengut, das auf die Führung jener verpflichtet, die das Volk angeblich „kennen" und vorgeben, in seinem Namen zu sprechen. In der Tat kennen sich Populisten mit einer bestimmten Gefühlspalette besonders gut aus: mit den Energien von Hass und Zorn, mit der Niedrigkeit des Neids und überhaupt mit feindseliger Affektivität.

Populistische Parteien sind nur Pseudoparteien, weil sie danach trachten, nicht mehr lange bloß Partei zu sein. Ihrem Anspruch nach repräsentieren sie ja alle, totaliter: eben *das* „Volk". Angebliche direkte Repräsentation (und sei es die der Straße) soll ihnen Legitimität verleihen. Sie grenzen dabei allerdings zwangsläufig aus – nach innen wie außen.

Die Empfindungsfähigkeit des Ressentiments beginnt und endet bei der eigenen Not. Dem Zorn sekundiert ein eingeredeter Stolz; Stolz auf das in der Geschichte Erreichte, Stolz auf die Nation, Stolz sogar noch auf den Anstand beim Hassen. „Einer muss die Drecksarbeit ja tun ..." – eine Sache für die ganz Starken, für die sie sich selbst gern halten.

Das *identitäre Wir* geriert sich im Unterschied zum populistischen Wir als geradezu avantgardistisch. Man empört sich nicht oder grölt, sondern gibt sich gebildet. Florett statt Axt, wie schon gesagt. Dieses Wir unterscheidet ebenfalls zwischen Wir und den Anderen. Scheinheilig billigt man mit dem Konzept des Ethnopluralismus den anderen ihr Recht zu – sie mögen allerdings dort bleiben „wo der Pfeffer wächst". So bleibt es bei der negativen Bürgschaft der eigenen Identität. *Wir* sind nicht wie *die*. Wir sind die Guten, die sind die Schlechten, das wird vielleicht nicht gesagt, aber gedacht. Das identitäre Wir, so Jürgen Manemann, „muss Ressentiment erzeugen, um überzeugen zu können." (Manemann 2019, S. 27)

Kein identitäres Wir und auch kein anderes partikuläres Wir taugt dazu, die volle Wirklichkeit, die im Wir liegt, zum Austrag zu bringen. Nur das personhafte Wir führt zusammen und eint Ich und Du – ohne Einschränkung für das Hinzutreten jeweils weiterer Personen. Nur in solch einem wahren Wir wird die Differenz der Personen und ihre Verbundenheit in einem Ganzen bewahrt.

Vor Romantisierungen ist allerdings zu warnen: Bodo Morshäuser meint zurecht, dass das „Wir" oft ein „Wer" verschleiere, denn kein Unterlegener sage „Wir", das täten nur Überlegene. Und zu warnen ist auch davor, dass wir „ständig angewirt [werden], weil man uns einfangen will, als Käufer, Wähler, Jasager". Pausenlos würden für uns Sinnstiftungsangebote mit unterstellten Wir-Gefühlen in die Welt gesetzt. In der Tat ist die Gesellschaft „eine bewegliche Konstruktion". (Morshäuser 2017) Doch dass, wie Morshäuser meint, es nur um auszuhandelnde Interessen gehe, ist eine zu einseitige Sicht.

„Wir" einander zuliebe

Modelle von der Art „Aus-eins-mach-zwei" helfen bei der Suche nach dem Wir nicht weiter.

Wenn im Wir zwei eins sollen sein, verbieten sich drei Konzepte von vornherein.

Erstens ist das aggressive „Du bist Ich" auszuschließen. Dies wäre eine Vereinnahmung, gleichsam die Kolonialisierung des Du durch das Ich, eine tendenziell sadistische Position des Ich. Ebenso auszuschließen ist zweitens ein unterwürfiges

„Ich bin Du". Das käme einer Selbstaufgabe gleich und entspräche einer tendenziell masochistischen Position des Ich. Nur auf den ersten Blick erscheint das dritte Konzept wie eine Lösung, nämlich das Aufgehen von Ich und Du im Wir. Aber eine symbiotische Verbindung ohne Trennung, eine Art von Wir-Monade ohne bleibende Eigenständigkeit von Ich und Du kann nicht genügen.

Recht verstanden bedeutet ein Wir aus gleichermaßen verbundenen wie eigenständigen Personen, sich auf ein Du hin so zu begreifen: „Ich bin, wer und was ich bin, auch um Deinetwillen", „Ich bin Ich für Dich" „Ich bin Ich Dir zuliebe" – vice versa. „Ich bin Dein" kommt dem „Ich bin Du" am nächsten, aber der Hauptunterschied ist der zwischen Selbstaufgabe und Selbsthingabe. In der (hingerissenen) Hingabe kommen Selbstsein und Mitsein in Freiheit zur Deckung. Daher ist eigentlich auch jede ernsthafte Verwendung des Pronomens, das die in das Wir Einbezogenen nicht zuvor um eine Erlaubnis bittet, eine übergriffige Unverschämtheit, heikler noch als das ungefragte Du-sagen, wenn jemand die höfliche Ansprache per Sie verlässt. Solches „An-wir-en" mag kein freier Mensch.

Es mag überzogen erscheinen, so weit in der Auslegung des Wörtchens „Wir" zu gehen. Doch soll, was mit „Wir" gemeint ist, zur Geltung kommen, ist diese Besinnung unumgänglich: eine ganze Sozialphilosophie im Keim steckt darin. Der Keim findet sich eigentlich bereits in der erwähnten aristotelischen Idee, dass das Verhältnis zum anderen (zumal zum Freund) im Verhältnis zum eigenen Selbst vorstrukturiert ist. Auch das Selbst gibt es nur als plurale Identität. Vielfalt ist uns allen qua Selbst schon eingeschrieben.

Besonders im Hinblick auf die nationale Einheit ist zu bedenken, dass die Identitätssuche verhängnisvoll enden kann. Von Hellmuth Plessner lernen wir, dass man nie so außer sich gerät, wie wenn man glaubt, zu sich zu finden. Erfreulicherweise heißt es in unserer Nationalhymne auch Einigkeit, nicht Einheit. Feiern zum Fest der Vereinigung steht es gut an, hierüber Reflexion zu teilen.

„Leser", nicht „Kenner"

Die einstimmende Hinführung möchte ich beschließen mit einem Wunsch an Sie, liebe Leserin, an Sie, lieber Leser. Vor genau 100 Jahren hat der Philosoph Franz Rosenzweig ein kleines Werk verfasst, [d]as Büchlein vom gesunden und kranken Menschenverstand (Rosenzweig 1964). Gleich am Beginn des Buches verabschiedet er sich vom „Kenner" und wendet sich fortan nur noch an den „Leser", den er in der Folge auch duzt, gerade so wie einen Freund. So schnell werde ich bei Ihnen nicht mit der Tür ins Haus fallen, aber eine Verständigung über den Unterschied von Kennern und Lesern ist mir doch wichtig. Was meinte Rosenzweig? *Leser* interessieren sich für andere und was diese interessiert. Für Leser sind Autoren interessant, die sich für anderes interessieren als nur für sich selbst. Wer als Leser liest, „findet für sich interessant, sich für einen anderen zu interessieren, der sich für anderes interessiert als nur für sich selbst." (Werner 2020b)

Kenner im Sinne Franz Rosenzweigs wären solche, die sich nicht wirklich auf einen (inneren) Dialog einlassen wollen, oder solche, die sich für Texte anderer nur interessieren, um festzustellen, was sie selbst schon (besser) wissen. *Leserinnen und Leser* aber lassen sich inspirieren, sind nicht notwendig hochgelehrt, aber aufgeschlossen, lernwillig und bildungsfähig. Sie wissen Bücher so zu lesen, dass diese sie verändern. In diesem Sinn ist dieses Buch für Leserinnen und Leser geschrieben, denen der Autor „Gesprächspartner" sein will. Als Autor hoffe ich auf kritisch Mitdenkende, die achtgeben, nicht dem Ressentiment *gegen* Ressentimentalität zu verfallen.

Angesichts der anwachsenden Herausforderungen unserer komplizierten, unübersichtlich gewordenen Lebenswelt, sollte das Verstehen des Ressentiments ergänzt werden um Tugendwissen. Denn das Schrumpfen der Daseinskompetenzen ist besorgniserregend. Tugenden fungieren als „Antidot" zum Ressentiment. Ich sage das verbunden mit dem Hinweis, dass das Ressentiment damit nicht zum Laster erklärt wird.

Unsere Besinnung auf einige Tugenden, die unser Leben strukturieren können, gilt namentlich dem „Mut zum Sein" (Tillich). Mut steht in einem Verhältnis zur Wirklichkeit, das von der Suche nach Maß und Angemessenheit bestimmt ist. Der besondere Mut, der Wirklichkeit ins Gesicht zu sehen, begründet eine verantwortbare und vernünftige Hoffnung. Sie wiederum schenkt einen Sinn für die Verantwortlichkeit, die den Ermöglichungsgrund für die soziale Freiheit darstellt und auf dem Weg hält – hin zu einem ressentimentfreieren Wir.

Ressentiments hegen – im Ressentiment leben

Beim wesentlich gefühlsbasierten Ressentiment haben wir es im Unterschied zu Vorurteilen oder (rassistischen) Ideologien, die oft mit Ressentiments in Verbindung gebracht werden und denen kognitive Fehler zugrunde liegen, mit einem Affektgeschehen zu tun. Während man gleichsam gefühllos rassistische Auffassungen vertreten kann, *lebt* man nicht im Rassismus wie man im Ressentiment lebt. Deshalb sind solche Phänomene, so schlimm sie sind, nicht so tiefgreifend im Menschen verankert. Kein Argument sticht, wo das Ressentiment herrscht. Deshalb scheint mir der Weg zu einer Gesamtschau des Ressentiment (! Singularwort) so dringend wie lohnend.

Der Weg, der nun zu gehen ist, wird anspruchsvoll sein. Halten Sie dabei stets im Blick, dass die Mühe der Befassung mit dem Ressentiment sich lohnt und worum es bei unserem Unternehmen letztendlich geht: um einen *verständigen* Umgang mit dem Ressentiment – im Interesse aller, die leiden, *an* Ressentiments und *im* Ressentiment. Denn das Übel produziert nur Verlierer auf allen Seiten. Jeder Beitrag zur Minderung der Ressentimentalität ist unsere Anstrengung wert. Orientierung in der Sache ist dabei ein erster wichtiger Schritt.

Literatur

Arendt H (1996) Fernsehgespräch mit Günter Gaus (Oktober 1964). In: Ludz U (Hrsg) Ich will verstehen. Selbstauskünfte zu Leben und Werk. Piper, München, S 44–70

Arendt H (2000) Wahrheit und Politik. In: Arendt H (Hrsg) Zwischen Vergangenheit und Zukunft. Piper, München

Bacon J, Lütz M (2016) „Solange wir leben, müssen wir uns entscheiden." Leben nach Auschwitz. Gütersloher, Gütersloh

Bieri P (2011) Wie wollen wir leben? Residenz, St. Pölten
Bieri P (2012) Wie wäre es, gebildet zu sein? In: Hastedt H (Hrsg) Was ist Bildung? Eine Textanthologie. Reclam, Stuttgart, S 228–240
Bregman R (2020) Im Grunde gut: Eine neue Geschichte der Menschheit. Rowohlt, Reinbek bei Hamburg
Bryks R (2020) Eine Katze im Ghetto und andere Erzählungen. Czernin, Wien
Bude H (2014) Gesellschaft der Angst. Hamburger Edition, Hamburg
Bude H (2019) Solidarität. Die Zukunft einer großen Idee. Hanser, München
Cavell S (2016) Der Anspruch der Vernunft. Suhrkamp, Berlin
Charim I (2018) Ich und die Anderen. Wie die neue Pluralisierung uns alle verändert. Zsolnay, Wien
Deleuze G (1976) Nietzsche und die Philosophie. Rogner & Bernhard, München
Duden (1999) Das große Wörterbuch der deutschen Sprache. Duden, Berlin
Gabriel M (2020) Moralischer Fortschritt in dunklen Zeiten: Universale Werte für das 21. Jahrhundert. Ullstein, Berlin
Girard R (2002) Ich sah den Satan vom Himmel fallen wie einen Blitz. Eine kritische Apologie des Christentums. Hanser, München
Göpel M (2020) Unsere Welt neu denken. Eine Einladung. Ullstein, Berlin
Gruen A (1987) Der Wahnsinn der Normalität. Kösel, München
Habeck R (2018) Wer wir sein könnten. Warum unsere Demokratie eine offene und vielfältige Sprache braucht. Kiepenheuer & Witsch, Köln
Hampe M (2018) Die Dritte Aufklärung. Nicolai, Berlin
Hesse H (2012) Das Glasperlenspiel. Suhrkamp, Berlin
Hessel S (2011) Empört Euch! Ullstein, Berlin
Honneth A (2011) Das Recht der Freiheit. Grundriß einer demokratischen Öffentlichkeit. Suhrkamp, Berlin
Hösle V (2019) Globale Fliehkräfte: Eine geschichtsphilosophische Kartierung der Gegenwart. Alber, Freiburg
Koppetsch C (2019) Die Gesellschaft des Zorns. Rechtspopulismus im globalen Zeitalter. transcript, Bielefeld
Kunkel D (2019) Das kleine WIR (Großformat). Carlsen, Hamburg
Kunze R (1963) Widmungen. Hohwacht, Bad Godesberg
Lantermann ED (2016) Die radikalisierte Gesellschaft. Von der Logik des Fanatismus. Blessing, München
Leiris A (2016) Meinen Hass bekommt ihr nicht. Blanvalet, München
Lipinski A (Hrsg) (2020) Wer werden wir sein? Über die Zukunft des Menschen. Herder, Freiburg
Manemann J (2019) Demokratie und Emotion. Was ein demokratisches Wir von einem identitären unterscheidet. transcript, Bielefeld
Marañón G (1952) Tiberius. Geschichte eines Ressentiments. Arche, Zürich
Mason P (2019) Klare, lichte Zukunft. Eine radikale Verteidigung des Humanismus. Suhrkamp, Berlin
Mausfeld R (2018) Warum schweigen die Lämmer? Wie Elitendemokratie und Neoliberalismus unsere Gesellschaft und unsere Lebensgrundlagen zerstören. Westend, Frankfurt
Mishra P (2017) Das Zeitalter des Zorns. Eine Geschichte der Gegenwart. Fischer, Frankfurt
Misik R (2019) Die falschen Freunde der einfachen Leute. Suhrkamp, Berlin
Mitscherlich A (1993) Über Feindseligkeit und hergestellte Dummheit: einige andauernde Erschwernisse beim Herstellen von Frieden. EVA, Hamburg
Morshäuser B (2017) Wir, in: ZEIT ONLINE: https://www.zeit.de/2017/26/gemeinschaftsgefuehl-wir-deutschland-gesellschaft/komplettansicht. Zugegriffen am 31.08.2020
Pinker S (2018) Aufklärung jetzt. Für Vernunft, Wissenschaft, Humanismus und Fortschritt. Eine Verteidigung. Fischer, Frankfurt
Pollack D (2020) Das unzufriedene Volk. Protest und Ressentiment in Ostdeutschland von der friedlichen Revolution bis heute. transcript, Bielefeld
Pörksen B (2018) Die große Gereiztheit. Wege aus der kollektiven Erregung. Hanser, München

Reckwitz A (2017) Die Gesellschaft der Singularitäten. Zum Strukturwandel der Moderne. Suhrkamp, Berlin

Reckwitz A (2019) Das Ende der Illusionen. Politik, Ökonomie und Kultur in der Spätmoderne. Suhrkamp, Berlin

Rosenzweig F (1964) Das Büchlein vom gesunden und kranken Menschenverstand. Melzer, Düsseldorf

Rosling H (2019) Factfulness. Wie wir lernen, die Welt so zu sehen, wie sie wirklich ist. Ullstein, Berlin

Scheler M (1978) Das Ressentiment im Aufbau der Moralen. Klostermann, Frankfurt

Sedmak C (2013) Innerlichkeit und Kraft. Studie über epistemische Resilienz. Herder, Freiburg

Thomas A (1996) In: Wörner M (Hrsg) Summa contra gentiles, Bd 4. WBG, Darmstadt

Todorov T (2010) Die Angst vor den Barbaren. Kulturelle Vielfalt versus Kampf der Kulturen. Hamburger Edition, Hamburg

Von Hentig H (1985) Die Menschen stärken, die Sachen klären. In: Ein Plädoyer für die Wiederherstellung der Aufklärung. Reclam, Stuttgart

Von Schirach A (2019) Die psychotische Gesellschaft. Wie wir Angst und Ohnmacht überwinden. Tropen, Stuttgart

Werner J (2020a) Die tägliche Notiz. 10. Juni 2020. https://juergen-werner.com/maskentraeger/. Zugegriffen am 11.06.2020

Werner J (2020b) Die tägliche Notiz. 5. Juli 2020. https://juergen-werner.com/ein-interessantes-buch/. Zugegriffen am 06.07.2020

Rechenschaft vom Begriff des Ressentiments

2

Inhaltsverzeichnis

2.1 Einführendes zur Sache der Ressentimentalität.. 30
    2.1.1 Beispiele: Literarische Beschreibungen des Ressentiments........................ 30
    2.1.2 Ressentiment(s): umgangs- und alltagssprachlich, bildungs- und fachsprachlich 33
    2.1.3 Kritik des Ressentiments und Ressentimentkritik.. 37
2.2 Exemplarische Zugänge zur Sache der Ressentimentalität................................. 41
    2.2.1 Ressentiment als Prinzip des Charaktermangels - Søren Kierkegaard........ 41
    2.2.2 Ressentiment als Prinzip der Moral - Friedrich Nietzsche........................ 42
    2.2.3 Ressentiment als Prinzip der Verbürgerlichung - Max Scheler................. 50
    2.2.4 Ressentiment als Quelle der Scham - Léon Wurmser................................ 59
    2.2.5 Vom „schmutzigen" Zorn und den Ressentimentgeschäften - Peter Sloterdijk..... 64
    2.2.6 Ressentimentpolitik, Populismus und mehr - Reinhard Olschanski und jüngere Stimmen.. 69
2.3 Nachdenken über das „moralische" Ressentiment - Jean Améry....................... 74
2.4 Elemente und Konturen der Ressentimentalität... 77
Literatur.. 85

▶ In diesem Kapitel lade ich Sie ein, den Facettenreichtum des Ressentiments zu entdecken und ein tieferes Verständnis für dieses Phänomen zu entwickeln. Sie entdecken die Bedeutung und Wirkkraft des Ressentiments aus seinen Quellen. Verschiedene Konzeptionen eröffnen Zugänge zum Ressentiment. Sie zeigen in der Zusammenschau die Reichweite und Grundtiefe des Ressentimentgeschehens auf. Hinweise auf dessen Bedeutung für die Architektonik von Moralen und das Seelenleben erweitern und schärfen Ihren Blick. Vergegenwärtigt wird die historische Bedeutung des Ressentiments, seine politische Wirkung und das von ihm ausgehende Bedrohungspotential. Sie verstehen so die Rolle des Ressentiments in den Gegenwartskrisen. Sie lernen das Ressentiment als Emotionsquelle des

Widerstands gegen das Vergessen kennen, womit Fragen nach der Möglichkeit von Vergebung und Versöhnung einhergehen. Eine Systematik rundet das Kapitel ab.

„Ich habe mich sorgsam bemüht, menschliches Tun nicht zu verlachen, nicht zu beklagen und auch nicht zu verdammen, sondern zu begreifen."(Spinoza)

2.1 Einführendes zur Sache der Ressentimentalität

2.1.1 Beispiele: Literarische Beschreibungen des Ressentiments

Vor der nachfolgenden begrifflichen Arbeit sollen Beispiele aufzeigen, was Ressentimentalität meint. Ein *erstes* Beispiel nimmt eine Geschichte auf, mit der der Psychoanalytiker und Psychiater Leon Wurmser (2008) den Sachverhalt illustriert. Es ist eine rabbinische Geschichte von Raschi über den Unterschied zwischen Rache (neqima) und Ressentiment (netira): „Sagt der eine dem anderen: »Leih mir deine Sichel aus!« und dieser sagt: »Nein!« Am Tag darauf bittet dieser den ersteren: »Leih mir deine Axt!« Und dieser sagt: »Ich leihe dir nicht aus, so wie du mir nicht geliehen hast.« Dies ist Rache (neqima). Und was ist Ressentiment (netira)? Einer sagt dem anderen: »Leih mir deine Axt!« und dieser sagt: »Nein!« Am nächsten Tag fragt der Zweite: »Leih mir deine Sichel!« und der Erste antwortet: »Hier gebe ich sie dir. Ich bin nicht wie du, der mir nicht geliehen hat.« Dies ist Ressentiment, ein Nachtragen, denn er trägt Hass (eiva) in seinem Herzen, obgleich er sich nicht rächt." (Raschi 1935, S. 329)

Statt Rache Ressentiment
Im verqueren Moralismus waltet das Ressentiment. Vorgetäuschte Güte, die doch nur beschämen will. Die Rache sagt offen: „Wie du mir, so ich dir." Als Vergeltungswunsch wirkt im Racheverlangen ein *Zorn des Übergangs*, um einen Begriff von Martha Nussbaum zu gebrauchen. Denn auch im Zorn wird nach Ausgleich und Wiederherstellung der Gerechtigkeit verlangt und gesucht. Daran ist im Grunde nicht nur nichts Unehrenhaftes, das ist – wirkliches Unrechttun der Gegenseite vorausgesetzt – ein ehrliches Gefühl und ein ehrbares Streben. Das Ressentiment hingegen sagt: „Schau her, ich bin *nicht* so wie du." Hier verlangt die eigene Wunde die Kränkung des anderen in Form einer Beschämung. Die einfache Rache wird nicht versucht, sie könnte misslingen. Was vermag stattdessen schadlos zu halten? Die Ungerechtigkeit, die darin liegen soll, dass ein vermeintliches Recht nicht respektiert worden ist, wird verstimmt als Missachtung und verweigerte Anerkennung gedeutet. Aus der Beziehung im Kampf um Sachen wird eine Beziehung im Ringen um Status. Der andere „muss" auf moralisierende Weise ins Unrecht gesetzt werden. Die Moral wird zur Waffe. Moral, die Subjekte verbinden soll, trennt nun, ins Unmoralisch verkehrt. Moral, die befreunden könnte, zerrüttet und zersetzt als ein Werkzeug des Ressentiments.

2.1 Einführendes zur Sache der Ressentimentalität

Das Ressentiment denkt, aber dankt nicht. Auch der Dank braucht das Gedächtnis. Doch das Denken im Ressentiment ist ein eingeengtes Zurück-Denken, geleitet vom fortwährenden Schmerz der Kränkung. Dank ist Vergeltung im besten Sinn, Vergeltung, die freudig abgilt. Ressentiment vergilt durch Selbstbehalt, der aggressiv macht, nach innen wie nach außen. Der Dank setzt einen Punkt hinter ein dankenswertes Geschehen. Das Ressentiment findet ihn nicht. Es setzt Gedankenstrich an Gedankenstrich, nicht Fragezeichen, nicht Ausrufezeichen, auch nicht einen Punkt.

Ressentiment als „Wohnen" im Keller

Ein *zweites* Beispiel entnehme ich der Romanliteratur aus der Feder von Fjodor Dostojewskij, einem wahren Geniestreich der Psychologie in Nietzsches Augen. Gleich zu Beginn des zweiteiligen Romans „Aufzeichnungen aus dem Kellerloch" (in anderer Übersetzung auch „Aufzeichnungen aus dem Untergrund") reflektiert Dostojewskij die Not eines Menschen, dem es nicht gelingen will, sich in der Welt zu behaupten. Die gewöhnlichen Leute (er nennt sie Tatmenschen, die Unmittelbaren – ich halte mich an die Übersetzung von Swetlana Geier) zeichnet der Autor als Kontrastfolie seines „Kellermenschen". Letzterer beneidet die normalen Menschen „bis zur grünen Galle". Kein Trost, dass der Protagonist, der sich mit Selbstzweifeln quält, sie für dumm hält. Vielleicht, sinniert er, ist Dumm-Sein sogar schön? Ein Argwohn gegen sich selbst, den Denker, legt ihm das nahe. Vor diesen anderen aber versagt er, trotz oder vielmehr wegen seiner Überbewusstheit und Aufrichtigkeit. So hält er sich schließlich für eine Maus, nicht mehr für einen Menschen. Dostojewskij meint, keiner verlange es von ihm; das sei ein wichtiger Umstand. Er betrachtet diese Maus in tion. „Volle vierzig Jahre wird sie sich bis in die letzten, schmählichsten Einzelheiten der Kränkung erinnern und dabei jedesmal von sich aus noch schimpflichere Details hinzufügen, sich mit ihrer eigenen Phantasie boshaft verspottend und reizend." Sie werde sich ihrer Phantasie schämen, trotzdem aber alles behalten. Sie werde sich selbst stets verleumden unter dem Vorwand, dies alles hätte ja tatsächlich geschehen können, und wird rein gar nichts verzeihen. Am Ende wird sie schließlich damit anfangen, sich zu rächen, „sporadisch, kurzatmig, hinter dem Ofen hervor, inkognito, ohne sich das Recht auf Rache zuzugestehen, ohne an den Erfolg der Rache zu glauben, und im voraus wissend, daß sie selbst unter all ihren Bemühungen hundertmal mehr leiden wird als der, an dem sie sich rächen will." (Dostojewskij 1984, S. 12) Nietzsche wird das Bild von den Kellermenschen, die er zu „Keller*tieren*" herabstuft, aufgreifen. (2.2.1.)

Das Ressentiment der „netten Leute"

Ein dritter Text kommt leichtfüßiger daher. Das Lächeln oder Schmunzeln kann uns aber recht schnell vergehen, bedenken wir die Ausmaße der da beschriebenen ressentimentalen Praxis. Es sind die *netten Leute*, mit denen Bertrand Russell (1963) sein tragikomisches Stück besetzt. In dieser ironischen Glosse wird das *Kleingeistige* des Ressentiments vorgeführt. Überschrieben mit „Nice People" geht es um all die „netten Leute", deren Wesen darin besteht, das Leben zu hassen, das uns etwa in der Lebhaftigkeit von Kindern begegnet. Nette Leute sind solche, die schmutzige

Gedanken haben, aber sich vornehm zu geben wissen. Frauen zum Beispiel, die niemals gehässig über andere Frauen reden würden, stattdessen ihren Mund verziehen, um anzudeuten, „was sie gesagt hätten, wenn sie nicht von solch engelhafter Güte beseelt wären". Nietzsches Kommentar avant la lettre zum Ensemble der netten Leute: Sie lügen mit dem Munde, aber mit dem Maul, das sie dabei machen, sagen sie doch die Wahrheit.

Meisterlich beschreibt Russell, wie diese netten Leute einen öffentlichen Kinderspielplatz errichten, um sich selbst von ihrer Menschenfreundlichkeit zu überzeugen. In ihrer Güte regeln sie auch dessen Benutzung, und zwar durch so viele Bestimmungen, dass sich dort kein Kind mehr gerne aufhalten will und lieber wie früher auf die Straße zum Spiel geht. Sie, die netten Leute, tun ihr Bestes, um zu verhindern, dass Spielplätze dann geöffnet sind, wenn die Kinder sie genießen könnten. Das Hauptmerkmal netter Leute, so Russell mit spitzer Feder, „ist die lobenswerte Gewohnheit, die Wirklichkeit zu verbessern. Gott erschuf die Welt, aber die netten Leute haben das Gefühl, sie hätten das besser gekonnt." So sehr sie für Kinder und Spielplätze sind, so ungeheuer erscheint ihnen der Zeugungsakt, ohne den die schönen Plätze nicht bestückt werden könnten. Hätte Gott nichts anderes als die Lust für den Akt vorsehen können? Nun, nach Augustinus geschah die Fortpflanzung vor dem Sündenfall noch mittels eines Willensorgans. Die sinnliche Lust kam erst mit der Vertreibung aus dem Paradies. Soll so denn Strafe aussehen? Wenn ja, meint Russell, ist zu dumm daran, dass es womöglich für die netten Leute eine Strafe ist, man die Sache aber doch angenehm finden kann. Hat die Strafe etwa die Falschen getroffen? Daher wollen die netten Leute diesen Webfehler der Schöpfung korrigieren. „Sie wollen, dass die biologisch festgelegte Art von Fortpflanzung nur entweder heimlich oder empfindungslos betrieben wird und dass jene, die sie heimlich betreiben, sich, wenn es aufkommt, in ihrer Gewalt befinden, indem sie ihnen durch einen Skandal schaden können." (Russell 1963, S. 203)

Diese Träger des Ressentiments plagt im Unterschied zum Kellermenschen gerade kein Selbstzweifel, vielmehr sind sie von ihrer moralischen Reinheit überzeugt. Dies ist der eigentliche Skandal, der sich mit Russells Humor leichter ertragen lässt. So führt dieser eine verlogene Ressentimentalität vor, die anderen das alltäglichste Glück missgönnt. Doch bleibt dem schmunzelnden Leser die Frage aufgegeben, worüber er sich bei der Lektüre eigentlich freut: über die gekonnte Darstellung oder über die Demaskierung des scheinheiligen Treibens? Und ist das nicht auch eine Art Schadenfreude? Wir erinnern uns an die These, dass wir im Grunde nicht wissen, was ein Mensch bar jeglichen Ressentiments ist. Wer lächeln kann, wird nicht auslachen müssen …

Biblisches Ressentiment

Ein besonderes Kapitel ist die Ressentimentalität, wie sie im „Buch der Bücher" ihren Niederschlag findet. Schließen wir den literarischen Bogen damit ab, ohne eine einzelne Perikope zu zitieren, um stattdessen ein Hauptproblem anzusprechen: In ressentimentaler Gesinnung wird auch die Gottesidee verkehrt. Gott wird dann als Erfüllungsgehilfe des eigenen Interesses adressiert. Der religiöse Ressentimentale setzt auf einen rächenden Gott. Er setzt auf die Parteilichkeit des „Gerechten" zugunsten der Schwachen. Der Schmerz über eine erlittene Schmach wird im Ressentiment durch die Lust erträglich, die sich aus der Erwartung des künftigen Schadens der Gegner speist. Die frühen Christen, einerseits sozial schwach ohne äußere Macht, andererseits bis hinein in die Herzen doktrinär zur Gewaltlosigkeit verpflichtet, – was können sie außer Beten schon tun? Würden sie nicht mit dem Morden schon beginnen, wenn sie auch nur zürnten? (Vgl. Mt 5,22)

Der Zorn und das Zürnen gehören zur Logik dieser Welt, nicht in den Umkreis der Gnade. In deren Milieu werden auch die noch geliebt, die hassen. Nicht der Hass wird geliebt, sondern die, die von Hass versehrt und verzehrt sind. Heißt dies aber, dass wer zürnt, nicht vom Geist Gottes beseelt ist? Schuldangst, die noch Luther quälte, nimmt hier ihren Lauf. Recht verstanden muss aller Moral die Gnade vorausgehen, sonst überfordert sie. „Du hast es nicht mehr nötig", wird Glaubenden ans Herz und ins Herz gelegt. Das Ethos der Bergpredigt zu beherzigen, setzt das Bewusstsein voraus, geborgen zu sein. Wo das nicht verstanden wird, steht immer eine Moral mit der Logik von Lohn und Strafe an erster Stelle. Und die Ressentimentalen ärgert es dann, wenn ihr Wunschgott dieser Logik nicht folgt.

Was ist zu halten von einem Verzicht auf Vergeltung, wenn auf das vernichtende Urteil des Richter-Gottes spekuliert wird? Die Verschiebung in der Zeit, die für das Ressentiment typisch ist, wird blasphemisch auf das größere Rache-Subjekt „Gott" verschoben. (Vgl. auch Lehmann 2012) Wie, wenn einer das „Du hast es nicht nötig" nicht durch innere Reifung selbst erwirbt, sondern die Sache so versteht: „Du hast es nicht nötig, weil an deiner statt dein Gott deine Sache besorgt"? Kein Geringerer als Laktanz, den Pico della Mirandola wegen seiner vorzüglichen Rhetorik einen „christlichen Cicero" genannt hatte, und der zu den frühen Kirchenlehrern gezählt wird, spricht so. Er thematisiert die Entschädigung für die Schmerzen der Verfolgten durch ihre künftige Lust am Schauspiel der grausamen Rache Gottes, die an den Feinden der Christen statuiert werden soll. Ausdrücklich spricht er von einer *Prämie* für die Leiden der verfolgten Christen. Das Subjekt des Schmerzes wird vom Subjekt der Rache getrennt. Die Einführung eines göttlichen Rächers derer, die sich (nach dem Wort Jesu) nicht rächen sollen, ist für das Ressentiment offenbar kein Widerspruch. Das Ressentiment hat hier seinen Auftritt als die Lust jener, die das Leiden (noch) aushalten, weil sie künftig ein Schauspiel erleben dürfen, das sie entschädigen soll.

2.1.2 Ressentiment(s): umgangs- und alltagssprachlich, bildungs- und fachsprachlich

Ressentiment war lange kein Wort der Alltagssprache und gehört auch heute der Umgangssprache nicht an. Als bildungssprachliches Wort begegnet es uns aber immer häufiger im Umkreis der politischen Rede und in den journalistischen Medien. Soweit das Wort dort gebraucht wird, begegnet es uns meistens als *Pluralwort*. Die Rede ist dann von Ressentiments, die jemand (oder eine Gruppe) gegen andere hegt. Vorzugsweise wird das Wort von einem Adjektiv begleitet und damit präzisiert. Sind beispielsweise Ressentiments *gegenüber* Katholiken gemeint, muss präzise von *anti*katholischen Ressentiments gesprochen werden. „Katholische Ressentiments" hieße, dass unter einer Mehrzahl von Katholiken, die dann „Subjekte" des Ressentiments wären, Ressentiments aus Gründen ihres Glaubens bestünden. Wer im Einzelfall Träger der Ressentiments ist, wird aus dem Kontext in aller Regel klar.

Pluralwort und Singularworte
Wird Ressentiment als *Singularwort* gebraucht, wird die Eigenart dieser Haltung, eine Gefühls- und Gedankenstruktur gemeint. Der Wesensbegriff fasst das Ressentimentale in den Ressentiments, die Ressentimentalität. So lassen sich Unterscheidungen entfalten, beispielsweise zwischen Ressentiment und Vorurteil oder Ressentiment und Verachtung, Ressentiment und Zorn, Hass und Neid. Auch lässt sich die Ressentimentstruktur präzisieren: Zu deren Säulen zählen beispielsweise Abwertung, Geringschätzung, Abneigung, Ohnmacht, Angst, Groll, Verbitterung, Scheelsucht und Häme. Wesentliche Zusammenhänge bestehen mit der Verantwortungslosigkeit, mit dem Nicht-loslassen-können, mit Verfeindungsstrategien etwa. Eine Gleichsetzung einzelner Elemente mit dem Ressentiment würde das Ressentimentale verkürzen.

Das Ressentiment als Gefühlsstruktur besteht nicht in einem bestimmten, klar umrissenen Gefühl, oder in einfachen Affektverbindungen. Es ist kein Grundgefühl auf der Gefühlspalette, sondern ein Gemisch aus unterschiedlichen Gefühlen, kein einzelner Affekt, sondern eine Affektlage. Dennoch lässt es sich eindeutig identifizieren.

Zur Sprache des Ressentiments
Gibt es auch eine ressentimentale Rhetorik, Eigentümlichkeiten einer Sprache des Ressentiments? Gibt es eine ressentimentaffine Semantik, etwa typisch „Rechte Wörter" (wie Lügenpresse, Flüchtlings-Tsunami, Verschwulung) oder eine spezifische Grammatik ressentimentaler Äußerungen?

Es ist das Kennzeichen des Geistes, des „guten" wie des „bösen", Worte als Vehikel zu nutzen. Die Gestalt übermittelt den Gehalt. Allerdings bieten die scheinbar unschuldigsten Wörter die größte Variationsbreite und stehen dem Missbrauch offen. Heimat beispielsweise ist so ein Wort. Man hört es nicht nur mit den Ohren, man hört es mit seinem ganzen Wesen. Das Ohr, das hört, ist der Mensch, und jeder und jede hört und versteht, wie es ihm oder ihr ent-spricht. Es geht nicht nur um Wörter, es geht auch um Sätze, um Assoziationen.

Um ein Beispiel zu geben, können wir die Parolen „Yes we can" und „Make America great again" auf ihren Sprachgestus hin ansehen. In jedem Wort ist hier der Unterschied der Denk- und Gefühlswelten mit Händen zu greifen. Das bejahende „Yes" kontrastiert erheblich zum impliziten Vorbehalt und zur Reserve gegenüber dem Jetzt, wie es im Wörtchen „again" greifbar wird. Mit „again" wird eine vermeintlich glorreiche Vergangenheit aufgerufen und eine defizitäre Gegenwart unterstellt. Genau das ist typisch für den ressentimentalen „Sinn". Erstaunlich für eine Nation, für die die Erwartung immer die Erinnerung übertrumpft hat. Mit dem „again" wird im Wort „great" die vermisste Größe geltend gemacht, die, würde man sich selbst kräftig erleben und lebendig fühlen, nicht thematisiert werden müsste.

Macht glänzt durch Abwesenheit. Wahre Größe reklamiert nicht Größe für sich – das hat sie nicht nötig.

Die Verben „können" und „machen" entsprechen der von Erich Fromm herausgearbeiteten Unterscheidung von Seins- und Habenorientierung. Das *Können* (we can) steht in dieser Gegenüberstellung für die Biophilie eines energischen Lebensvollzugs und repräsentiert ein Versprechen. Das *Machen* (make) verweist auf die verdinglichende Arbeit am Material, wie es dem nekrophilen Habenmodus gemäß ist. Die Zugriffsart unterstellt Verfügbarkeit. *Können* assoziieren wir mit Freiheit, das *Machen* mit einer gewissen Zweckrationalität.

Das offene „we" (im Unterschied zur Identitätsaussage „America") lässt spüren, dass zur Verbundenheit eingeladen wird. Dem „we" gesellt sich zu, wer es will. Wenn dagegen „America" adressiert wird, schwingt der Siedler-Mythos weißer Einwanderer aus Europa mit. Geschlossene Gesellschaft! Mit der Identifizierung der Adressaten als Amerikaner wird nicht nur die Neue Welt vom Rest der Welt ab- bzw. ausgegrenzt. Vielmehr sind auch innerhalb der Vereinigten Staaten nur die Patrioten gemeint, die „echten" Amerikaner, im Unterschied etwa zu den Afro-Amerikanern. Das wird zwar nicht expressis verbis gesagt, aber der Kontext legt die Vermutung nahe. Und die Kommunikationstheorie bestätigt: „Der Ton macht die Musik." Den Schmerz kann man singen (Soul), der Hass wird geschrien.

Wortgeschichtliches
Wortgeschichten sind keineswegs bloß einer bildungsbeflissenen Neugier geschuldet. Es lohnt, auf den frühesten Gebrauch und den Bedeutungswandel des Worts Ressentiment einzugehen. Erstmals begegnet das Wort, abgeleitet vom Verb „ressentire", im 16. Jahrhundert in der französischen Literatur. Wie „Milieu" oder „Esprit" ist es eines jener französischen Wörter, für die es in keiner anderen Sprache ein angemessenes Ersatzwort gibt.

Als Substantiv ist es zunächst bei Montaigne belegt, ein *nachwirkendes Empfinden* bezeichnend. Indifferent gegen Inhalte wird ein Aspekt des Empfindens zum Ausdruck gebracht, nämlich seine Nachhaltigkeit und seine Intensität. Noch Molière gebrauchet es in doppelter Richtung: positiv als Dankbarkeit, negativ als Beleidigtsein. Das Dank-Gefühl antwortet auf erwiesene Wohltaten, das Leidempfinden auf zugefügte Übel. In beiden Fällen wird offenkundig das Gedächtnis beansprucht. Ohne Gedächtnis (Versammlung des Denkens) und damit ohne ein Ge*denken*, d. h. ohne *Denken,* sind weder *Danken* noch das Nachtragen eines Leids möglich. Glück wie Übel haben einen Absender, und der Adressat „dankt" es auf entsprechende Weise. Auch Ressentiment ist daher ein Dank – nur eben kein guter, sondern ein schlechter, ein umgekehrter „Dank", der grollend vergilt.

Rache der Starken, Ressentiment der Schwachen
Bei Montaigne dominiert der Negativakzent des Ressentiments, besonders in seinem „Essai über die Feigheit als Mutter der Grausamkeit". (Montaigne 1996) Dort fragt er, weshalb sich unsere Vorfahren damit begnügt hätten, bei ihren Feinden durch einen (Gegen-)Schlag ein nachhaltiges Empfinden zu hinterlassen, während man später den Feind unbedingt vernichtend schlagen, töten und auslöschen wollte.

Der Grund dafür: Feigheit. Agiert man nicht aus souveräner Selbstsicherheit, tötet man lieber den Gegner, als bloß Rache zu üben. Rache ist wie Milde ein Ausfluss von Stärke, die sich der Feigling nicht zutraut. Das so bestimmte Ressentiment fußt auf der Möglichkeit des „sentiment": dem reflexiven Fühlen, das der Feige im Kalkül hat. Er fürchtet sich vor dem „ressentiment" des Beleidigten. Es handelt sich nicht nur um eine Empfindung, sondern zugleich um das *Bewusstsein* von ihr. Es ist stets *reflexiv* und (in Verbindung mit dem Rachegedanken) *reaktiv*. Das Präfix re- in Ressentiment, das das verstärkte Wiederfühlen zum Ausdruck bringen soll, ist mehr als nur ein rückbezügliches re- und mehr als ein repetitives re-, vielmehr auch ein re-Intensivum, ein verstärkendes re-.

Später bezeichnet das Wort ausschließlich die Empfindung des innigen Schmerzes, deutlicher noch den *ohnmächtigen* Schmerz, lebhaft in Imaginationen und Vergeltungsfantasien, die aber die Spuren des Leids nur vertiefen. Gefühlt wird ein andauernder (und mit der Zeit sogar anschwellender) Groll. Etwas nagt an dem Grollenden und verdüstert sein Leben. Der dumpfe Groll nährt sich im Unterschied zum Zorn durch das Reflektieren, das heißt in beständiger Vergegenwärtigung seiner selbst. Ausgelöst durch eine Beleidigung, Zurücksetzung, verweigerte Anerkennung oder ähnliches wird, ineins damit, die eigene Hilflosigkeit und Schwäche wahrgenommen und manifest.

Eine Besonderheit im angelsächsischen Sprachraum

Im anglophonen Raum wird *resentment* und *ressentiment* unterschieden. *Resentment* lässt sich nur schwer übersetzen und wird am besten noch mit Unmut, Verbitterung, Missgunst, oder Vergeltungsgefühl umschrieben. Man kann auch den Begriff Empörung einsetzen, sofern damit nicht nur eine moralische Empörung im engeren Sinn, sondern jede Art des Ärgers, der Verärgerung und des Sich-Aufregens über andere gemeint ist. Das Wort wird verwendet bei der Zuschreibung einer verletzenden Handlung an einen Verursacher (etwa in Peter Strawsons Analyse von *resentment*). (Strawson 1978)

Resentment ist eine rein affektive Kategorie: Wut über eine vermeintlich ungerechte oder unfaire Behandlung, misstrauische Unsicherheitsempfindung, Unzufriedenheit, ein zu Zynismus neigendes Gefühl der Machtlosigkeit und der Entfremdung. *Resentment* ist Reaktion auf wahrgenommene Beleidigungen oder (moralische) Verletzungen und entstammt der Wut auf andere, während Ressentiments (Plural) Wut konstellieren, die in Feindseligkeit oder Hass transformiert wird.

Allgemein hat das englische *resentment* seinen Platz in der Alltagssprache und kann dann auch gelegentlich einmal für unser bildungssprachliches Ressentiment stehen. *Resentment* bezeichnet vorwiegend *Gefühls*lagen wie Hassgefühle oder Verstimmung, Unmut, Ärger, den Anflug von Unwilligkeit. *Ressentiment* ist demgegenüber eher zum terminus technicus der Philosophie oder einer wissenschaftlichen Sprache avanciert.

Differenzierungen

Resentment findet Anwendung bei kürzeren Episoden, für momentan starke Gefühle, während *ressentiment* Nachhaltigeres meint, das die Person in ihrer inneren

2.1 Einführendes zur Sache der Ressentimentalität

Welt verändert hat. Im Deutschen sind die beiden Komponenten in einem Wort vereint.

Die Semantik von *resentment* ist ambivalent: es hat mit unserem Ressentiment die fehlgeleitete Feindschaft und den Hass gemeinsam. Im Vordergrund von *resentment* steht aber die Empörung, die durchaus eine Energie im Streben nach sozialer Gerechtigkeit darstellt. Demokratien können darauf in positiver Weise reagieren. *Resentments* können ein diskretes und kurzlebiges Phänomen sein, während *ressentiment* auf das emotionale und moralische Ge- und Befangensein hindeutet. Dies können auch demokratische Institutionen nicht beseitigen.

Vielleicht darf man den Unterschied so zusammenfassen: Im Gegensatz zu *resentment*, dem Gefühl von Ungerechtigkeit, ist *ressentiment* eine feindselige Geisteshaltung und gleichzeitig eine unfreiwillige und selbstverschuldete Knechtschaft, und insoweit mehr Verfasstheit des ganzen Menschen als nur eine Empfindung, die er „hat" oder in der er sich findet. Gemeint ist nicht ein soziologischer „Stand" der kleinen Leute, sondern der geistige „Zustand" der kleinen Geister oder Kleingeistigen, die andere klein machen und engherzig sind: Verderber des Lebens und des Denkens.

2.1.3 Kritik des Ressentiments und Ressentimentkritik

Kritik ist selten willkommen, aber immerzu nötig. Ein kritischer Geist – wie löblich. Kritik der Geister – wie nötig. Kritik soll helfen, falsches Leben zu überwinden. Doch ressentimental instrumentierte Kritik wird zur Ursache von Krisen. Dann ist sie mächtig, jedoch gänzlich unnütz. Deshalb bedarf die Begegnung mit dem Ressentiment auch einer Kritik der Kritik, einer Unterscheidung zwischen nicht-ressentimentaler Kritik und ressentimentgetriebener Polemik, Beckmesserei und Nörgelei. Dass Kritik allgemein so gescheut wird, liegt nicht zuletzt daran, dass sie so oft missbraucht wird, um andere zu diskreditieren, anstatt mit den Kritisierten gemeinsam um eine infrage stehende Sache zu ringen. Jenseits von Missgunst lässt sich das Streiten als Form der Befriedung begreifen, denn Konfliktlösung kann auch bedeuten, dass nicht „Konflikte gelöst werden, sondern dass Konflikte lösen." (Werner 2020)

Alltäglich stellen wir fest, wie leicht es ist, sich mit Kritik wichtig zu machen. Sie entblößt, zerlegt und zersetzt. In ihren intellektualistischen, ironischen und zynischen Varianten zeigt sie sich schamlos. Leicht kann man sich über andere stellen und diesen vor Augen führen, was ihnen fehlt, was sie alles nicht wissen, was sie nicht können, wie schwach, arm, unvollkommen sie sind. Oft ist das eine Kritik, die gar nicht ernsthaft will, was zu wollen sie vorgibt; jedenfalls ist sie nicht auf Besserung aus. So fragt man sich, was sie motiviert. Misstrauen? Macht? Das Bedürfnis zu erniedrigen?

Kritik des Verstands und Kritik der Vernunft
In der Art der Kritik zeigt sich auch der Unterschied von Verstand und Vernunft: Während der Verstand jeden Unsinn sieht, rät die Vernunft (und der Takt), manches

davon zu übersehen. Der Verstand hat nur eigene Interessen im Blick, wohingegen die Vernunft das Gesamtinteresse wahrnimmt. Vernünftigkeit ist jene humane Vernunft, die, im Durchgang durch die Kritik ihrer selbst bescheiden geworden, ihre Grenzen kennengelernt hat; die sinnvollen Grenzen von Kritik überhaupt.

Kritik, die ihrem Namen Ehre macht, bedeutet Wachsamkeit gegenüber dem Falschen. Sie lässt nichts durchgehen und nimmt nichts hin, was geprüft werden sollte. Sie bleibt wachsam angesichts von Fragen, auf die es keine Antwort gibt, um nicht Mythen, Dogmen und Ideologien zu verfallen. Hilfreich ist Kritik aber nur im Interesse der Kritisierten und im Interesse der Sache. Der Unterschied dienlicher Kritik zur unfeinen Kritik zeigt sich auch darin, unter welchem Blick Schwäche erscheint, unter welche Augen die Unvollkommenheit tritt. Nur wenn der Kritisierte sein Gesicht wahren darf, sollte ihm (berechtigte) Kritik vorgetragen und zugemutet werden. Wohlwollende Kritik sieht mit weit geöffnetem Auge, übelwollende beäugt ihren Gegenstand.

Sympathie und Kritik
Es macht einen entscheidenden Unterschied, ob Kritik von Sympathie getragen oder von Menschenverachtung angetrieben wird. Wir haben Bedarf an wohlmeinender Kritik, nicht an der Kritik aus dem Geist des Ressentiments. Ressentimentale Kritik findet man nicht, wie viele meinen, bei einfacheren Gemütern, viel eher bei den formal Gebildeten und Klugen. Viele „nette Leute" und Intellektuelle, die zur Selbstkritik die Mittel hätten, sehen den Splitter im Auge des andern, den Balken im eigenen nicht. Auch Intelligenz schützt nicht vor Ressentimentalität. Im Gegenteil – mit ihrer Hilfe lässt es sich leichter rationalisieren. Nicht zuletzt Ideologien sind oft ein Resultat „windiger" Rationalisierung. Wie Ressentiments sind auch sie weniger Ausdruck von Denk- als von Charakterschwäche.

Ressentiment ist auch nicht schichtspezifisch. Ein vorenthaltener Aufsichtsratsposten kann mehr verbittern und verhärten als der notwendig gewordene Gang zum Schuldenberater. Das Aufkommen von Feindseligkeit ist nicht gebunden an den sozialen Status, sondern zunächst ans Selbstbild und die Anspruchshaltung der Menschen. Manche Leute reagieren überaus empfindlich, von denen wir es nicht gedacht hätten. Dann fragen wir uns: Hat die oder hat der das denn nötig?

Dummheit – Gemeinheit – Boshaftigkeit
Um das Ausmaß der Feindseligkeit unter Menschen zu ermessen, braucht es nicht den Blick auf die offensichtliche Gewalt, auf die unzähligen Kriege, die Friedlosigkeit und die Unfreiheit, das strukturbedingte Unrecht (auch gegen Tiere) oder den kurzsichtigen Raubbau an der Natur. Die *Gemeinheit* kennt noch viel subtilere Formen, unser Leben zu vergiften und die Welt zur Hölle zu machen. Mit dem Wort Gemeinheit ziele ich auf etwas zwischen Böswilligkeit und Dummheit. Hätte ich zwischen Bosheit und Gedankenlosigkeit zu wählen, dann würde ich „Hanlons Rasiermesser" einsetzen. Aus ihm folgt: Schreibe niemals der Bösartigkeit zu, was durch Dummheit angemessen erklärt wird. Wobei hausgemachte Dummheit unter Umständen kaum von Bosheit zu unterscheiden ist. Würden Verschwörungserzähler

das Prinzip berücksichtigen, stets der einfachsten Erklärung den Vorzug zu geben, könnten sie sich ihre einfallsreichen Geschichten sparen …

Kritik der Kritik soll ressentimentale Kritik entlarven. Zur Kritik gehört auch das Identifizieren von Lügen. Die Lüge kann sich nicht auf die Meinungsfreiheit berufen. Auch Meinungen sind zu verantworten. Wenn an die Stelle der verantwortlichen Meinungsbildung eine von Ressentiments getriebene Tendenz zur Ausschaltung des Argumentes tritt, muss man auf dem Zusammenhang von Freiheit und Verantwortung bestehen. Wenn nichts begründet werden braucht, kann auch nichts mehr kritisiert werden. Dann wird auch Meinung irrelevant bzw. zum bloßen Instrument bei der Verfolgung beliebiger Interessen. Sprache dient dann nicht mehr der Verständigung, sondern es kommt zum Missbrauch der Sprache als Mittel zur Erzeugung von Erregung und Stimmung.

Missbrauch der Freiheit – Terror des Moralisierens
Rousseau hat gesagt, er würde sich niemals anmaßen, Menschen zu belehren, wenn andere sie nicht irreführten. Doch wer sind die, die in die Irre führen? Welche die, die in die Irre geführt werden? Gesellschaften, die das hohe Gut der Meinungsfreiheit kennen, sind durch deren Missbrauch auch in besonderer Weise gefährdet. So muss das Recht zur freien Meinungsäußerung mit der Pflicht zur verantwortlichen Meinungsbildung verbunden werden. Am Ende wird die offene Gesellschaft nicht durch ihre Feinde, sondern durch ihre vermeintlichen Freunde bedroht. Alle, die die Meinungsfreiheit auch im Falle ihres Missbrauchs verteidigen, üben an ihr Verrat.

Moderne Gesellschaften neigen zur Kritik *aus* Ressentiment, und sie produzieren es nachgerade, weil sie Versprechen geben, die nicht einlösbar sind. Die Ideale der Französischen Revolution kehren sich zunehmend um: Aus dem Freiheitsversprechen wurde ein Anspruchsdenken, das sich immer öfter im Aufbegehren kundtut. Aus der Gleichheitsidee wird ein Verlangen nach undifferenzierter Partizipation, das immer neu Neid hervorrufen muss. Aus der solidarischen Geschwisterlichkeit wird die Hölle der Intimitäten, in der jeder meint, ihn gehe an, was andere tun. Und im Schlepptau all dessen der übergriffige Terror des Moralisierens. Die Wolfsnatur kann offenbar nicht wegvernünftelt werden.

Die Kritik aus dem Geist des Ressentiments ist die heutzutage gängigste Art der Kritik. Sie kommt zwar auch aus dem Reservoir der Frustrierten und Überforderten, der Abgehängten und Vergessenen, aus dem Heer der Narzissten und selbstgerechten Rebellen, aus den Reihen der anspruchsvollen Empörten oder der unmündigen Hasser. Doch auch von einer Vielzahl kritischer Intellektueller. Norbert Bolz (2004) spricht sogar von der Geburt der Kritischen Theorie aus dem Geist des Ressentiments. Dies wieder zeigt: Auch Kritik aus dem Geist des Ressentiments ist nicht von vornherein abzuweisen. Es gibt, wie wir in Abschn. 2.3 sehen werden, Ressentiment auch als Emotionsquelle der Moral.

Die Berufung der Philosophie
Donatella Di Cesare zeigt in ihrem Buch „Von der politischen Berufung der Philosophie" (Di Cesare 2020) die wichtige Rolle der Philosophen für die kritische Be-

gleitung des gesellschaftlichen Lebens. Aber die Atopie, also der Blick vom „Außer-Ort" im Innersten der Gesellschaft ist gleichsam Wahrheits-Auftrag. Philosophische Bereinigungen des Denkens stellen keine Säuberungen dar, wie wir sie aus totalitären Staaten kennen. Sie machen ihre Maßstäbe transparent und sind für Gegen-Kritiken offen. Das ist ein wesentlicher Unterschied zur Kritik aus Ressentiment. Das Ressentiment will nicht hören oder kann es schon nicht mehr.

Die ressentimentale Kritik attackiert, während die liebevolle Kritik erläutert, korrigiert, ergänzt usw. Ressentimentale Kritik ist nur in Ausnahmefällen konstruktiv und kreativ, in der Regel destruktiv und nicht an Lösungen interessiert. Ressentiment-Kritik ist vom Grund her verantwortungslos. Im Disput will sie nur brillieren oder dominieren; sich auf den unabsehbaren Gang des freien Gesprächs oder des gemeinsamen Ringens im liebenden Kampf einzulassen, liegt jenseits ihres Interesses und Vermögens. Ressentiment hat nicht das Gemeinsame im Sinn, sondern lebt von der Spaltung und ernährt sich daraus. Am Ende konstituiert sie auch eine intrapsychische Wirklichkeit.

Ganzheitlichkeit des Ressentiments

Das Ressentimentgeschehen erstreckt sich auf Gefühls- *und* Gedankenkonstellationen, greift weit ins Persönliche ein und aufs Politische aus. Das Ressentiment durchstimmt Seelen und verstimmt Geister; es prägt soziale Wirklichkeiten und enthält politischen Sprengstoff. Es fördert verquere Haltungen zutage und fordert uns eindeutige Haltung ab. Nicht zuletzt wirft es breit gefächerte kulturelle und ethische Fragen auf. Zugespitzt laufen diese auf Letztfragen hinaus: auf die Frage nach dem richtigen Leben, nach dem Guten, nach dem Sinn; auf die Frage, wie ich mir selbst glücken und wie unsere Politik gelingen kann.

Die ressentimentale Herausforderung ist nicht neu. Ressentiments, die keine gesellschaftlichen Aufgaben lösen, sondern nur Verfeindungen hervorbringen, kehren in unseren Tagen mit Wucht zurück. Es gibt modernitätsbedingt Konstellationen, die die politische Instrumentierung und Instrumentalisierung des Ressentiments als Machttechnik zunehmend attraktiv machen, und epochale Entwicklungen, die Menschen vermehrt ins Ressentiment drängen. Das hat mit einer Vielzahl von Faktoren zu tun. Selbst vor der Infragestellung der Demokratie wird nicht mehr Halt gemacht.

Wir sehen uns allerdings auch einer zunehmenden Gerechtigkeitslücke gegenüber, in die, wenn nicht Grausamkeit, so doch Demütigungen und Kränkungen hineinspielen. Davor dürfen wir unsere Augen nicht länger verschließen. Denn dies ist der Ausgangspunkt für das Ressentiment. Ohne Demokratie ist das Gerechtigkeitsleck jedoch kaum heilbar. Wenn wir dem Ressentiment entgegentreten wollen, können wir das nur in der Hoffnung auf mehr Gerechtigkeit tun, in einer Gesellschaft, deren Mitglieder einander nicht nur Respekt zollen und gleiche Achtung schenken, sondern in der jeder Mensch wertgeschätzt und geehrt wird. Da haben Ressentiments wenig Anknüpfungspunkte.

Trotz dieser angesprochenen Gerechtigkeitslücken gibt es kein rein „strukturelles Ressentiment", sondern stets sind es je einzelne Menschen, die Ressentiments in sich tragen und die Ressentiments weiter befeuern. Ressentiments schaffen keine Strukturen, sind aber fähig, sie zu zerstören.

2.2 Exemplarische Zugänge zur Sache der Ressentimentalität

2.2.1 Ressentiment als Prinzip des Charaktermangels - Søren Kierkegaard

1846 veröffentlicht der dänische Philosoph (Kierkegaard 2004) eine kultur- und gesellschaftskritische Schrift, in der er die Leidenschaftslosigkeit seiner Zeit der leidenschaftlichen Epoche der Französischen Revolution gegenüberstellt. Die Gleichheitsparole hat, so seine Behauptung, zwei Generationen später zu einer überreflektierten, aber mutlosen *Gesellschaft des Ressentiments* geführt. Kierkegaard sieht einen Nivellierungsprozess, der die Vorherrschaft der Vielen („Generation") über die Einzelnen („Individualität") nach sich zieht. Im Bewusstsein der Gleichheit gelingt es der Masse, sich fiktiv über einzelne Herausragende zu erheben. Er nennt sie Publikum. Ihr Organ ist die Publizistik.

Eine Epochendiagnose
Auch die Presse wird von Kierkegaard scharf kritisiert, weil sie zur gedanklichen Gleichschaltung beiträgt und die Gedankenlosigkeit befördert. Im Ressentiment sieht er eine spezielle Art von Neid bzw. Missgunst als das „negativ-einigende Prinzip" der aufkommenden demokratischen Öffentlichkeit. Im Schutz der Menge lasse sich ein fundamentaler Mangel an Moral, die Halt geben könnte, überspielen, verbergen, verheimlichen. Die Charakterlosigkeit sowie der Mangel an Tatkraft und Leidenschaft werden ressentimentanalog in einem selbstgerechten Reflektieren zur Besonnenheit umgelogen. Das dänische Wort Misundelse, das Kierkegaard gebraucht, bedeutet „unwillig und unfähig sein, anzuerkennen und zu bewundern" (obwohl man spürt, dass Bewunderung angemessen wäre). Das entspricht eher der Missgunst als dem Neid. Die Übersetzungen ins Deutsche aber geben letzterem Wort den Vorzug, wie auch ins Englische mit *envy* übersetzt wird.

Ohne ein politisches Programm zu verfolgen – für Kierkegaard zählt es, man selbst zu sein, was kein kollektives Anliegen ist –, sieht er hellsichtig wie kein Zeitgenosse, mit Ausnahme von Karl Marx, die gesellschaftlichen Veränderungsprozesse und ihre Konsequenzen für das Lebensgefühl. Für die Ressentimentalisierung der Moderne bringt er in Anschlag, dass beim Übergang vom Absolutismus zur Demokratie alte Ängste (Furcht vor den übergeordneten Instanzen) obsolet werden, dafür aber neue Ängste an deren Stelle treten. Vor allem die Angst davor, anders zu sein als die andern, kein „normaler" Mensch, kein Durchschnittsmensch zu sein. Der Konformismus tritt an die Stelle der Autorität. Aus Gottesfurcht wird Menschenfurcht und damit schlägt Respekt um in Neid. Die Nivellierung, die dem Ende der Hierarchie folgt, führt nicht zur Gleichheit, sondern zur Vergleichung. Anstatt sich zueinander zu verhalten, passen die Leute aufeinander auf, dass sich ja niemand etwas herausnehme. Rivalität und Kleinlichkeit bestimmen die ressentimentale Atmosphäre.

Ressentiment aus dem „Schutzraum" der nivellierenden Masse
Die Massengesellschaft führt zu einem gewaltigen Zuwachs an gegenseitigem Hass und einem Sich-gegenseitig-auf-die-Nerven-Fallen. Kierkegaard, auf den der Existentialismus maßgeblich zurückgeht, tritt vehement für den Einzelnen ein und gegen den Fall ins „Man" und ins bloße Räsonnement. Der aufrichtige Neid impliziert immerhin eine wenn auch unglückliche Liebe zum Ausgezeichneten, aber er verkleinert wenigstens den Beneideten nicht. Der Neid in der Moderne zeigt demgegenüber ein anderes, ein hässlicheres Gesicht. Er vollzieht gleichsam heimlich – und charakterlos genug, nämlich um seiner eigenen Bedeutung nicht bewusst zu werden: schleicherisch und feige – sein vernichtendes Werk. Nur in der Rotte trauen sich die Neider aus der Deckung. Ihr ressentimentales Tun muss nun nicht mehr offen bösartig sein. Sie können es so aussehen lassen als passierte es wie aus Versehen, achtlos gegen die anderen. Der Leidtragende bzw. Beleidigte hat verständlicherweise das Bedürfnis, den erlittenen Schmerz zur Kenntnis zu bringen, stößt aber jetzt erst recht auf Unverständnis und erlebt dadurch eine verschärfte, eine doppelte Missachtung. Das Gefühl, einer Gemeinheit ausgesetzt zu sein, muss dann heftiger wirken als bei einem offensichtlich bösartigen Verhalten. Zur Tat kommt noch die selbstgefällige Heuchelei des Täters hinzu.

Je mehr das Räsonieren und Reflektieren gegenüber dem tätigen Weltbezug die Überhand bekommt, desto gefährlicher wird das Ressentiment. Das Ressentiment will das Ausgezeichnete nach unten ziehen und herabsetzen. Die große Nivellierungsunternehmen liegt wie ein dunkler Schatten auf den nachrevolutionären Gesellschaften.

Der Nivellierungsprozess ist der Sieg der Abstraktion über das Individuum. Nun wird das Ressentiment zum Charaktermangel des modernen Menschen, den nicht die Fülle der Wirklichkeit, sondern die Möglichkeit von Vergleichspunkten interessiert. Die Menschen im Ressentiment wollen sich schützen, indem sie einräumen „weniger zu sein als nichts." Sie wollen nicht verstehen, was Größe, was das Herausragende wirklich ist. Sie ziehen nach unten und setzen herab, bis sie keine Unterschiede mehr erkennen. Das Ressentiment etabliert sich als Prozess des Nivellierens.

2.2.2 Ressentiment als Prinzip der Moral - Friedrich Nietzsche

Nietzsche – der Pate des Ressentiments
Friedrich Nietzsche hat den Begriff Ressentiment als Terminus technicus in die Philosophie eingeführt. Von da aus begann dessen Karriere. Er drang ein in die Psychologie, und bald in die Sozialphilosophie und die neue Soziologie.

Nietzsche verfolgt einen anderen Ansatz als Kierkegaard. Er blickt auf seine Gegenwart nicht im Vergleich zur leidenschaftlichen Zeit der Revolution von 1789, sondern geht viel weiter zurück, bis vor den Eintritt des Christentums in die antike Welt. Und noch viel mehr als am prophetischen Kierkegaard, dem die Christenheit

2.2 Exemplarische Zugänge zur Sache der Ressentimentalität

seiner Epoche ein Ärgernis war, scheiden sich an Nietzsche die Geister, der das Christentum gänzlich verwarf – und vor allem seine ressentimentale Moral.

Generationen haben sich an diesem Denker der Krise gestoßen, und wurden doch unwiderstehlich angezogen. Der feine Seismograf heraufziehender Erschütterungen und Umbruchszeiten hielt sich selbst für Dynamit. Einen „philosophischen Terroristen" nennt ihn Vittorio Hösle, räumt aber auch ein, dass er ohne Zweifel eine der zentralen Figuren im Geistesleben der Moderne gewesen sei. Sein Denken gehöre zu den einschneidenden intellektuellen Erfahrungen. Markus Gabriel geht angesichts der radikalen Gesten Nietzsches härter mit ihm ins Gericht und spricht von „scheußlichen Verwirrung(en)". (Gabriel 2020, S. 86)

Manche Kritiker Nietzsches helfen sich mit einer Umetikettierung vom Philosophen zum Psychologen, was uns aber auch keine Ruhe vor ihm verschafft, denn an der Sprengkraft seines Denkens ändert das nichts. Er steht für die Demaskierung der „wenig ansprechenden Geschichte und Wirklichkeit unserer moralischen Empfindungen", die die Vermittlung der „unbedingte(n) Geltung einer universalistischen Ethik" aufsprengt. (Hösle 2013, S. 207) Gerade auf diese ist der kulturelle Westen so stolz.

Ich lese Nietzsche nicht daraufhin, ob er „weltanschaulich" Recht hat, sondern daraufhin, was er zu zeigen vermag. Hermeneutische Barmherzigkeit bedeutet, das positive Anliegen herauszustellen, und das war für Nietzsche die Befreiung aus der Ressentimentalität.

Vom Rachekern des verneinenden Denkens

Wichtig für uns ist Nietzsche, weil er den Begriff des Ressentiment (!) zu einem Terminus technicus erhoben hat. Allerdings hat er ihn nicht streng definiert. Er hat ihn zudem bereits in zeitgenössischer Verwendung vorgefunden, jedoch gleich gegen dessen dortigen Gebrauch polemisiert. Anlass gab ihm eine Auseinandersetzung mit Eugen Dühring, der das Wort unspezifisch zur Bezeichnung eines „Wieder-Gefühls" verwendet hat, das eine Beeinträchtigung oder eine Verletzung anzeigt.

In einer Schrift mit dem Titel „Der Werth des Lebens" führte Dühring (1865) das Ressentiment als Quelle von Recht und Gerechtigkeit ein, deren Ursprung im Vergeltungstrieb liege. Dühring stellte damit eine ganze Strafrechtstheorie auf den Naturtrieb der Rache und arbeitete an deren Veredelung durch das Strafrecht. So band er es in die Zwecksetzungen der Natur ein. Im Gegensatz dazu hält Nietzsche das Ressentiment für gerechtigkeitstheoretisch unbrauchbar, während sich die Ressentimentalen doch auf ihren vermeintlichen Gerechtigkeitssinn (in Wahrheit ihr Ressentiment) so viel zugutehalten.

Nach Dühring hat eine feindliche Verletzung den „Vergeltungssporn" zur Folge. So zeige sich der Sinn der Rache als Ausfluss des natürlichen Selbsterhaltungswillens. Durch die Moral (und ihr Recht) soll sie überwunden werden. Für Nietzsche bleibt die rächerische Gesinnung in dieser jedoch gerade erhalten.

Die Falschmünzerei der Ressentimentalen

Nietzsche zeichnet mit dem Wort Ressentiment eine bestimmte Gefühlslage aus: Wer nicht in der Lage ist, unmittelbar auf eine Versagung, (Ver-)Störung, Kränkung,

Hinderung usw. zu reagieren, weil er der Unterlegene ist, verwaltet die negative Energie, behält sie in sich und sucht andere Wege zur Bewältigung erlittener Frustrationen. Das bedeutet zunächst: Nicht jedes negative Gefühl ist schon Ressentiment. Es entsteht – dies ist ganz entscheidend – aus der Erfahrung der Ohnmacht heraus.

Dostojewskijs Beschreibung des Kellermenschen greift Nietzsche mit dem Wort „Kellertier" auf. Diese seien Falschmünzer, die ihre Defizite (wie Schwäche, Ohnmacht, Feigheit, Ängstlichkeit oder Unterwürfigkeit) in Tugenden (wie Güte, Milde, Gehorsam oder Gerechtigkeit) ummünzten. Sie schaffen nicht sich selbst um, sondern produzieren nur hohle Ideale: „Sie sind elend, es ist kein Zweifel, alle diese Munkler und Winkel-Falschmünzer, ob sie schon warm bei einander hocken – aber sie sagen [...], ihr Elend sei eine Auswahl und Auszeichnung Gottes, man prügele die Hunde, die man am liebsten habe; vielleicht sei dies Elend auch ein Vorbereitung, eine Prüfung, eine Schulung, vielleicht sei es noch mehr – Etwas, das einst ausgeglichen und mit ungeheuren Zinsen in Gold, nein! in Glück ausgezahlt werden. Das heissen sie ‚die Seligkeit'." (Nietzsche 1968b, S. 296)

Moralen als Zeichensprache der Affekte

Nietzsches These ist ein moralphilosophisches Fanal; aus moralischer Sicht ein Skandal. Er erklärt, dass die Erhebung der Moral zur höchsten und letzten Instanz allen Wertens, des Vorziehens und Nachsetzens, eine Form von Unmoral sei. Die Moral aus biblischen Quellen bezichtigt er einer inneren Verlogenheit und bekämpft sie, weil sie feindlich gegenüber dem Leben sei.

Nietzsche kritisiert im Namen der Vernunft die Absurditäten unserer Gesellschaftsordnung und unseres Verhaltens. Er beginnt, das Irrationale mithilfe des Emotionalen zu deuten und diffamiert die Orientierung am Logos als Ausgeburt der Ressentimentalität. Er beraubt sich damit aber aller rationalen Standards und entzieht der Möglichkeit außerrhetorischen Argumentierens den Boden. Am Ende bleiben *subjektive Wertsetzungen*, die gemessen werden an den Tendenzen des (vitalen) Lebens. Der Geist wird seiner Eigenständigkeit beraubt. Bewusstsein wird degradiert zur *Funktion des Lebens*.

Nietzsche ist nicht nur der erste große Theoretiker des Ressentiments, er verkörpert es auch in seinem Denken und in seinem Wesen. Argumentativ (im philosophischen Sinn) ist ihm nicht mehr beizukommen, weil er die Bedingungen dafür untergraben hat. Für ihn gibt es nur *Interpretationen* – keine moralischen Phänomene, sondern nur „moralische Ausdeutungen" von Phänomenen, die, wie er süffisant hinzufügt, auf Missdeutungen hinauslaufen. Wir sollen einsehen, dass *Moralen nur Zeichensprachen der Affekte* darstellen. Er behauptet damit, dass unsere Zivilisation aus Affekten der minderwertigsten Art aufgebaut ist. Sie ist im wahrsten Sinn des Wortes wert-los.

Das Ressentiment als Weltverneinung

Nietzsche versteht sich als der unerschrockene und kühne Diagnostiker des Nihilismus. Nihilisten, sagt Nietzsche, urteilen über die Welt, wie sie ist, dass sie nicht sein sollte; und über die, die sein sollte, dass sie nicht existiert. Dass eine Wunschwelt

2.2 Exemplarische Zugänge zur Sache der Ressentimentalität

imaginiert wird, ist die Folge des Hasses gegen die Welt, die, so wie sie eben ist, leiden macht.

Die kulturtheoretische These Nietzsches lautet, dass die gesamte Weltinterpretation des kulturellen Westens den Ungeist des Ressentiments zum Ausdruck bringt. In Kultur und Moral sieht Nietzsche einen Willen zur Verneinung des Lebens, einen heimlichen Instinkt der Vernichtung, ein Verfalls-, Verkleinerungs-, Verleumdungsprinzip, Zeichen tiefster Erkrankung, Müdigkeit, Missmutigkeit, Erschöpfung und Verarmung an Leben. Das Ressentiment braucht, um Ressentiment zu sein, ein zu verneinendes Anderes. Anders gesagt: Ohne Feindbildkonstruktion kein Ressentiment.

Nietzsche darf man ein untrügliches Gespür für das Unechte und Falsche attestieren. Er ist ein Spürhund des Ressentiments. Peter Sloterdijk bescheinigt Nietzsche darüber hinaus ein stimmiges Programm: Die Befreiung vom Geist des Ressentiments als weiterer Schritt der Zivilisierung des Menschen durch Psychohygiene. (Sloterdijk 2006, S. 354)

Demaskierung der Moral in ihrer Ressentimentalität

Zwei Thesen sind für das Verständnis des Ressentimentbegriffs grundlegend. Da ist zum einen die These, dass die Quintessenz des Lebendigen im Willen zur Macht erscheint. Wille ist für Nietzsche von vornherein Wille zur Macht. Dieser will lieber noch das Nichts, als dass er aufhörte, zu wollen.

Zum anderen ist da die These, dass es idealtypisch betrachtet zwei Arten von Menschen und mithin zwei Formen der Stellung zum Leben gibt: eine affirmativ-lebensförderliche und eine negativ-lebensfeindliche. Beide rivalisieren, doch auf unterschiedliche Weise. Die einen *verachten* ihre Widersacher (die sie nicht brauchen), die anderen *hassen* ihre Widersacher und bleiben gerade in ihrer Verbissenheit mimetisch auf die Rivalen bezogen.

Der erste Typus ist bereit, die Gattung über sich hinaus zu führen, der zweite verschließt sich diesem „Auftrag der Evolution". Er will nicht und kann nicht ein selbstloser Übergang zu Höherem sein. Die Stärke des vornehmen Typus besteht in der Fähigkeit zur dauernden Selbst-Überwindung. Die Vornehmen sind „auf gute Weise Mensch". „Auf gute Weise Mensch sein" ist nicht dasselbe wie „ein guter Mensch sein". Außermoralisch verstanden meint „gut" einfach tüchtig, gekonnt, konform mit den Bewegungen des Lebens. Auf gute Weise Mensch sein heißt mutig leben, wozu nur die „mächtige Seele" und der „sieghafte Leib", wie Nietzsche sagt, taugen. Von Taugen leitet sich Tugend ab. Die Tugend der Vornehmen besteht in der Selbst-Lust. Ihre große Seele verbannt „alles Feige; sie spricht: Schlecht – das ist feige". (Nietzsche 1968a, S. 235)

Die Verhaltenskodizees der Vornehmen dienen der Erhöhung der Gattung. Entsprechende Tugenden sind ritterliche Kriegertugenden: Hochgemutheit, Instinktsicherheit, Dankbarkeit, Freundschaft, Selbstvervollkommnung. Das „Thymotische" kommt ganz zur Entfaltung. Was heißt thymotisch? Thymos bedeutet Herz, Lebenskraft, Mut, auch Empfindungsvermögen und nicht zuletzt Zorn. Thymos ist gleichsam der „Familienbegriff" für alles Mutige und all das, was der Selbstverwirklichung zuträglich ist, vor allem Ehrgefühl und gesunder Stolz, der im Zorn seinen Anwalt und sein Sigel hat. Herz hat, wer mutig und beherzt handelt, wer Furcht zwar kennt, aber die Furcht bezwingt; wer den Abgrund sieht und „ihn fasst: Der hat Mut." (Nietzsche 1968a, S. 354)

Neben diese Wenigen stellt Nietzsche die Vielen, neben die Elite die Masse, neben die Aristokraten den Pöbel, neben die Vornehmen die Gemeinen, usw. Dem jeweiligen Typus entspricht ein verschiedenes Schätzen und Werten der Dinge. Niederschlag findet das in Wertsetzungen. Das Ressentiment findet sich dort, wo niedrige Instinkte zur Geltung kommen, wo das Leben in seiner Entfaltung gehemmt wird.

Die Erfindung der Moral aus dem Geist des Ressentiments

In der Geschichte der Moral drücke sich, so Nietzsche, ein Wille zur Macht aus, durch den drei Gruppen den Versuch machten, die ihnen günstigen Werturteile durchzusetzen: „Sklaven und Unterdrückte", „Missratene und Leidende", „alle Mittelmäßigen". Vom Standpunkt der Biologie aus sei das Phänomen Moral höchst bedenklich. Die Moral sei „eine Gegenbewegung gegen die Bemühungen der Natur, es zu einem höheren Typus zu bringen." (Nietzsche 1974, S. 344)

Die Klügsten und Feinsten unter den Schwachen waren in ihrem Machtstreben raffiniert genug, den Sklavenaufstand in der Moral zu organisieren und die Affekte zu kanalisieren, so dass im Resultat die natürliche Werteordnung eine „schöpferische" Umwertung erfuhr. Nietzsche will mit dem Ausdruck „schöpferisch" auf die historische Bedingtheit hinweisen: Hier ist nicht etwas Natürliches maßgebend, sondern das *Interesse* der niedrig Gesinnten. Mit der Umkehr der Wertordnung wurden die Weichen gestellt, nachhaltig das Lebendigste zu entwerten. Der Wille zielt auf Vernichtung, der Nihilismus obsiegt. Nietzsche „erfindet" eine Genealogie der Moral, um ihre Forderungen zurückzuweisen.

Die Schwachen, denen „die eigentliche Reaktion versagt ist", verleumden die aristokratischen Werte (Stolz, Schönheit, Glück, Heiterkeit, Sinnlichkeit, Reichtum) mithilfe des Nicht-sehen-wollens, Falsch-sehen-wollens und Hinein-sehenwollens. Die Folge: eine Umkehrung, bei der sich das Ressentiment für Tugend hält (Gerechtigkeitssinn). Es sei der Versuch, mit sich zufrieden zu sein und sich zu überreden, besser zu sein und es besser zu haben. Alles in allem aber tiefste Unehrlichkeit und Verlogenheit.

Die Erfindung des Gewissens

Den Starken wird ein (moralisierendes) Gewissen eingeredet, um in es hineinreden zu können: Herr sein zu wollen gilt fortan als böse. Was einst Dienen bedeutete, wird jetzt umgelogen und in sich verkehrt. Die verlogene Ideologie des Dienstes wird zum *geheimen* Macht- und Kontrollmittel von Niedrigen. Ihnen heißt Dienen Macht ausüben, vor allem im Herrschen über die Gewissen.

Macht wird nun Macht über die Seelen, *Gewissensmacht*. Sie ist am mächtigsten dort, wo sie unsichtbar gehalten und verheimlicht wird. Mit dieser Strategie erringen diejenigen Macht, die diese aus eigener Kraft nie hätten erlangt. Sie lenken die Lebenskraft durch die neuen Werte der Barmherzigkeit und des Mitleids, die sie damit schwächen. Der ingeniöse Verdacht Nietzsches lautet, dass gerade die Moral daran schuld ist, wenn die höchste Mächtigkeit und Pracht des Typus Mensch niemals erreicht wird, und dass die *Moral* die wirkliche *Gefahr der Gefahren* für menschliches Gedeihen darstellt. Der Ressentimentalität entspricht ein geheimer Fahrplan zivilisatorischen Lebens. Zivilisation ist das Ende der höheren Kultur.

Moral für Schwache – Ethos für Starke
Moral, wie wir sie kennen, ist also „Sklavenmoral". Die aus ihrer Wertordnung folgenden Wertungen unterscheiden sich vollkommen von der „vornehmen" Art zu leben. Wir haben damit zwei gegensätzliche Begriffspaare vor uns. In diesen beiden Paaren kommt dem Wort „gut" jeweils eine gänzlich andere Stellung zu. Es geht nicht nur um einen verschiedenen Inhalt, sondern auch um die unterschiedliche Struktur dieser Begriffspaare.

Zur vornehmen Wertung gehört das Begriffspaar „gut – schlecht", zur Moral das Paar „gut – böse". In der vornehmen Wertungsweise bestehen kontinuierlich Abstufungen zwischen den Polen von gut bis schlecht. In der Sklavenmoral wird aus Polarität Gegensätzlichkeit ohne ein Dazwischen. Es gibt nur entweder „gut" oder aber „böse". Was den Vornehmen „gut" heißt, gilt der Moral für „böse", und was diesen „schlecht" heißt, wird von den Moralisten umgefälscht zu „gut".

Kulturtheorie im Gewand einer Geschichtskonstruktion
Fassen wir die kulturtheoretischen Implikationen zusammen: Die insbesondere vom Christentum gepredigte Moral hat in ihrer Lebensfeindlichkeit eine Pseudo-Kultur hervorgebracht, deren Existenz und Gepräge auf der „Machtergreifung des Ressentiments" beruht. (Sloterdijk 1989, S. 166) Die ubiquitäre Durchsetzung der Werte des kulturellen Westens basiert auf der Fortschritts-Trias von Wissenschaft, Technik und Wirtschaft. Die Weltgeltung verdankt sich dieser „unheiligen Dreifaltigkeit" von sich wechselseitig stützenden spezifischen Eigenlogiken. In der Zeit des Kolonialismus auf tödliche Weise konkurrierend, hat sich diese Trias weltweit etabliert und vorläufig unentbehrlich gemacht. Die kulturelle Klammer der fortschrittlichsten Zivilisationen bilden die Werte, die, ausgehend von biblischen Impulsen, in der Aufklärung führend geworden sind.

Ob Nietzsches Geschichtsbild haltbar ist, spielt in Bezug auf den Sinn seiner Genealogie der Moral keine Rolle. Sie will systematisch, nicht historisch verstanden werden. Eine Ursprungsgeschichte soll den Status quo erklären. Das Resultat, das von systematischer Bedeutung ist, ist prinzipienorientiert; eine strukturelle Sache, die zur Identifikation des Ressentiments dienen soll: stets liegt es da vor, wo es sich aus einem Nein erklärt. So will es Nietzsches Geschichte, die wohl selbst ein ressentimentales Narrativ darstellt.

Geschmack statt Vernunft
Seinem Vernunftbegriff zufolge ist Vernunft immer die Vernunft eines individuellen Lebens; sie kann sich selbst gewissermaßen nachgehen, erforschen und auskundschaften. Aber da geht es nicht um irgendeine „Reinheit", sondern um „Feinheit". Für das beiderseits bedingte, nicht reine, sondern feine Erkennen gebraucht Nietzsche den Begriff des Verstehens. Das bedeutet, dass Nietzsche in seiner Kritik der Vernunft nicht nur die Allgemeinheit der Urteile und Wertsetzungen, sondern die Reflexivität des Erkennens überhaupt verachtet. Das Erkennen erkennt sich nicht, sondern erfährt sich als Forderung aus einer zwar vorpersonalen, aber nicht außerin-

dividuellen Sphäre, nämlich die Dinge so anzusehen, wie das nun einmal die eigene Perspektive verlangt. In robusterer Ausdrucksweise: entweder mehr oder weniger aus der Dackelperspektive oder aus der Höhe der feineren Instinkte.

Fein meint nicht verfeinert im Sinn höchster (zivilisatorischer) Kultiviertheit. „Fein" meint eine geistige Kraft: die Kunst des Differenzierens und des Unterscheidungsvermögens, die Feinheit des Geschmacks in geistigen Dingen; etwa die rückhaltlose Freude über anderes Glück, während doch die Freude am Weh-tun oder der Neid auf fremdes Glück uns so häufig begegnen. Ein schönes Beispiel gibt die Aussage Nietzsches, nicht das sei das Kunststück, ein Fest zu veranstalten, sondern solche zu finden, welche sich an ihm erfreuen. Selbst unter Freunden kann es vorkommen, dass sie sich nicht vorbehaltlos am Glück des andern freuen. Gratulieren und Jubilieren werden so zum Gradmesser der Freiheit von Ressentiment.

Grausamkeit als Untergrund der Zivilisation und Kultur
In *Ecce homo* gibt Nietzsche u. a. eine Einordnung seiner Werke und bemerkt zu seiner Psychologie des Gewissens, dass das Gewissen nicht, wie man geglaubt hatte, die Stimme Gottes im Menschen sei, vielmehr der Instinkt der Grausamkeit, der sich rückwärts wendet, nachdem er sich nicht mehr nach außen entladen kann. In Kenntnis der Auffassung Montaignes meint Nietzsche, die Grausamkeit als Kultur-Untergrund ans Licht gebracht zu haben, als einen der ältesten und unwegdenkbarsten.

Die dritte Abhandlung gebe, so Nietzsche im Rückblick, die Antwort auf die Frage, woher die ungeheure Macht des asketischen Ideals, des Priester-Ideals, stamme, obwohl dieses das schädliche Ideal par excellence sei: Nicht, weil Gott durch die Priester wirke, sondern [in Ermangelung eines Besseren!], weil es das einzige *Ideal* bisher gewesen war, da es keinen Konkurrenten hatte.

Die Priester (eine Chiffre: Ärzte der Seele und Ärzte des Geistes sind gemeint), die die Menschen leiten, geben dem Ressentiment eine Richtung. Im Grunde müssten in einer Ressentimentkultur alle immerzu übereinander herfallen und sich auf schnellstem Wege ausrotten. Doch den Priestern gelingt es, die Richtung des Ressentiment zu verändern. Die Aggression geht nach innen. Die Virtuosen der Moral empfehlen sodann die Freude des Freudemachens, verordnen Nächstenliebe. Das Glück der „kleinsten Überlegenheit", das Wohltun-, Nützen- und Helfendürfen wird zum „Trostmittel, dessen sich die Physiologisch-Gehemmten zu bedienen pflegen, gesetzt dass sie gut beraten sind: im andern Falle tun sie einander weh." (Nietzsche 1968b, S. 401) Der moralische Mensch braucht den Armen, um helfen zu können, um mildtätig zu sein. – Welcher Zynismus, und doch auch: wie wahr in so vielen Fällen! Das Helfersyndrom ist dabei noch nicht einmal die giftigste Frucht … (Vgl. dazu Gründler 2019)

Die destruktive Kraft des Ressentiments
Der moralphilosophisch und kulturphilosophisch entscheidende Punkt ist die destruktive Kraft des Ressentiments. Nietzsche erkennt und führt uns vor Augen die „*schöpferische* Destruktion" des Ressentiments, das eine Moral hervorbringt, die Schwächen zu Tugenden umdeutet und entsprechend codiert. Um damit durchzu-

kommen, ist es für das Ressentiment unabdingbar, sich zu verkleiden. So tritt es mit der Forderung nach Gerechtigkeit und Gleichheit aller auf. Angebliche Menschenliebe erschöpft sich im modernen „Humanitarismus". (Ottmann 1987, S. 314–319) (Delikostantis 1982) Das Ressentiment ist in Nietzsches Augen eine Krankheit, die nach Krankmachern verlangt. Darunter versteht er (priesterliche) „Ärzte", die dadurch krank machen, dass sie den Bedürfnissen (d. h. Wünschen) der Kranken nachgeben.

So betreibt das Ressentiment eine dreifache Verkehrung empirischen Unglücks in ein *jenseitiges* Glück: Rache soll erlittenes Unglück unmittelbar und symmetrisch in Glück verwandeln: rächerische Verkehrung. Die handlungsohnmächtige Verkehrung behauptet eine nicht-empirische Welt (Reich Gottes), der Ort der Genugtuung und Wiedergutmachung sein soll. Schließlich eine normative Verkehrung im Aufbegehren, im Ansatz zur Revolte – die aber ausbleibt. Die zweite und dritte Verkehrung steigern die Rache zur Rache gegen die Zeit: Der Ressentimentmensch klebt aufgrund des nicht befriedigten Rachewunsches an seinen eigenen unverdauten (und unverdaulichen) Erinnerungsspuren seiner Ohnmacht. Aus der rächerischen Haltung gegen die Zeit erklärt sich das Interesse am Jenseits als einem *zeitfreien* „Ort". In Verbindung damit kann Nietzsche den Grund eines *überzeitlich* gültigen Wertekanons identifizieren: den Glauben an *die* Wahrheit. Als Ersatz für das Weltversagen wird eine (religiös codierte) Hinterwelt postuliert. Das Ressentiment ist bei Nietzsche ein *metaphysisches Ressentiment*.

Nietzsche lesen ohne Ressentiments
Wenn ich Nietzsche einen so prominenten Platz in diesem Buch einräume, heißt das keinesfalls, dass ich seine Auffassung von der Moral teile. Doch wir verdanken ihm etwas moralisch Bedeutsames, nämlich die Demaskierung der Unmoral im Gewand der Moral, die Bloßstellung der Heuchelei des lebensverneinenden Moralismus und falscher Frömmigkeit. Kennen wir nicht alle solche Frommen, die, weil sie niemanden lieben, behaupten, sie liebten Gott?

Selbstverständlich lässt sich daraus, dass es einen falschen Moralismus und religiöse Heuchelei gibt, nicht ableiten, dass es keine moralischen Tatsachen gibt und dass es nicht über-lebenswichtig ist, moralischen Einsichten zu folgen, ja Gott zu suchen oder besser: sich finden zu lassen. Über-lebenswichtig in vorliegender Schreibweise will sagen: nicht abhängig von Lebensinteressen und dem Lebenserhalt als dem höchsten Wert, sondern bezogen auf ein gutes Leben, das Einsatz, Aufopferung und Hingabe des Lebens zu würdigen weiß. Darüber hinaus echte Einsichten in die Psychologie des Ressentiments, das durchaus schöpferisch tätig werden kann.

Es gibt die berühmten Graffiti in Antwort auf Nietzsches Wort vom Tod Gottes. „Nietzsche: Gott ist tot." – „Nietzsche ist tot. Gott". Doch so triumphiert kein göttlicher Gott. Charles Péguy danken wir die einzig stimmige Antwort, wenn er Gott sagen lässt: „Ich spiele oft gegen den Menschen, doch er ist's, der verlieren will, der Dummkopf, ich aber will, dass er gewinnt." (Péguy 1958) Gespielt wird nämlich „Wer verliert, hat gewonnen". Nietzsche also lebt, und er verdient einen Platz im kollektiven Gedächtnis. Nicht als Moraltheoretiker, doch als Moralpsychologe.

Seine prinzipiellen Einsichten in die Instrumentalisierung der Moral aus ressentimentalem Geist sind von bleibendem Wert.

2.2.3 Ressentiment als Prinzip der Verbürgerlichung - Max Scheler

Die Korrektur der nietzscheanischen Genealogie der Moral ließ nicht lange auf sich warten. Es war Max Scheler, der „katholische Nietzsche", der für Entwirrung und Klärung sorgte.

Der Mensch Max Scheler
Max Scheler ist zum Zeitpunkt seines Todes 1928 als „die stärkste Kraft der zeitgenössischen europäischen Philosophie" gewürdigt worden. Kein geringerer als Martin Heidegger sagte dies. Wem dies kein zuverlässiger Zeuge ist, der mag sich von Edith Stein sagen lassen: Nie wieder sei ihr an einem Menschen so rein das Phänomen der Genialität entgegengetreten. Viktor von Weizsäcker nannte Max Scheler, dessen Philosophie von dem Motiv bestimmt war, Denken und Leben zu versöhnen, einmal das geistigste Tier, das er je gesehen habe. Ich erwähne diese Charakterisierung, weil sie Max Scheler gegenüber Friedrich Nietzsche auszeichnet. Nietzsche entbehrte eine starke Vitalität. Er war von körperlichen Leiden gezeichnet, von seelischem Leid angegriffen bis zur Verzweiflung. In seinen kompensierenden Texten malt er in herrischem Gestus gern ein anderes Bild von sich; sie tragen Spuren dieser inneren Not. Nietzsche kannte das Ressentiment zuinnerst als eine Anfechtung aus der Mitte seines Seelenlebens.

Max Scheler war vom Typ her ein ganz anderer Mensch und kaum anfällig für Ressentiments in seiner Person. Doch Lebensgeschichte und Umstände machten ihn zu einem geeigneten Adressaten ressentimentaler Machenschaften, Anfeindungen und Intrigen. Er sah allerdings keinen Grund, sich davor zu schützen. „Ich möchte jeden Morgen mein Leben neu anfangen, ohne irgendwelche Bindungen, die von früher Erlebtem herrühren." Ist das nicht das Gegenteil zu *Re*-sentiment? Seine Kindlichkeit, frei von aller Naivität, schien er ins Reife gerettet zu haben. Allerdings auch eine gewisse Schlauheit, beschönigende Gründe zu finden. Dietrich von Hildebrand, der ihm Widerstandslosigkeit allem Angenehmen gegenüber attestierte und von der grenzenlosen Unordnung seines Lebens berichtet, sagte, Scheler habe das heilsame Misstrauen gegen sich und den Sirenengesang seiner Triebe und Neigungen selbst noch auf philosophischem Gebiet gefehlt. (Von Hildebrand 1932) Was sich ihm zeigte, bezwang ihn – bis ein neuer Eindruck die alte Gewissheit ablöste. Es war ihm möglich, Personen, denen er sich zuwandte, mit Liebenswürdigkeit zu überschütten. Obwohl allerhand Selbsttäuschungen erliegend, wird dieser rätselhafte Philosoph als hellsichtig bis auf den Grund der Dinge geschildert. Von seiner Herzensgüte wird berichtet, und dass er auch denen, die ihm bitteres Unrecht zugefügt haben, nicht dauerhaft grollen konnte. Seine Noblesse fasste er selbst in die Worte, er habe sich nie eine Sekunde lang zu einem Menschen pädagogisch verhalten.

Die ihn näher kannten, sprechen davon, dass hinsichtlich des dreifachen geistigen Fähigkeitenzusammenhangs zwei Bereiche bei ihm einseitig und dominant ausgeprägt waren – der dritte aber unterentwickelt geblieben sei. Ich spreche vom Bezug auf das Wahre, Schöne und Gute, also von Erkenntniskraft, Fühlkraft und Willenskraft. Im Fühlen und Erkennen (auch der eigenen Lage) brillant, fehlte ihm die Kraft des Willens und die Entschiedenheit, die sich daraus ergibt. Bisweilen kam er sich gegenüber seinen Einfällen und Empfindungserlebnissen wehrlos vor. Oft vermochte er sich willentlich gegenüber seinem Triebleben und seinen Gefühlen nicht zu behaupten. Es lässt sich leicht ausmalen, wie jemand, der ein so empfängliches Geistesauge hat und mit allen Fasern der Existenz die Wertfülle und Beziehungswirklichkeiten erfüllt, sich dann unheimlich werden muss. Insofern war auch er ein innerlich zerrissener Mensch, eine tragische Figur. Wie Nietzsche männlich sein wollte (was ihn im Schreiben zu schrillen Tönen verleitete und zu einem martialischen Philosophieren mit dem Hammer geriet), so wollte Scheler liebend die Welt umarmen – und während es ihm mal um mal missriet, hat er doch wenigstens eine Lehre von der Person und der Liebe niedergelegt, die ihresgleichen sucht.

Der Philosoph der „Ordnung der Liebe"

Der Unordnung seiner Lebensführung zum Trotz ist Max Scheler der Philosoph des „Ordo amoris". Daraus ergibt sich ein völlig anderer Zugang zum Ressentiment als bei Nietzsche, obschon Scheler eng an ihn anschließt. Was bedeutet „Ordo amoris"? Das besagt, dass es in jedem Menschen eine Art innerer Achse gibt, entlang deren er wertet, vorzieht und hintansetzt. Schelers Auffassung nach kann man in der Begegnung mit Menschen erkennen, wen man vor sich hat, wenn man die Ausrichtung dieser Achse entdeckt. Wer den ordo amoris eines Menschen sehe, der „habe" den Menschen. Was für uns richtig und falsch ist, wem wir bewundernd nacheifern und wen wir mit Abscheu abtun, dies wird bestimmt von der Ausrichtung unseres Liebens (und Hassens). „Ordo amoris" heißt übersetzt so viel wie „Ordnung der Liebe". (Scheler 1957a)

Wer den ordo amoris eines Menschen erfasst, „hat für ihn als moralisches Subjekt das, was die Kristallformel für den Kristall ist", lautet sein Credo. Er spricht in diesem Zusammenhang von einem „gegliederten System der faktischen Wertschätzungen eines Wesens", welches er Ethos nennt und dessen fundamentalster Kern eben die Ordnung der Liebe ist. Der Mensch ist erst eins mit sich (und seinem Handeln), wenn er weiß, was er liebt. Der Ordo amoris hat eine doppelte Bedeutung - eine normative und eine faktische. Dingen und Menschen begegnet der Mensch nach ziemlich konstanten Regeln des Vorziehens und Nachsetzens, wodurch eine Rangordnung gebildet wird. Diese psychovitale Subjektstruktur des Menschen trifft auf die Milieustruktur seiner Mitwelt und ein Schicksal, das er geradezu „aufsucht", weil es zu ihm passt. Umstände werden aufgrund des So-Seins eines Menschen zu dessen persönlichem Schicksal.

Die grundlegende Bedeutung der Selbstannahme und Selbstliebe

Grundlegend für die Selbsterkenntnis unserer individuellen personalen Bestimmung ist die Selbstliebe (Liebe zum eigenen Heil), die nicht mit der Eigenliebe verwechselt werden sollte. Im Gegensatz zur Eigenliebe, bei der das Augenmerk einzig der eigenen Person gilt und deren Resultate Dumpfheit, Ehrgeiz, Eitelkeit und Stolz sind, ist der Mensch durch die Selbstliebe in der Lage, sich selbst aus einer überweltlichen Perspektive zu betrachten und durch Selbstkorrektur, -erziehung, Reue und Ablösung von allen nicht harmonisierenden Dingen dem „von Gott vermittelten Bilde" anzupassen. Generell gilt das Primat der Liebe, deren Träger die Person ist, vor der gattungsgetragenen Erkenntnis. Die Liebe ist das Persönlichste, wohingegen ich die Vernunft(anlage) mit allen anderen teile.

Sind unsere personalen Beziehungen intakt, lernen wir Vorbilder zu bewundern, denen wir dankbar sind. Das Vorbild bewundern zu können ist für Scheler das positive Komplement zum Ressentiment. Wir lernen, Personwerte (wie Freiheit, Verantwortung – und die Liebe als höchsten Wert) in solcher Nachfolge erst kennen. Oft genug genügt eine einzige Handlung oder ein einziger Mensch, damit wir in ihm das Wesen von Werten erfassen können. Mit der Zeit können wir lernen, die Werteinsichten zu strukturieren und unsere innere Ausrichtung der als objektiv eingeführten Wertrangordnung anzugleichen.

Es handelt sich, in phänomenologischen Analysen aufgewiesen, um eine Hierarchie von Werten, die in ansteigender Rangfolge über den Wert des Nützlichen hinaus dergestalt aufgereiht sind:

- die Werte des Angenehmen: Emotionen und Gefühle
- die vitalen Werte: Gesundheit und Lebenskraft
- die geistigen Werte: Schönheit, Gerechtigkeit, Wahrheit (Erkenntnis), Wissenschaft, Kultur
- das Heilige als absoluter Wert (und die mit dem Heiligen verbundenen Werte wie die Liebe und der Wert der Person in ihrer Unbedingtheit, Nichtobjektivierbarkeit und Würde)

Kapitalismus aus dem Geist des Ressentiments
Scheler hält Nietzsches Entdeckung des Ressentiments als Quelle moralischer Werturteile für die tiefgreifendste, welche in neuerer Zeit gemacht worden ist. Das Ressentiment regelt das Vorziehen und Nachsetzen, weit über die personale Sphäre hinaus ins Gesellschaftliche hinein. Die Spitze von Schelers Einsicht möchte ich so formulieren: Der Geist des Ressentiments drückt sich in der *Priorisierung des Nützlichen* und in der *berechnenden Gesinnung* aus. Es ist im Aufstieg des Bürgertums zu einer Art des Priorisierens gekommen, die der Logik der Ökonomie am nächsten steht.

So konkretisiert sich der Geist des Ressentiments als ein *kapitalistischer* Geist. Dieser ist die Ursache der kapitalistischen Gesellschafts- und Wirtschaftsordnung, die Ursache der Wucherungen, die metastasierend die Markt*wirtschaft* in eine Markt*gesellschaft* verwandelt, und der alles und jedes marktförmig macht. Mit anderen Worten: nicht die Verhältnisse sind die Ursache des kapitalistischen Denkens. Der Kapitalismus verkörpert für Scheler nicht in erster Linie ökonomische Besitzverhältnisse, sondern vielmehr ein Lebens- und Kultursystem. Das Rechnerische des Denkens führt letztlich, in Einheit mit entsprechender Wissenschaft und Technik, diejenigen Verhältnisse herbei, die dem Kapitalismus wesentlich sind. Ihm liegt als seelisch-geistiger Urgrund nicht ein Umsturz der Werte durch die Veränderungen der Produktionsverhältnisse oder irgendeiner äußeren Gewalt zugrunde, vielmehr die Umgestürztheit der Werte in den verwirrten Herzen. Das Wertfühlen ist gestört und das Werterfassen geschwächt. Der wesentliche Faktor dabei ist das Ressentiment. Scheler erklärt in der hier einschlägigen Schrift von 1912 *Das Ressentiment im Aufbau der Moralen*, dass die *bürgerliche* Moral ihre Wurzeln im Ressentiment hat. Sie ist es, die im Kern ressentimental ist, und nicht etwa die biblische und christliche Moral. (Scheler 1978)

Wer meint, der Unternehmungsgeist, sozusagen eine heroische Komponente, sei der Treiber der Herausbildung des kapitalistischen Geistes, täuscht sich. Es ist vielmehr der ressentimenterfüllte Kleinbürger, der nach größtmöglicher Sicherheit und Berechenbarkeit seines angsterfüllten Lebens verlangt. Dessen Wertsetzungen bekommen Geltung. (Scheler 1955, S. 353) Und daraus erklärt sich auch der Hang, all denen zu folgen, die die Ängste zu stillen versprechen, die sie vorab womöglich erst kräftig geschürt haben.

Historisch informierte Berichtigungen
Nietzsches Begriff des Ressentiments ist auch unabhängig von seinem „Programm", seiner Metaphysik des Willens, seiner Machttheoreme, seiner kaum erträglichen moraltheoretischen Behauptungen und seiner historisch nicht haltbaren Narrative wirkmächtig geworden. Max Scheler hat Nietzsches Auffassung der Moralentwicklung einer notwendigen Korrektur unterzogen. Was die Sache selbst, die Logik des Ressentiments angeht, konnte er jedoch an Nietzsches Gedanken anschließen.

Zwei besonders wichtige Elemente sind es, weshalb auch er dem Begriff des „Ressentiment" (!) den Vorzug vor allen anderen gibt, um das Phänomen zu beschreiben: Einmal dies, dass es sich beim Ressentiment um das wiederholte Durch- und Nachleben eines Zustands handle, wodurch „jene Emotion eine gesteigerte Vertiefung und Einsenkung in das Zentrum der Persönlichkeit sowie eine damit einhergehende Entfernung von der Ausdrucks- und Handlungszone der Person" erhält. (Scheler 1978, S. 2) Dieses Immer-wieder-Durchleben bedeutet ein Wiedererleben der Emotion selbst. Zweitens enthält das Wort ein *adversatives* Moment, bei dem Feindseligkeit mitschwingt. Jenes re- in Ressentiment ist auch repulsiv zu verstehen. In ihm ist eine Bewegung der Feindlichkeit enthalten, ein Zurück-schlagen – auch wenn dies nicht getan, sondern nur gedacht, fantasiert wird.

Was bei Nietzsche noch psychologische Spekulation war, hat Scheler vor allem sozialphilosophisch fundiert. Auf dieser Grundlage konnte er auch die Moralentwicklung, die Nietzsche freihändig konstruiert hatte, bedeutend genauer erfassen. Scheler, historisch weit besser informiert, differenziert, wo immer er an Nietzsche anschließt. Die Grundkonzeption Nietzsches aufnehmend, sieht er im Racheimpuls den Ausgangspunkt der Ressentimentbildung. Die unmittelbar sich einstellenden psychischen Reaktionen auf einen (tatsächlichen oder vermeintlichen) Angriff bzw. eine Verletzung werden dabei zurückgehalten. Aufgrund der Angst vor der Überlegenheit des anderen findet eine Verschiebung statt. Das Moment der *Ohnmacht* gibt in der Konzeption Schelers den Ausschlag.

Scheler bestätigt zwar Nietzsches Sicht, was den Beitrag des Ressentiments zur Herausbildung der zeitgenössischen Moral betrifft, separiert davon aber ausdrücklich die christliche Liebesidee, die Nietzsche völlig missverstanden hatte. In der Tat ging mit dem zunehmenden Geltungsverlust des christlichen Glaubens einher, dass die bürgerliche Moral ihren Siegeszug antreten konnte. Der Wandel vom vorkapitalistischen zum kapitalistischen Wertschätzen war so tiefgreifend, dass selbst die herrschenden Minderheiten sich einem demokratischen Ethos, der Idee der Gleichheit, verschreiben wollten. Womöglich nicht zuletzt, um sich der Verantwortung entziehen zu können, da die Autoritätsidee in die Krise gekommen war. Ohne Autorität ist Verantwortung nicht angemessen zu denken. (Vgl. Abschnitt 3.6. Siehe auch das kluge Büchlein von Catherine Newmark (2020).) Da nur die Liebe das Recht hat, zu gebieten, ist die Krise der Autorität auch eine der Liebe. Nach allem, was wir über den Faschismus wissen, gehört das da an den Tag gelegte Autoritäre zur Symptomatik des Zusammenbruchs der Autorität, ist also nicht deren Ausdruck. Es gilt auch, Autoritäten von Autoritären zu unterscheiden. Demokratie und Autorität sind vereinbar, nicht aber der populistische Autoritarismus.

Das Ressentiment als Kennzeichen kleinbürgerlichen Denkens
Scheler zufolge begannen die Tugendvorstellungen der bürgerlichen Moral ihren Siegeszug im 13. Jahrhundert. Diese neue Moral vollzog in der Französischen Revolution schließlich ihre höchsten Leistungen. Ihr Ergebnis ist der Humanitarismus, ein gottloser Humanismus, eine Werteverschiebung, die den Menschen nicht mehr nur als homo faber, sondern als animal laborans, als Arbeitstier feiert. Diese Werteverschiebung hat den Wert des Selbsterarbeiteten und Selbsterworbenen überbetont und schließlich – da treffen sich Nietzsche und Scheler wieder –, den Nützlichkeitswert hoch über den Wert des Lebens gestellt. (Scheler 1978, S. 36)

So präformiert das Ressentiment wiederum über die subjektiven Gefühle hinaus die kollektiven Wahrnehmungs- und Deutungsmuster. Das geschäftliche (kaufmännische, berechnende) Gebaren bestimmt immer ausgedehntere Lebensbereiche und trägt entscheidend zu einer Kultur der Habenorientierung bei. Es ermächtigt das Prioritäre der Lebensverhältnisse (Bedürfnispyramide) zum Primat in der Ordnung der Werte.

Eros und Agape
Was Scheler gegenüber Nietzsche ebenfalls geltend macht, ist ein wesentlicher Unterschied in der Idee der Liebe, die nicht nur im *Eros*, sondern in einer Bewegungsumkehr auch als *Agape* begegnet. Diese von Nietzsche völlig verkannte Bewegungsumkehr in der Liebe ist vom Christentum eingestiftet worden. Eros sucht um der eigenen Steigerung willen die Verähnlichung mit dem Höheren (dem Seinsrang nach). Die Bewegung des Eros steigt gleichsam von unten nach oben auf. Eros steht für den Weg vom Niedrigen zum Höheren. Das Göttliche, selbst vollendet und ewig in sich ruhend, ist erotisierender Gegenstand und Ziel des Eros-Strebens.

Dem Erosgeschehen gegenüber ist der biblische Gott jedoch sehr anders zu denken. Hier ist Gott nicht ein vollkommenes Seiendes, das selbst nicht liebt (weil Eros dem Mangel entspringt und erst zur Vervollkommnung unterwegs ist). Christlich gedacht ist Gott keineswegs unberührbar und erst recht nicht ungerührt. Er wird als Liebe in sich (Trinität) und als Liebhaber seiner Geschöpfe gedacht. Agape meint Selbstmitteilung und Sozialisierung der göttlichen Lebensqualitäten durch den sich selbst mitteilenden Gott.

2.2 Exemplarische Zugänge zur Sache der Ressentimentalität

Im Zwischenmenschlichen entspricht dem die selbstlose Liebe, dem Eros die begehrende Liebe. Besser noch wäre Agape so verstanden: eine Liebe, die das Selbst einem Du zuliebe einsetzt; Liebe, die als Für-Sein konzipiert ist. In einfacher Sprache kann man Agape als „schenkende" Liebe bezeichnen. Eros liebt das Anziehende als Wertvolles. Es ist anziehend, weil wertsteigernd. Die Bewegung kommt aus der Armut des Liebenden und sucht den andern, um Anteil an der Fülle zu bekommen. Umgekehrt ist Liebe im Sinn der Agape überfließende Fülle, die schöpferisch ist und wertvoll macht. Agape sagt: Volo ut sis – ich will, dass du seist. Agape ist die Bejahung des anderen um seinetwillen. Eros bejaht das Andere, weil es Wert hat, die Agape „gibt" Wert. Im Eros wirkt Mangel als Antrieb, in der Agape die Fülle.

Primäre und sekundäre Hinwendung zum Du

Doch auch bei der aufopferungsvollen Hinwendung gibt es noch einmal „zwei grundverschiedene Arten, in denen sich der Starke gegen den Schwachen, der Reiche gegen den Armen, überhaupt das vollkommenere Leben gegen das »unvollkommenere« - zu ihm sich herabbeugend und ihm helfend - verhalten kann." (Scheler 1978, S. 41) Erstens eine Liebe gegenüber dem Schwächeren, Kranken, Kleinen aus innerer Geborgenheit und eigener Lebensfülle. Zweitens jene Art des Sichherabbeugens, bei der kein Überfluss der eigenen Lebensmacht, der Geborgenheit und Festigkeit zugrunde liegt, sich vielmehr die Unfähigkeit zeigt, bei sich zu bleiben.

Wo es jemand von sich wegtreibt, handelt es sich um eine sekundäre Zuwendung zu einem anderen Menschen. Hier fundiert die Abwendung vom eigenen Selbst die scheinbare Fremdenliebe. Was Fremdenliebe zu sein scheint, ist in Wahrheit Selbsthass, Hass gegen sich selbst, Hass gegen das eigene Elend und die eigene Schwäche. „Die Seele ist hier immer im Aufbruch begriffen, in die Weite und die Ferne zu gehen. Eine Angst, sich selbst und ihre Minderwertigkeit zu schauen, treibt sie, dem anderen schon als anderem überhaupt ... sich hinzugeben." (Scheler 1978, S. 47) Es handelt sich um einen Mangel an Einsamkeitsfähigkeit, wie ihn bereits Arthur Schopenhauer gegeißelt hat. Egon Friedell hat einmal augenzwinkernd gesagt, es gäbe flache Egoisten und tiefe Egoisten. Die letzteren nenne man Altruisten. Auch für Scheler ist Altruismus ein Ersatzwort für eine Pseudo-Liebe, die nicht lieben kann, weil sie aus einer verqueren Selbstlosigkeit stammt. Nur die Agape ist völlig frei von allem Ressentiment und Grundlage von Akten echter Nächstenliebe, dem Tun der Liebe, nicht zu verwechseln mit einem sentimentalen Empfinden oder einer romantischen Liebe. Denn schließlich ist Liebe ja ein Tun-Wort, ein Tätigkeitswort.

Ressentiment ist insgeheim Hochmut

Soweit Ressentiments in der Verwirrtheit des Herzens gründen, kommt dem Hochmut besondere Bedeutung zu. Die Erweckung des Rachegefühls benötigt innere, verhaltene Ansprüche und großen Stolz, der bei nicht angemessener äußerer sozialer Stellung besonders schnell in Zorn entflammt und im Hass zerstörerisch zu wirken beginnt. Siegfried Hamburger hat gezeigt, dass die Wurzeln des Ressentiments nicht nur mit dem Unterlegenheits- und Ohnmachtsgefühl zusammenhängen, vielmehr im Ressentiment zugleich die Auflehnung gegen die axiologische Höhe der höchsten sittlichen Werte greifbar wird. (Hamburger 1993, S. 36) Aus Erwartungen erwächst oft ein Anspruchsdenken, das dem Hochmut nahekommt und alsbald bei herben Enttäuschungen, die nicht ausbleiben können, in eine Rache-Stimmung versetzen und Ressentiments gebären.

Drei Irrtümer Nietzsches
Drei Irrtümer lastet Max Scheler Nietzsche an. Erstens setze er die christliche Liebesidee mit der Mitleidsethik und den Lehren vom Wertvorrang der altruistischen Gefühle gleich. Die Verbindung der christlichen und der humanitaristischen Liebesidee war im 19. Jahrhundert so innig, dass der radikale Unterschied dieser Ideen leicht übersehen werden konnte. Ähnliche Erscheinungen hatten zuvor bereits Kant zu dem Irrtum veranlasst, die Liebe sei bloß ein sinnlicher, pathologischer Affekt, weshalb sie nicht als echte Triebfeder sittlichen Handelns angesehen werden könne. Von David Hume, der ihm bekanntlich aus dem dogmatischen Schlummer half, hätte er lernen können, dass etwas unserem Verstand vorausgeht, was mit Gefühl nur unzulänglich beschrieben wird, und – würde es nicht mit der Animalität konnotiert – besser Instinkt heißen sollte. Die Neigung des Herzens, die Wesensart des Gemüts, die Ordnung des Herzens, die Vernunft des Herzens, der Sinn für die Höhe von Werten, – all das veranlasst, rationale Argumente zusammenzutragen, um zu begründen, was doch schon Grund ist. Liebe ist abgründig und grundlos, aber überbrückt jeden Abgrund.

Daran schließt sich ein zweiter Irrtum an: Nietzsche nimmt wie die meisten Menschen auch heute noch an, im Christentum bestehe ein Vorrang der Moral vor dem Dogma. Doch vor dem Ruf zur Nachfolge steht die befreiende Begegnung. Erst der Glaube, dann die Moral. Das Christentum ist keine moralische Besserungsanstalt, sondern ganz ursprünglich Heilszusage. Diese impliziert zwar ein Ethos: was geschenkt wurde, soll weitergegeben werden. Aber ohne die Verankerung im intimen Mensch-Gott-Verhältnis (= Liebe) muss das Liebesgebot überfordern und wird deshalb regelmäßig pervertiert. Die wahrhaft christliche Verschränkung von Religion und Sittlichkeit blieb Nietzsche fremd. Die Liebe ist die Mitte des Christseins, und das christliche Ethos ist von der Welt- und Gottesanschauung, die Scheler darstellt, nicht zu lösen. Christlicher Humanismus wird, wenn er vom Erlösungsgeschehen abgetrennt wird, zum Humanitarismus, den Nietzsche zurecht attackiert.

Ein dritter Irrtum Nietzsches ist ebenfalls bis zum heutigen Tag weit verbreitet, nämlich die christlichen Werte am Maßstab der maximalen Lebensförderung zu messen. Nach Scheler dürfen jedoch die Lebenswerte nicht absolut gesetzt werden. Die Biologie kann überhaupt keine Forderung anmelden, und die Nützlichkeitswerte sind die niedrigsten auf der Skala.

Die Dynamik des Ressentiments in Schelers eigener Konzeption
In Schelers Konzept zeigt sich das Ressentiment als eine *Erlebniseinheit*. Der Sache nach handelt es sich um „eine *seelische Selbstvergiftung* ... eine dauernde psychische Einstellung, die durch systematisch geübte Zurückdrängung von Entladungen gewisser Gemütsbewegungen und Affekte entsteht." Diese sind an sich normal und gehören zum Grundbestande der menschlichen Natur. Die Folge sind gewisse *dauernde* „Einstellungen auf bestimmte Arten von Werttäuschungen und diesen ent-

sprechenden Werturteilen." (Scheler 1978, S. 4) Durch die zeitliche Verschiebung der Reaktion (in der Hemmung der eigenen Tat) wird das schmerzliche Gefühl immer wieder nachgefühlt. Jede weitere Zurücksetzung vertieft den ursprünglichen Schmerz. Durch das erneute Wiederfühlen häuft sich der Groll an. Das häufige Durchleben des Zürnens nährt die sich festigende Bereitschaft zur Feindseligkeit. Doch, so Scheler, alles das ist noch kein volles Ressentiment, sondern es handelt sich um Stadien im Werden. Jederzeit bleibe die Möglichkeit der sittlichen Überwindung der je eigenen Ressentimentalität, zum Beispiel im Verzeihen bzw. Vergeben. Selbst das Klagen oder das Resignieren wären Optionen zur Abkehr vom Ressentimentgeschehen und seiner Dynamik.

Wenn aber das Rachegefühl sich bis zur Rachsucht steigert, kommt es dahin, dass nur noch Gelegenheiten aufgesucht werden, selbsttätig das schlechte Gefühl zu bedienen. Es wird dann im Zug der Umkehrung der Werte zu einer fragwürdigen Freude verkehrt. Lustvoll läuft man, wie es Viktor Frankl vom Neurotiker sagt, Ohrfeigen hinterher. Das Feindselige in Bezug auf die anderen besteht darin, in all ihr Tun die Intention hineinzutragen, sie wollten verletzen.

Was Gilles Deleuze in seinem Nietzschebuch erläutert, gehört auch hierher. Wir merken schnell, so Deleuze, was der Mensch im Ressentiment eigentlich will: dass die anderen böse seien. Das Ressentiment will nicht primär anderen Böses, sondern ist ihnen böse und will, dass sie böse seien, um sich selbst besser fühlen zu können. Die Formel des Ressentimentmenschen lautet: „Bist du böse, dann bin ich gut." (Deleuze 1991, S. 130)

Überempfindlichkeiten in der Ressentimentkultur
Typisch für den Menschen im Ressentiment ist dessen besonders große Verletzlichkeit. Die wachsenden Überempfindlichkeiten in unserer gereizten Gesellschaft sind Anzeichen der Ausbreitung des Ressentiments. „Man greift faktisch an, wo man sich nur zu rächen meint." (Scheler 1978, S. 8) Die äußerste Ladung von Ressentiment – so Schelers wichtiger sozialpsychologischer Hinweis – entsteht nun in einer Gesellschaft, in der formell zwar eine durchgängige Gleichberechtigung gilt und in der man auch gleiche politische Rechte hat, während aber de facto große Differenzen vorliegen, d. h. in einer Gesellschaft, in der jeder das „Recht" hat, sich mit jedem zu vergleichen, und sich eben dennoch nicht sinnvoll vergleichen kann.

Das ist relevant etwa in der Frage der Gleichberechtigung, die formal anerkannt sein mag, die gläsernen Decken in den Führungsetagen aber eine andere Auskunft geben. Oder bei der Frage der Bildung, wo schon im Grundschulalter, ja in der Vorschule Kinder nach dem Vermögen oder dem Bildungsgrad der Eltern faktisch getrennt werden. Bedauerlich, dass die „höhere Bildung" oft nicht bis in die Wesensmitte reicht und deshalb die Solidarität dort aufhört, wo die eigenen Kinder mit Kindern aus ganz anderen Milieus zusammentreffen könnten.

Eine Kultur der Bewunderung vor Gleichstellungsbemühungen
Scheler sieht auch, wie das Aufklärungsideal der Gleichheit mit dem vermeintlichen Recht verwechselt wurde, niemals Neid oder Unterlegenheit empfinden zu müssen. Die gegenwärtigen Anstrengungen zur politischen Korrektheit zielen auf

eine Gleichstellung, ohne dass jedoch die bleibenden Ungleichheiten ausgeschaltet werden könnten. Es soll etwas erreicht werden, was schlechterdings unmöglich ist: Menschen vor Gefühlen wie Neid und dem Schmerz angesichts von Unterlegenheit zu bewahren. Das Resultat ist eine Kultur, die das Ressentiment zur Tugend stilisiert hat. (Strenger 2015, S. 62–65)

Weil es an einer „Kultur der Bewunderung" fehlt, wird nicht bloß die gewollte (bewusst oder unbewusst) Schädigung durch andere zum Zorngrund, sondern allein schon die Konfrontation mit der Überlegenheit anderer. Erinnern wir uns an Kierkegaard: Am besten stellt man dann in Frage, dass es Überlegenheit überhaupt gibt. Besser oder Schlechter, das wird ins Belieben gestellt, die Unterscheidung als elitäres Denken und autoritäre Normierung verworfen. Was nicht sein soll, darf nicht sein. Solche Strategien sind typisch ressentimental – und so alltäglich.

Was wir zu lernen haben, ist schlicht dies: den Vorzug des andern nicht als Kränkung zu erleben. Gewiss ist es ebenso wichtig, kritisch zu sein und Kritik anzunehmen. Da der Geist des Ressentiments in Negativkritik einen Ausdruck findet, muss nochmals an den Sinn von Kritik erinnert werden. Ressentimentkritik (gen. subj.), die keine positiven Ziele hat und sich gegen alles Bestehende richtet, ganz egal ob es gut oder zweifelhaft ist, erkennt man schnell. Zum Beispiel daran, dass Missempfindungen hervorgerufen werden, wenn Abhilfe geschaffen wird, weil dann ja das Lustgefühl, das in der Negation, in der Schelte und im Wüten liegt, keine Nahrung mehr findet. Ein anderes Indiz für ressentimentbedingtes Kritisieren ist die Weigerung, selbst Verantwortung zu übernehmen. Am Ende kommt es dem Ressentiment ja weniger auf die Änderung kritisierter Zustände an als auf Kritik und Protest. Man gefällt sich im „Hochgefühl der grundsätzlichen Opposition". Das „Enragement (In-Wut-sein) transformiert sich nicht zu Engagement (Sich-Einbringen), die kollektive Aktion bleibt destruktiv, ihre ‚schöpferische Tat' ist Nietzsches blankes Nein". (Leggewie 2015, S. 150)

Das Bewusstsein des Selbstwertes und der *guten Resonanz* mit der Wirklichkeit, der eigenen „Seinsfülle" lässt falschen Stolz nicht aufkommen. Denn Stolz beruht Scheler zufolge immer auf dem Mangel eines natürlichen Selbstbewusstseins. Der Stolze ist stets stolz im Blick auf andere. Während der Vornehme die Werte *vor* dem Vergleich erlebt, tut dies der gemeine Stolze erst *im* und *durch* den Vergleich. Die ständig erlittene Begegnung mit der eigenen Unzulänglichkeit mündet dann in eine spezifische Werttäuschung. Zuerst wird heruntergedrückt, was wertvoll ist. Doch die Hauptleistung des Ressentiments liegt in der *Fälschung der Werte selbst*. Die *Entfremdung* ist vollständig geworden in der *Verleumdung der Welt*. Ressentiment ist eine Gestalt des Entfremdetseins.

Gelten lassen und Bewundern
Es gibt Lebensumstände und -lagen, die von vornherein mit einer Dosis „Ressentimentgefahr" verbunden sind. Geschlechterressentiments etwa, oder das Generationengefälle oder Familienstolz. Kriminelle, Priester, das Kleinbürgertum und die subalterne Beamtenschaft führt Scheler an.

Einen wichtigen Punkt spricht Scheler mit dem Hinweis auf eine „vornehme" Haltung in der Begegnung mit anderen an. Schon „vor" dem Vergleich mit ihnen soll die uns haltende Einstellung des Geltenlassenkönnens als etwas erfasst werden, was uns selbst nicht relativiert. Nur aufgrund eines sicheren Selbstwertgefühles ist die erforderliche Objektivität, das heißt strenge Sachlichkeit, möglich. Die egozentrische Perspektive fragt demgegenüber stets, was etwas für einen selbst bedeutet. Die sachzugewandte und welthingegebene Person fragt, was etwas an sich und für sich selbst sei. Nur dann „trifft" in der Begegnung der eine den andern. Nur dann wird ein Einzelwert im Wertgefüge und dieses im Ganzen objektiv (sachbezogen und sachlich) erfasst. Das Ressentiment geht in aller Regel Hand in Hand mit einer unsachlichen, im Grunde animalisch-selbstbezogenen Herangehensweise auf die Dinge und auf andere Menschen zu („Und was hab' *ich* davon?", „Was geht *mich* das an?").

Ressentiment begegnet uns, so Scheler, im Typus des Strebers, auffällig in seinen Zügen oder in den verbissenen, überkompensatorischen Gesten. Ressentiments gehen oft Hand in Hand mit Minderwertigkeitsgefühlen und -komplexen. Auffällig sind die schon mehrfach genannten Entwertungstendenzen. Als Beispiel für eine verfestigte Ressentimenthaltung weist Scheler auf jene „Ressentimentkritik" hin, der es um nichts weniger geht als um konstruktive Beiträge, die sich im Miesmachen und Vermiesen gefällt. Auch das selbstmitleidige Narrativ gehört hierher.

Scheler spricht oft von der „organischen Verlogenheit" des Ressentimentmenschen, dessen bittere Erfahrungen sich zur Bitterkeit der Gesamtpersönlichkeit versteinert. Alle Stadien im Werden des Ressentiments beschränken sich nie nur auf Individuen, sondern werden viral und grassieren in immer weiteren Kreisen. Das Ressentiment wirkt entsprechend ordnungsauflösend im Sozialen wie im Politischen.

2.2.4 Ressentiment als Quelle der Scham - Léon Wurmser

Auf Nietzsches Psychologie des Ressentiments als Quellgrund einer lebensfeindlichen Moral folgte Schelers Beitrag, der besonders die Ohnmachtsgefühle beim Werden des Ressentiments betonte, das verständlicher wird, wenn man es als Antwort darauf begreift. Daran schließt nun ein Autor an, der die Scham als weiteres Element ins Spiel bringt, die mit dem Ressentiment verknüpft ist.

Seelenblindheit mit weltpolitischen Folgen
Léon Wurmser stellte noch im Jahr 2005 fest, das Ressentiment sei ein psychoanalytisch bislang viel zu wenig ergründeter Affekt. Und dies, obschon nach seinen Worten das 20. Jahrhundert mit Fug und Recht als das Jahrhundert des Ressentiments betrachtet werden könne. Die drei gewaltigen paranoiden Katastrophen des vergangenen Jahrhunderts, so der Psychiater und Psychoanalytiker, der Nazismus, der Stalinismus und die Chinesische Kulturrevolution, waren Aufstände des Ressentiments. Ressentimentmenschen sind besonders anfällig für Ideologien, die Wurmser für philosophisch verbrämte Ressentiments hält. Das Ressentiment ummantelt sich gern mit Narrativen.

Menschen, die voller Ressentimentalität sind, greifen leicht zu einer Ideologie, die ihren Gefühlen philosophische Reputation geben soll. Nicht mehr zu kontrollierende Lawinen der Gewalt werden ohne böse Gesinnung losgetreten, wenn die komplexer werdende Welt nur noch ertragen werden kann, sofern sie binär bleiben darf. Wenigstens weiß man dann um Freund und Feind. Die ganze Weltgeschichte ist nach Wurmser von Ressentimentalität bestimmt.

Die zentrale Rolle der Scham

So zählt zu den Geiseln des 21. Jahrhunderts auch der Terror. Die Geschichte des Terrorismus erzählt ebenfalls von Scham und Ressentiment. Scham ist ein entscheidender Faktor in Wurmsers Ressentimentpsychologie. Die Ohnmacht, die erlebt wird, wenn man sich gegen Ungerechtigkeitserfahrungen nicht zur Wehr setzen kann, ist unter Umständen so beschämend, dass das Schamgefühl die Seelenarbeit lähmt. Dann wird die eigene Schwäche zur Zielscheibe der Wut. Dieser unerträgliche Zustand führt zunächst dazu, alle Ohnmacht und Schwäche zu hassen. Es entwickelt sich gleichsam ein Ressentiment gegen Ohnmacht und Schwäche, und dies bedeutet: gegen Träger solcher Schwäche.

Generell resultiert das Ressentiment, so Wurmser, aus einem unzulänglichen Umgang mit Demütigung und Scham. Der betreffende Mensch kommt mit sich selbst und der Situation nicht zurecht. Sie ängstigt. Und nun ängstigen „im Krieg gegen die *eigenen* Unzulänglichkeiten" die *anderen* in ihrer Not. Die *eigene* Angst vor der Ohnmacht wird bekämpft in der Schwäche der *anderen*. Anstelle der Solidarität der Gedemütigten kommt es zum Hass auf die Schwäche und mithin auf die Schwächsten. Steht die Gesellschaft Notleidenden bei (z. B. mit Hilfen für die gestrandeten Fremden), kann dies die Empfindung von Ungerechtigkeit wieder aufkommen lassen. („Denen wird geholfen – mir schon lange nicht mehr!") Vermeintliche oder tatsächliche Ungerechtigkeiten lösen das Gefühl des Zurückgelassenwerdens, des Zukurzkommens in anwachsenden Teilen der Bevölkerung aus.

Dabei gäbe es so viele Gründe für solidarisches Handeln und Mitgefühl. Denn in der Tat ist die Ausbeutung der Menschen und die Zerstörung ihrer Lebensräume für Macht und Profit nicht bloß abstrakt menschenverachtend, sondern sehr konkret demütigend. Wenn wir nicht wachsam sind und vor allem nicht endlich die Gegenkräfte stärken und pflegen, wird dieses Jahrhundert mit noch weit größerem Recht als Jahrhundert des Ressentiments erinnert werden.

Ressentiment, Scham und Beschämung

Zum Gefühl der *gestörten Gerechtigkeit* kommt das ätzende Gefühl erlittener Ungerechtigkeit und das Gefühl, verraten worden zu sein hinzu: Verrat der Loyalität, Verrat der Solidarität, Verrat am Recht. Auch die gestörten Anerkennungsbeziehungen werden zum Gegenstand der Scham. Je tiefer die Scham, desto bitterer das Ressentiment. Je heftiger das Ressentiment, umso radikaler die Desintegration der Person, und umso lebhafter der Wunsch nach Rache. So alltäglich es beginnen mag, es ist alles andere als harmlos. An all dem kann der Mensch schließlich zerbrechen.

Wenn die Beschämung moralische Qualität hat, kommen noch Schuldgefühle hinzu. Die Scham wird im Innenraum des Subjekts zementiert. Jeder Vergeltungswunsch führt dann zu noch mehr Schuld- und Schamgefühlen, jedenfalls in einer Gesellschaft, die der Vergeltung die Vergebung entgegensetzt, um letztere zugleich – perfide genug – als Mittel zur Disziplinierung und Schuldzuweisung zu verwenden. Ist die Selbstverurteilung unerträglich geworden, kommt es, gleichzeitig mit dem teils schwelenden, teils brennenden Groll, zu einer Art Flucht vor dem Gewissen. So hält sich das Ressentiment nach Wurmser zuletzt in einer selbstgerechten Identifizierung mit dem Über-Ich. „Das Überich wird zum Sitz von Neid und Ressentiment gegenüber dem Rest des Selbst." (Wurmser 2008, S. 981) In solcher Verkehrung verwandelt sich das Ich vom Opfer der Selbstanklage zu einem brutalen Richter und gnadenlosen Rächer. Dabei wird jetzt der andere zum Angeklagten, Verworfenen, zu einem, der vernichtet werden muss.

Im Ressentiment waltet ein verquerer Moralismus. Die Rache setzt auf Symmetrie und so auf Ausgleich – das altehrwürdige Talionsprinzip (Auge um Auge, Zahn um Zahn …). Das Ressentiment aber ist ein Nachtragen, eine unterlassene Rache, die nun erst, in einer Verwandlung, bösartig wird. Zum Ersatz wird beschämt und erniedrigt. Schau her: So schlecht bist du – und so gut bin ich. Mit der vorgetäuschten Güte will man nicht den Ausgleich, sondern den moralischen Vorteil, indem man andere ins Unrecht setzt. Man erklärt sie für böse. Die Rache will (im Unterschied zum Ressentiment) Vergeltung als Abgeltung, ist Zorn des Übergangs, wie es Martha Nussbaum sagen würde. (Nussbaum 2017) Selbst in Form des Zorns sucht Vergeltung doch immer noch die Wiederherstellung der Gerechtigkeit. Ein geradezu ehrbares Anliegen. Doch das Ressentiment setzt auf Beschämung – die letztlich auf den Ressentimentalen zurückfällt. Tief im Innersten spürt er, dass er sich selbst erniedrigt.

Gewalttätigkeit aus geheimer Angst vor Nähe
Ist ein Mensch einmal im Ressentiment „heimisch", wird Beziehung im Kampf um Sachen zur Beziehung im Ringen um Status. Die Moral wird zur Waffe. Was verbinden soll, zersetzt nun und trennt. Aber in Wahrheit – und deshalb kann Léon Wurmser im Anschluss an Nietzsche auch von Selbstvergiftung sprechen – ist die Gewalt gegen den andern zugleich ängstlich versteckte Angst vor der Verbundenheit mit ihm. Und damit ist sie auch Gewalt gegen sich selbst. Angewiesenheit von Abhängigkeit zu unterscheiden und Angewiesensein ganz grundsätzlich zu begrüßen, ist schon für die angstfreie Beziehung eine seelisch-geistige „Leistung". Wobei selbst Abhängigkeit im Rahmen eines stimmigen Verhältnisses erträglich wäre. Nur der verkehrte Stolz erträgt in der Abhängigkeit den anderen nicht.

Das Ressentiment will nicht Abgeltung, sondern die moralische Vernichtung. Hier verlangt eine narzisstische Wunde nach einer (möglichst schlimmeren) Kränkung des andern. Der Ressentimentale sieht in dessen Beschämung die Möglichkeit, die eigene schmach- und schamvoll erlebte Hilflosigkeit und Ohnmacht zu überwinden. Genugtuung ist auf diesem Weg aber nicht möglich. Schon deshalb nicht, weil über den Eindruck beim Gegenüber nicht verfügt werden kann. Die erlittene Kränkung und die Schamgefühle bleiben bestehen, denn sie verlangen eine ganz andere Art der Heilung.

Durch bedrohliches Auftreten sollen erniedrigende Gefühle der Ohnmacht, der Schwäche und des Angewiesenseins zumindest zweitweise zurückgestaut und kontrolliert werden. Passives kann zu Aktivem werden. Die Selbstverachtung wird verkehrt in die Verachtung der anderen. Opfer zu Opfern erklären wird zum vermeintlichen Weg, die Scham abstreifen zu können. Das Unglückliche dieses Rettungsversuchs besteht in der Vergrößerung der Ungerechtigkeiten in dieser Welt. Das verletzte Gerechtigkeitsgefühl führt zu neuem Ressentiment. Die Tiefe der narzisstischen Kränkung, die man dabei erlebt, ist enorm.

Opfer falscher Vorstellungen von Größe
In bemerkenswerten Überlegungen unterscheidet Simone Weil zwei Arten von Größe: echte Größe, die dem Geist angehöre, und die alte Lüge der Welteroberung. Ihr eindringliches Beispiel: Man wisse, dass eines der Bücher, die auf den jungen Adolf Hitler nachhaltigsten Einfluss ausgeübt hätten, „eine Schrift zehnten Ranges über Sulla war", wo von Massakern des Sulla die Rede ist (und wonach das Blut in den Straßen Athens so hoch wie bei einer Überschwemmung gestanden habe). Wenn ein Mensch voller Minderwertigkeitsgefühle und Komplexe nach Größe trachte, und er in solchen Büchern und überall diese Art von „Größe" verherrlicht sehe, so irre er subjektiv in seinem Streben nach Gewalt leider nicht. Eben diese „Größe" habe Hitler schließlich tatsächlich erreicht, die gleiche, vor der sich alle schmählich beugen, wenn sie, von fataler Geschichtsschreibung geleitet, die Augen auf die Vergangenheit richten.

Man stelle sich, sagt Simone Weil, diesen jungen Mann vor, wie er elend, entwurzelt, nach Größe hungernd durch die Straßen von Wien irrt. Wer aber, so fragt auch sie, ist verantwortlich, dass er keine andere Art von Größe entdecken konnte als das Verbrechen? Und dann provoziert sie mit klaren Worten, die keineswegs Hitler und andere Täter entschuldigen sollen, mit der These, dass doch alle „Autoritäten des Wortes oder der Feder, die zu jener Atmosphäre beigetragen haben, in welcher Hitler als junger Mann aufgewachsen ist", an den Verbrechen, die Hitler beging (und wir wissen heute mehr als sie, welch viel größere er noch begangen hatte), eine größere Schuld tragen als er selbst.

Die einzige Art, solche Verbrecher in den Augen der nach Größe dürstenden jungen Menschen zu einem abschreckenden Beispiel zu machen, bestehe darin, eine vollständige Umwandlung dessen, was als groß gilt, zu erreichen, dass ein Hitler und andere, die ihm gleichen, davon ausgeschlossen wären. Es gilt, den Begriff und die Bedeutung von Größe von Grund auf umzuwandeln. (Weil 2011, S. 208 f.) Ähnlich argumentierte schon Max Scheler: „Welchen Göttern wir dienen, indem wir sie heimlich oder bewußt unser Vorbild werden lassen – das entscheidet auch, welche Führer wir wählen." (Scheler 1957b, S. 263)

Selbstachtung
Für Léon Wurmser steht eine positive Sicht auf die Selbstachtung im Vordergrund, die überraschend hinter dem Rachegedanken aufscheint. Im Vergleich zum Ressentiment ist der Rachewunsch (nicht die Rachsucht) eine seelisch gesunde Reaktion. Im Rechtswesen wird dem Wunsch nach Vergeltung in zivilisierten Bahnen Rechnung getragen. Das Ressentiment dagegen ist eine Sache rein der *Gesinnung*. Nach Wurmser ist es daher auch so wichtig, dass Menschen einen Rest an Selbst-

mächtigkeit bewahren. Auf irgendeine Weise sollten sie aktiv werden, jedenfalls nicht in der Passivität verharren. Damit Rache nicht zum Ressentiment verkommt, muss passiv Erlittenes in aktiv Gestaltbares überführt werden.

Zur Illustration erzählt er eine recht harmlose Begebenheit: „Vor einigen Wochen erlebte ich selbst einen Raubüberfall in Madrid. Ich wurde von vier Männern umstellt und meines Portemonnaies beraubt. Und ganz urtümlich rannte ich dem, der mich frontal angegriffen hatte, nach — ich wusste, dass ganz bestimmt die Gefahr besteht, er könnte ein Messer oder eine Schusswaffe haben, es war mir egal. Während in den ersten Tagen nach dem Überfall das Gefühl der Hilflosigkeit, der Passivität, sogar der Scham in mir überwog, änderte sich das innere Gleichgewicht in der Erinnerung fast zu einer Art Stolz, dass ich den Überfall nicht auf mir sitzen ließ, so irrational, so unvernünftig, so gefährlich die Verfolgung auch gewesen sein mochte. Das war eine ganz urtümliche Reaktion vom Passiven ins Aktive. Und Rache ist eine Form der Wendung vom Passiven ins Aktive." (Wurmser u. Hirsch 2009)

Niemand möchte sich vorwerfen, feige gewesen zu sein, sonst büßt man für das zugefügte Unrecht doppelt. Man bezahlt den unmittelbaren Verlust; dazu kommt die Beschämung. Mit der Zeit kann sie sich vergrößern und eingraben, erst recht, wenn sich solche Erlebnisse wiederholen.

Wenn die Selbstbehauptung nicht gelingt, beginnt die Bosheit
Für Wurmser gilt: Wenn die Selbstbehauptung nicht gelingt, beginnt die Bosheit. Er findet drastische Worte: Als Inbegriff des Bösen bezeichnet er die traumatische Macht des Ressentiments mit seinem Zug zur Verdinglichung und Dehumanisierung des anderen, das nur noch auf dessen Verachtung und Beschämung zielt.

Wurmser nimmt an, dass emotionale Grundlagen dazu schon sehr früh entwickelt werden. Wahrscheinlich gegen Ende des zweiten Lebensjahres bildet sich ein Urbedürfnis nach Gerechtigkeit und ein Gefühl dafür, dass ein Miteinander der Menschen nur möglich ist, wenn eine Art primitiver ausgleichender Gerechtigkeit herrscht. Vergeltung entspringt also dem archaischen Wunsch, ein subjektiv gestörtes Gleichgewicht wiederherzustellen. Ebenso alt wie das Bedürfnis nach Rache ist aber auch das Bedürfnis, etwas wiedergutzumachen. Jedenfalls spürt das Kind das Recht darauf, „sowohl geliebt wie auch respektiert zu werden, und die Versagung des einen oder beider wird nicht allein als existentielle Bedrohung, sondern als Ungerechtigkeit gefühlt. Nicht der Liebe würdig und nicht des Respektes wert zu sein – das schafft massive Scham, und eine der wichtigsten Folgen dieser tiefen Scham ist das Ressentiment." (Wurmser 2005, S. 39)

Beschämung
Die leidenschaftlichen Bedürfnisse des Menschen führen unglücklicherweise immer wieder zu deren traumatischer Kränkung durch Beschämung. Die Folge ist ein massives Ungerechtigkeitsgefühl, das seinerseits Neid, Eifersucht und Rachsucht zur Folge hat. Es ist für die psychologische Sichtweise bezeichnend, dass Wurmser vom Ungerechtigkeits*gefühl* spricht, mit dem er das Ressentiment gleichsetzt. Chronische Traumatisierung durch Seelenblindheit erzeugt ein allumfassendes

Schamgefühl, eine Art Schamstimmung und Schamgestimmtheit mitsamt einem schwelenden Ressentiment. Dies alles mündet in dieselbe Grundeinstellung des „Alles oder Nichts", zu einer geheimen Anspruchshaltung im Sinn des Rechts auf Wiedergutmachung. Diese Erwartung an die Mitwelt wird von einer peinlichst verborgenen und unterdrückten Wut begleitet. Zwangsläufig erfahrene Enttäuschungen, eine endlose Kette von Frustrationen und Kränkungen sammeln sich im Inneren an. Racheimpulse und narzisstische Wut stauen sich auf. Selbst kleine Enttäuschungen und Zurückweisungen, die anderen läppisch erscheinen mögen, werden als Signal einer drohenden narzisstischen Katastrophe gedeutet.

Lob der Trauer
Hinter dem Ressentiment lauert die Angst vor unerträglicher Scham. (Wurmser 2005, S. 54) Was dem gekränkten, gedemütigten und verletzten Menschen am schwierigsten, ja unmöglich scheint, wäre seine Rettung und Heilung: dem Ressentiment mit positiven Kräften entgegenzutreten. Rache als Gegengewicht gegen die Demütigung fällt nur zu oft wie ein Pfeil auf den Schützen selbst zurück. Aber um eine aufbauende Aktivität einzuleiten, müsste ja erst einmal die Grammatik der Emotionen verstanden werden. „Die vielgepriesene »Macht des positiven Denkens« wird nur als Hohn und Selbstvorwurf erlebt, wenn nicht zuerst der schwarze Zwilling auch sein Recht erfährt und er wohlwollend in seiner Klageführung angehört wird." (Wurmser 2005, S. 62) Wirkliche Auflösung der Kränkung könnte durch Verzeihung und Versöhnung geschehen. Verzeihen ist *das* Antidot zum Ressentiment. Und Heilung bedeutete sicher auch den Verzicht auf ein Leben, das sich im Ressentiment einrichtet. Am Ende mutet dies Trauern zu. Doch Traurigkeit lässt sich verwandeln – zuletzt gar in Dankbarkeit.

2.2.5 Vom „schmutzigen" Zorn und den Ressentimentgeschäften - Peter Sloterdijk

Blicken wir kurz zurück: Bei Friedrich Nietzsche spielt ein kreativer Prozess im Machtstreben der Schlechtweggekommenen die maßgebliche Rolle. Nach Max Scheler mündet die Verwirrung der Herzen in ressentimentale Ohnmacht, die in der Verlogenheit und in Werttäuschungen gipfelt und im Kleinmut ihren Ausdruck findet. Nach Leon Wurmser führen Verrat und Beschämung zu Selbstviktimisierung und Bösartigkeit. Reinhard Olschanski sieht im Ressentiment den Willen zum Feind, der das Andere im Eigenen repräsentiert. (Siehe Abschn. 2.2.6) Peter Sloterdijk legt ein Hauptaugenmerk auf den Zorn als Bedingung der Möglichkeit des Ressentiments, dessen Verfallserscheinung es darstellt.

Gleichsam als Arzt der Kultur fokussiert Peter Sloterdijk die Makrosphäre des Ressentiments und nimmt es als Herausforderung der Politik in den Blick. Mit seinem Buch *Zorn und Zeit* (Sloterdijk 2006) bietet er eine Diagnose des Fundamentalismus als Ressentimentphänomen. Deshalb ist sein Zornbuch zugleich ein Ressentimentbuch. Für Diagnose wie Therapie ist die Beziehung von Zorn und Ressentiment entscheidend. Ressentiment ist gehemmter Zorn, der eingelagert wird und mit der

2.2 Exemplarische Zugänge zur Sache der Ressentimentalität

Zeit in einer Art Gärungsprozess verfault. Sein Kunstgriff besteht darin, den Zorn zu rehabilitieren, um zu erreichen, dass er nicht länger in Hasskonserven gelagert werden muss. Der sprichwörtliche heilige oder gerechte Zorn bildet die Mitte der thymotischen Energien. Er nennt sein Werk einen politisch-psychologischen Versuch und betont die Bedeutung einer allseitigen psychischen Bildung, die aus der Balance geraten sei. Er verweist auf die Polarität zweier Grundkräfte, die er Eros und Thymos nennt.

Sloterdijk erläutert die Verwaltung und Bewirtschaftung des Ressentiments aus der Projektform des Zorns. Die Möglichkeit des Zorns ist ein wesentlicher Bestandteil der Kräfte, die wir zur Selbstbehauptung benötigen. Ohne die thymotische Energie ist Überleben nicht möglich. Zorn ist hierbei eine Primärenergie. Im Unterschied zu Wut oder Ärger ist das Zürnen moralrelevant, vor allem in Hinsicht auf eine erfolgte Verletzung. Wird der Affekt nun aber an seinem Ausdruck gehindert, wirkt er zurück, und ein Folgegefühl tritt an seine (emotional rechtmäßige) Stelle. Rache als Projektform des Zorns verschiebt die Vergeltung zeitlich in die Zukunft hinein. Das Zorngut wird gelagert in Hasskonserven. Mit der Zeit kann das angesammelte Wutvermögen sich verändern, es beginnt eine Fäulnis, und aus dem Zorn wird mit der Zeit ein tödliches Gift.

Zorn und Eros

Eros und Thymos haben in unserer kulturellen Tradition unterschiedlich Karriere gemacht. Beide werden von Sloterdijk als Grundantriebe verstanden. Einem aber wurde in den vergangenen zwei Jahrtausenden einseitig Anerkennung gezollt. Hoch im Kurs stand (und steht) in unserer Tradition allein der Eros, während Thymos mitunter verteufelt wurde, verkannt in seiner Bedeutung. Im Unterschied zum Gegensatzpaar Eros (begehrende Liebe) und Agape (schenkende Liebe) bei Max Scheler, verlegt sich Sloterdijk auf die Polarität des Erotischen und des Thymotischen, auf die Dynamiken der erotischen und thymotischen Energien. Er stellt Aneignungstriebe (Eros) neben gebende Tugenden (Thymos) und plädiert für eine ausgleichende „Große Politik" im Modus von Balance-Übungen, bei denen beispielsweise Gestaltungswille und Selbstrelativierung verbunden werden sollten. Balance üben heißt für ihn: keinem „notwendigen Kampf ausweichen, keinen überflüssigen provozieren." (Sloterdijk 2006, 355)

Das Erotische charakterisiert er als ein Begehren aus Mangel. Es treibt den bedürftigen und gefährdeten Menschen zum (ergänzenden, erfüllenden) Du. Das Thymotische steht hingegen für die Selbstmacht, mit der das Selbst auf seine Anerkennung achtet und selbstbewusst besteht. In der aufgezeigten Polarität von Selbsthingabe im Interesse solidarischer Fülle und Selbstbehauptung im Interesse der Macht habe unsere Zivilisation nur den Eros gepflegt und den Thymos beargwöhnt.

Sloterdijks Therapievorschlag geht also in die Richtung, die auch Léon Wurmser favorisiert: Anerkennung des gesunden Egoismus, Wertschätzung der thymotischen Energien. Dazu kommt eine gerechtigkeitstheoretische Pointe. Gerechtigkeit bedeutet nämlich nicht zuerst Gleichheit oder das Prinzip „Jedem-das-Seine", sondern zuallererst Anerkennung. Nur Personen, die in ihrem Selbstsein gewürdigt und anerkannt werden, sind leidensfähig und können anderen gönnen, was sie selbst entbehren. Ohnmachtserfahrungen und verweigerte Anerkennung leiten jedoch zwangsläufig Störungen des Selbst ein. In harmoniebeflissenen Gesellschaften wird schon reiner Zorn inkriminiert und soll nicht sichtbar werden. Doch nur weil er nicht sichtbar wird, verpuffen seine Energien nicht. Es geschieht, worauf Sloterdijk hinweist und wofür er drastische Worte bereithält: der Zorn „verdreckt".

Man kann Sloterdijk einen moralischen Impuls für sein Plädoyer zugunsten des Zorns nicht bestreiten. Wir können und sollen (!) uns nicht mit dem Gedanken abfinden, dass die Weltgeschichte das Weltgericht ist. Wohin aber mit dem himmelschreienden Unrecht, wenn es kein Endlager für all das Unabgegoltene gibt? Die Tradition hatte dafür, so der originelle Ausdruck Sloterdijks, sogenannte „Zornbanken". Zornagenturen vereinen die rächerischen Einzelgeschichten der Armeen von Frustrierten zu einer vereinten Geschichte, die den Beleidigten eine bessere Welt in Aussicht stellt und Ausgleich für erlittene Kränkungen verspricht. Die mächtigsten Zornsammelstellen waren von jeher die Glaubensgemeinschaften. Sloterdijk spricht von der Kirche als einer metaphysischen Zornbank.

Verzichtet der Einzelne auf das Ausleben der thymotischen Impulse, darf er auf jenseitige Rückzahlung hoffen. Über die Länge des Lebens baut sich allerdings eine hohe Ressentimentspannung auf, die mit Hilfe priesterlicher Maßnahmen kontrolliert und aufrechterhalten wird. Nach dem (von Nietzsche) ausgerufenen Tod Gottes war aber eine Umstellung nötig. Nun waren es die großen ideologischen Sammlungsbewegungen, die die Zornguthaben zu verwalten hatten. Ihnen wohnte die volle ressentimentale Energie inne, die ein verheerendes Inferno des Terrors mit Abermillionen Toten zur Folge hatte – auf allen Seiten der Systeme. Die letzte große Zornbank erlitt ihren Zusammenbruch mit dem Ende des Kommunismus als der letzten Agentur des universalen Leidensausgleichs.

Am Anfang war der Zorn
An Nietzsche und die Bibel erinnert die Attitude der großen Erzählung bei Sloterdijk. „Am Anfang war das Wort »Zorn«, und das Wort war erfolgreich." (Sloterdijk 2006, S. 19) Alle Geschichte verdanke sich dem Vorsatz, erlittenes Unrecht zu vergelten. Diese Zornenergie halte das Rad der Geschichte am Laufen. Zorn wird von ihm eingeführt als der natürlichste Begleiter des Gerechtigkeitssinnes. Von Haus aus ist solches Gerechtigkeitsstreben eine edle Sache. Der Zorn ist daher die Energie der Hochgemutheit. Weil heutzutage die Hochgemutheit fehle, seien viele Zeitgenossen viel eher beleidigt als zornig. Die Wehleidigkeit verhindert aber den produktiven Umgang mit Verletzungen. Stattdessen verbreitet sich die ressentimentbeladene Zornvariante, nämlich ein schmutziger Zorn. Wo die thymotische Energie nicht lebt, fehlt die Leidenschaft. Die Menschen unserer Zeit sind so lau, dass sie nicht einmal mehr imstande sind, große Sünder zu sein, geschweige denn leidenschaftliche Heilige. Das Fehlen aller Leidenschaft war, wie wir gesehen haben, schon von Kierkegaard beklagt worden: „Lass andere darüber klagen, dass unsere Zeit böse sei; ich klage darüber, dass sie erbärmlich ist; denn sie ist ohne Leidenschaft." (Kierkegaard 2005, S. 37) Sloterdijk teilt auch Kierkegaards Nivellierungsvorwurf. (Vgl. 2.2.1)

2.2 Exemplarische Zugänge zur Sache der Ressentimentalität

Zorn ist ein gehobener energetischer Zustand. Der thymotische Pol der Existenz bildet einen Regungsherd, der eine große Familie um sich versammelt: Stolz, Ambition, Geltungsdrang, Ehrverlangen, aber auch den Mut oder den Gerechtigkeitssinn, Edelmut, ja Hochgemutheit. Problematisch an diesen Tugenden ist nur ihr Zuviel, der Verderb. Konkret: die Hybris, der Übermut, der Hochmut, die Superbia. Den eigentlichen Verderb bedingt die Lagerhaltung. Gefühle lassen sich nämlich, so Sloterdijk, im Innern eines Menschen lagern. Hass ist demnach eine Konservenform des aufgestauten Zorns. Auch der Rachewunsch ist lagerfähig und verkommt mehr und mehr zu einem alles vergiftenden Faktor. Daraus ergibt sich die umfassende Umwertung, die sich in der Ressentimentalität äußert: Während die anlaufende Rache noch zirkulieren will wie das Kapital, ist der Umlauf beim Ressentiment gestoppt. Racheenergien werden dann nur noch angehäuft wie ein Schatz in dunklen Kammern.

Wird die Selbstachtung bedroht, aber die Gegenwehr aus Schwäche und Ohnmacht vermieden, führt dies zu einer Innenweltverschmutzung, zu einer schlechten seelischen Ökobilanz. Eine wichtige Funktion im System von Leid und Ungerechtigkeit hatte einst Gott als Archivar erlittenen Unrechts. Ihm konnte man den Schmerz anheimstellen und sogar auf Rendite hoffen. Nicht umsonst heißt es, selig zu preisen seien die, die hungern und dürsten nach Gerechtigkeit; sie würden satt werden. Besonders drastische Worte findet Lukas in der Feldpredigt (Lk 6,22 f.): „Selig seid ihr, wenn euch die Menschen hassen und aus ihrer Gemeinschaft ausschließen, wenn sie euch beschimpfen und euch in Verruf bringen, weil euch mein Geist bestimmt. Freut euch und jauchzt an jenem Tag; euer Lohn im Himmel wird groß sein." Die Verfolgten stehen in einer Linie mit ihren Vätern. Schon die Propheten seien so behandelt worden. Ein Trost, auf der richtigen Seite zu stehen?

Endlager für den gerechten Zorn zu finden, der nicht zum Zug kommen kann und zu schwelen beginnt, ist in gewisser Weise schwerer, als den Atommüll zu entsorgen. Aber auch die, die den Kampf aufnehmen, müssen erkennen, dass der Krieg gegen den Terror die Eigenschaft besitzt, nie gewonnen werden zu können. Zyniker erkennen: Dann kann man auch endlos damit fortfahren, im Namen der Terrorabwehr Geschäfte mit der Angst zu machen und Freiheiten zu beschränken.

Kriegswirtschaft des Ressentiments

Macht Sloterdijk aber mit dem Ruf nach mehr Zorn den Bock nicht zum Gärtner? Hat der Zorn als politische Energie im Zwanzigsten Jahrhundert nicht schon zu viel Verheerung und Verwüstung gebracht? Es heißt, Stimmungen lassen sich nur mit Gegenstimmungen überwinden. Schlägt es nicht stets fehl, Zorn-Gefühle nutzbar machen zu wollen? Sloterdijks Antwort: Verheerend wirkt die Zornwirtschaft nur, wenn sie zur Kriegswirtschaft des Ressentiments wird. Betrachte man die derzeit freiwerdenden Racheenergien des Islamismus, werde offensichtlich, dass nicht der heilige Zorn, vielmehr das Ressentiment die unselige Wirkkraft liefert. Zorn ist die Energie für den Aufbau. Ressentiment ist der Sog der Zerstörung.

Das Geschäftsmodell der Terroristen, nämlich Angst und Schrecken zu verbreiten, setze allein aufs Zerstören. Der schlimmste „Erfolg" der Terroristen liegt darin, beim Angriff auf unsere Lebensform so viele Ängste auf den Plan zu rufen, dass am Ende die Sicherheitsbedürfnisse Gründe liefern, Demokratie und Rechtsstaatlichkeit aufzugeben. Dann erst wäre der destruktive Zweck vollends erreicht. Wie unverantwortlich handeln illiberale Demokraten, die die terroristische Bedrohung für politische Zwecke nutzen?

Nach den bislang mächtigsten Organen der Zornsammlung, der katholischen Zorn-Gottes-Lehre, wie Sloterdijk formuliert, sowie der kommunistischen Organisation der antibourgeoisen und antikapitalistischen Zornmassen, sei nun der islamistische Terror hinzu gekommen. Er veranlasst eine Neuberechnung der Kosten für den sozialen Frieden in westlichen Gesellschaften. Während die kommunistische Bedrohung eher hohe soziale Friedenskosten zur Folge hatte, „gehen von der Drohung des islamistischen Terrors summarisch kostensenkende Wirkungen aus." Er befördert im Westen das Gefühl, einer Solidargemeinschaft anzugehören. Und er bewirkt in seiner Ablehnung der Freiheiten der liberalen Gesellschaften „ein Klima diffuser Einschüchterung", so dass „die Fragen der politischen und existentiellen Sicherheit einen deutlichen Vorrang vor solchen der sozialen Gerechtigkeit erlangen." (Sloterdijk 2006, S. 339 f.)

Nun rangiert die von nationalen Exekutiven zu garantierende Sicherheit vor der bürgerlichen Freiheit. Der patriotische Imperativ geht zu Lasten der Demokratie. Damit drohen der westlichen politischen Kultur postdemokratische Verhältnisse, zu denen die illiberalen Demokratien unterwegs sind. Die gesamte Rechtskultur erodiert und nimmt Schaden. Was den radikalen Islamismus betrifft, ist Sloterdijk mit seinen Worten nicht zimperlich: Er attestiert ihm, das erste Beispiel für eine Ideologie abzugeben, die rein rächerisch sei, die nur strafen und die nichts hervorbringen könne. Ein Beispiel für Gegen-Ressentiments?

Jenseits des Ressentiments

Dem biblischen Messianismus, an den sich der Marxismus anschließt, darf man bescheinigen, was Habermas „ein Bewusstsein von dem, was fehlt" nennt. Präziser noch handelt es sich um den Sinn für die Unannehmbarkeit von Unrecht in dieser Welt. Er ist wachzuhalten. Sich dem Unrecht *nicht* unterwerfen, das ist die sloterdijksche Parole. In dem mit *Jenseits des Ressentiments* überschriebenen Schlusskapitel seines Buches erdenkt Sloterdijk die Ablösung der „rachsüchtigen Demut" durch eine Intelligenz, die sich ihres produktiven Zorns vergewissert. Das Verlangen nach Gerechtigkeit sei bislang stets durch das Vergeltungsdenken gestillt worden. Das ist nicht länger mehr möglich. Schon deshalb dürfe auch der gesunde Egoismus nicht länger mehr diskreditiert werden. Eliten brauche das Land, die mehr Gestaltungsraum erhalten sollten.

Sloterdijk wünscht: Der Zorn soll, als Zorn, sichtbar werden dürfen. Vor allem Kurzzeitzorn soll sich entladen. Zornklärwerke sollen dunkle Gefühle veredeln. Solche Klärwerke, die die ehemaligen Zornbanken ersetzen, sind heute die zivilgesellschaftlichen Bewegungen, Sinnstiftungsagenturen und Parteien. In deren Rahmen sich zu engagieren, hilft, die Selbstachtung zurückzugewinnen und zu bewähren. Das heißt: Die Energien des Zorns werden in nachhaltige Projekte des Sinns eingespeist, werden in Hoffnungsgüter investiert, anstatt sie auf der Zornbank zu sparen und eine Lagerhaltung zu betreiben, bis der Zorn zum Ressentiment verschimmelt. Mut und Haltung, statt Wut und Spaltung, wie ich gerne sage.

Haltung zeigen durch Empörung, ist allerdings eine fragwürdige Sache. Denn Empörung kann leider in Windeseile die Seite wechseln, und tatsächlich hat sie das auch oft getan. So ist heute das Subjekt der Empörung nicht mehr die Linke, die Stéphane Hessel mit dem Ruf „Empört euch!" (Indignez-vous!) adressiert hatte, um angesichts des Finanzkapitalismus zivilen Ungehorsam und politischen Widerstand gegen Fehlentwicklungen einzufordern. Nun kommt die Empörung von denen, die in ihrem ureigenen Interesse, aus ihren eigenen Abstiegsängsten oder in deren Nutzung, jedenfalls aus dem Ressentiment heraus, Wut und Hass in den öffentlichen Raum schreien. Empörung ist eben nicht Empörung – aber allemal ein Gefühl. Da zeigt sich die Schwäche der Bezugnahme auf Gefühle bzw. deren Irrelevanz als Legitimationsinstanz. Die selbstkritische vernünftige Vernunft muss beispringen. Nur sie erkennt, weshalb ein Buch wie das von Stéphane Hessel ein „Buch der Hoffnung" ist, im Unterschied zu „Büchern der Niedertracht" von Autoren, die von feindlicher Übernahme schwadronieren oder davon faseln, Deutschland schaffe sich ab.

2.2.6 Ressentimentpolitik, Populismus und mehr - Reinhard Olschanski und jüngere Stimmen

Gediegene Reflexionen des *politischen* Potentials des Ressentiments und seiner durchgehenden geschichtlichen Prominenz verdanken wir Reinhard Olschanski. Ihm geht es darum, die Destruktivkräfte des Ressentiments zu identifizieren, zumal wo der Affekt in populistischen Politiken vereinnahmt wird. Als Historiker untersucht er vor allem die Matrix des Ressentiments und dessen Logik, um die Hartnäckigkeit von Feindbildern im politischen Leben besser zu verstehen. Denn besonders auf dieser Bühne erlangt das Ressentiment seine größte Reichweite. Durch das Reaktivieren alter und die Fertigung neuer Feindbilder bekommt es eine politische Akzentuierung mit unkalkulierbarer Sprengkraft.

Mit dem Erstarken des Populismus wird auch unablässig das Ressentiment geschürt. Die populistischen Redner erklärt Olschanski zu Ausdeutern von Feinden. Doch um wirksam zu werden, braucht es nicht nur die Agitation, sondern ein aufnahmebereites Publikum mit entsprechend offenen Ohren. Diejenigen, die den hassgetränkten Reden argumentativ entgegentreten möchten, übersehen oftmals, dass die Erlebniswelt im Ressentiment von konkreten Situationen oft bereits abgekoppelt ist. Emotionsgetriebene Reaktionen, die der jeweiligen Situation unangemessen sind, erstaunen weniger, wenn die im Ressentiment zeitversetzt zum Tragen kommenden „Erinnerungswunden" berücksichtigt werden. Frei flottierende Ängste, lang zurückliegende Verletzungen und Kränkungen werden mehr oder weniger beliebig auf die momentan durchlebte Situation bezogen. Stets wirkt dabei das von Olschanski stark betonte sogenannte Sündenbockprinzip mit: „Irgendjemand muss ja immer ‚schuld sein', egal wie hanebüchen die Schuldkonstrukte sich dann ausnehmen." (Olschanski u. Martiens 2018)

Die Bühne des Ressentiments
Vor allem in seinem Buch *Ressentiment. Über die Vergiftung des europäischen Geistes* (Olschanski 2015) zeigt der Autor, wie das Ressentiment in ganz Europa immer wieder erbitterte Kulturkämpfe angezettelt und in hohem Maß schädliche Wirkungen hervorgebracht hat. Hass, Wut und Ressentiment, lange nicht wahrgenommen, aufgestaut oder schamhaft versteckt, bespielen, nicht ohne Vorgeschichte, nun von Neuem die europäische Bühne. Olschanski erkennt außerdem auch „Neuressentiments". Selbstredend ist die Zunahme ressentimentaler Prozesse eine weltweite Erscheinung. Besonders seit 2016 fordert die Ressentimentpolitik Trumps die US-amerikanische Gesellschaft und das politische Establishment heraus. Offensichtlich ist der Liberalismus eine in der Wirtschaft weltweit erfolgreiche Idee – als politische Idee kommt er aber global zunehmend in Bedrängnis.

Olschanski konzentriert sich auf unseren europäischen Kontinent und dessen unrühmliche Geschichte. Alte und älteste Feindbilder kommen wieder ans Licht. In der gegenwärtigen politischen Auseinandersetzung werden Denkmuster wiederbelebt, die man für längst überwunden gehalten hat. Umso wichtiger ist es, sie im Zusammenhang der Geschichte zu vergegenwärtigen, um ihre zerstörerischen Möglichkeiten besser einzuschätzen zu können.

Gleich „Schläfern", die nur auf Signale zum Aktivwerden warten, bewegen sich Ressentiments unter der Wahrnehmungsgrenze, um plötzlich mit voller Wucht hervorzubrechen. Wie leicht entzündliche Pulverfässer liegen entsprechende emotionale Ladungen zum Einsatz bereit. Das Ressentiment agiert nicht mit offenem Visier, sondern perfid und hinterhältig. Von einem Tag auf den andern belebt es sich neu, einer Wüstenregion vergleichbar, die nach einem ergiebigen Regen aufblüht. Dem Regen entsprechen die symbolischen „Tränen" der vielen Abgehängten und Frustrierten. Unterschwellig breitet es sich überall aus, wo sich Zukunftsaussichten verdunkeln. Was die populistische Rechte aufführt, ist weniger ein Rückfall, vielmehr ein neuer Schub. Alte Feindbilder fungieren bei den erneut aufkeimenden Ressentiments „wie Riechproben, die auf die Fährte ihrer Aktualisierung locken." (Olschanski 2015, S. 189)

Freund/Feind-Duale konstituieren - die Funktion des Ressentiments
Durch die historische, politische und sozialphilosophische Perspektive führt Olschanski über die spekulative, theoretische und psychologische Annäherung an die Logik des Ressentiments hinaus. Sein Beitrag liegt in der Darstellung des erhellungskräftigen Freund/Feind-Duals als einer zentralen Funktion des Ressentiments. Das Ressentiment ist „der Wille zum Feind", wie seine Publikation von 2017 titelt. (Olschanski 2017) Die Freund/Feind-Logik macht das zentrale Prinzip unserer ressentimentversehrten Gesellschaften aus. Die Verfeindungsabsicht vergiftet jeden nachvollziehbaren Patriotismus und verdirbt alle Liebe zur Heimat, mithin gesunde Beziehungen der Nationen.

Im benachbarten Ausland ist schon früher sichtbar geworden, welche Kräfte den erbitterten Kulturkampf „um das europäische Erbe" wiederbelebt und neu angezettelt haben. Doch auch in Deutschland hat der Ungeist inzwischen massiv Einzug gehalten. Pegida fasst eine diffuse, hoch widersprüchliche Affektlage in einem abstrusen Namenskürzel zusammen. In der AfD sieht Olschanski die Ressentimentpartei sui generis. Vielen führenden Mitgliedern aus den Reihen der AfD, der Neuen Rechten und Identitären ist eine sophistische Sensibilität zueigen, wo es um die selten artikulierten Anliegen größerer Bevölkerungsteile geht. Diese verstehen sie aufzugreifen und für sich zu nutzen, auch wenn daraus nichts politisch Zählbares für die Zukunft resultiert. Unter ihren Anhängern und Wählern gilt die AfD als die sensibelste Partei, die in der Öffentlichkeit steht. Dies gebe ihr – traurig genug, wie Olschanski urteilt – ihre Vorrangstellung unter den Oppositionellen.

Olschanski untersucht unter anderem die populistische Rhetorik, bei der eine besondere Verbindung zwischen Redner, Publikum und Redegegenstand besteht. Es geht, so das Ergebnis, nicht mehr um Problemlösung und *sachliche* Erörterung. Populistische Rede meint es *persönlich*. Sie zielt auf den im anderen beschworenen Feind. Populistische Rede schmeichelt und spaltet, verspricht Bedeutung und bindet die Ressentimentalen in ein neues – oft genug auch sehr altes – exklusives identitäres Wir ein. (Olschanski 2017) Ein Volk, ein Reich, ein … „Der Ressentimentale braucht Feind und Führer, um sich selbst ein Freund zu sein." (Olschanski 2015, S. 36)

Historische Duale und Kontextualisierungen
Die Grundlage von Olschanskis Argumentation ist seine historisch-ideengeschichtliche Informiertheit. Im Gang durch die europäische Geschichte wird die politische Akzentuierung des Ressentiments in ihrer „Produktivität" erkennbar. Die Liste „historischer Duale" ist so lang, wie die Polaritäten eindeutig sind: Griechen / Barbaren; Christen / Juden und Heiden; Rechtgläubige und Ketzer; Abendland / Orient, Europa gegen den Rest (West against the Rest), Nation versus Nation. Überall wird hier nach Identität in der Abgrenzung gesucht, die stets mit der Abwertung von anderen verbunden ist.

Olschanskis Perspektive macht klar, dass das jeweilige ressentimentgeladene Individuum nicht nur aus seiner isolierten, kontextindifferenten Position verstanden werden sollte. Die, intrapsychische muss um eine interpersonale Betrachtung erweitert werden. Das gesellschaftliche Geflecht wird als konfliktbeladene soziale Kommunikation diskutiert. Es kann deutlich werden, wie Wertsetzungen und Fehlreaktionen einzelner Akteure sich zu einer neurotischen Konstellation verdichten. Ist das Miteinander einmal „neurotisierend" geworden, schreibt sich das Ressentiment verstärkend in eine intersubjektive Zirkularität ein, in eine Verfassung, die ganz der innerseelischen entspricht: Die Wunde, die aus dem intersubjektiv vermittelten Anderswo kommt, wird hier weitergereicht. Dabei können die Verletzungskonten nicht mehr zum Ausgleich kommen, werden die „Schulden" vermehrt.

Das Ressentiment zieht immerzu die Falschen in einen immer weiteren Kreis hinein. „Ressentiment ist die Wunde, die neue Wunden schlägt, die Kränkung und Verletzung weiterträgt und multipliziert." (Olschanski 2015, S. 28) Dabei mag es einen vermeintlichen persönlichen „Krankheitsgewinn" durch Entlastung für Einzelne geben. Dramatischer aber sind die tatsächlichen Gewinne, die aus den einträglichen Geschäften mit dem Ressentiment gezogen werden. Denn der Profit, den Hetzer und populistische Parteien mit Ressentiments erwirtschaften, ziehen hohe gesamtgesellschaftliche Folgekosten nach sich.

Wenn Europa um seinen Bestand ringt, müssen politische Emotionen wieder mehr Beachtung finden. Zum einen braucht es eine emotionale Bindung an die Idee der Demokratie, auch echte Begeisterung für die Freiheit. Zum anderen braucht es mit dem Augenmerk auf die lange politische Geschichte des Ressentiments auch die Möglichkeit, nachzuempfinden, was Auslöser der Verfeindungen sind, und wie Verfeindungen sich fortschreiben. Auch das Schreckliche ist zum besseren Schutz und zur Abschreckung auf eine emotionale Begleitung angewiesen – aber gleichsam auf die gute Angst, die unruhig macht, nicht auf eine böse, die nur Unruhe stiften will.

Es ist notwendig, und Olschanski mahnt das an, Ressentimentkonflikte als solche eindeutig zu identifizieren. Ebenso wichtig ist es, Feindbildkonstruktionen konsequenter zu benennen und engagierter zu kritisieren. (Olschanski 2015, S. 11)

Umbrüche vermehren Unglücksvorräte
Wie wir wissen, fehlt es an Feindbildern nie. Auch Kulturkreise sind von wechselseitigen Ressentiments nicht ausgenommen. Generell wird derzeit im Westen von vielen der Islam dämonisiert. Die Wucht von Modernisierungs- und Globalisierungsprozessen erschüttert nicht nur die tragenden Gerüste des Gesellschaftsbaus, sondern auch Grundpfeiler des menschlichen Innenbaus. „Aggressionen werden in der Watte innerer Hemmungen stumpf und wenden sich nicht selten in Gestalt von Depression oder Krankheit gegen die eigene Person." (Eisenberg 2002) All das nicht mehr so leicht Verständliche, all die unverfügbare Fremdheit der Existenz in unserer modernen Welt, all das Flüchtige verkörpern sinnbildlich die Geflüchteten. Sie erscheinen wie Boten des Unglücks, während sich gleichzeitig Abstiegsängste ausbreiten. So bilden sie in Umbruchszeiten die Projektionsfläche für die Angst vor der Unsicherheit.

Jeder Hass ist aber verbunden mit Selbsthass. Die vermehrten Entwurzelungserfahrungen durch gesellschaftliche Desintegrationsprozesse mehren sich. Mit ihnen wächst auch die Zahl der „psychopathischen Schläfer" sowie psychisch labiler und narzisstisch extrem verwundbarer Menschen, die über ihren inneren Unglücksvorräten brüten. Ihre ins Innere zurückgenommenen psychischen Energien geraten leicht in den Bann eines bösartigen Narzissmus. Ihre Welt nähert sich dem Bild, das die ressentimentale Binarität gut/böse und ihr Dual Freund/Feind von ihr entwirft.

Die paranoide Regression erscheint als psychologisches Korrelat einer undurchschaubaren Welt, die aufgrund ihrer Komplexität keine sicht- und greifbaren Gegner mehr bereithält. Die Menschen sind mehr und mehr in weitläufige anonyme Prozesse eingespannt, die sie nicht durchschauen und beeinflussen können, und die dennoch über ihr Schicksal entscheiden. Umso willkommener, wenn ein Themenfeld aufgetan wird, wo ein Feind, z. B. der terroristische Islamismus oder die unbarmherzigen Internet-Giganten, identifiziert werden kann. So wird der vom Ressentiment ausgemachte Feind im Umkreis des Dämonischen und Bösen verortet. Das Ressentiment versichert sich so seiner „Gründe", die paradox genug die eigene Abgründigkeit ausweisen.

2.2 Exemplarische Zugänge zur Sache der Ressentimentalität

Die politische Akzentuierung des Ressentiments
Gegen die verbreitete Lesart der europäischen Geschichte, die erzählt, dass Europa ein einmaliges humanistisch-weltoffenes Politprojekt sei, müssen wir uns vergegenwärtigen, welche Blutspur sich durch die Geschichte Europas zieht und wie, von Europa ausgehend, vor allem in Afrika, Südamerika und im Orient bis heute Wunden gerissen wurden und werden. Die Geschichte Europas ist voll von Ressentiments. Erst wenn die Affektlogik des Ressentiments, seine Funktionen, seine Wirkmechanismen, seine innerpsychische Dynamik besser verstanden werden, kann man den Ressentiments sinnvoll begegnen und ihnen wirkungsvoller entgegentreten.

Im Gang durch die europäische Geschichte wird die politische Akzentuierung des Ressentiments augenfällig. Merkmal des Ressentiments im Politischen ist die Freund/Feind-Unterscheidung. Wo die Eigenlogik des Politischen verabsolutiert wird, kommt die Bestimmung des Politischen wie etwa bei Carl Schmitt als Dual von Freund und Feind nicht zufällig zum Tragen. Hier wird die Beziehung von Politik und Moral aufgelöst. Dass der Sinn von Politik Freiheit ist, ist diesem Denken fremd. Die Linie zu Carl Schmitt geht zurück bis auf Niccolò Machiavelli. Zu dessen Lebzeiten gab es allerdings noch das Bedürfnis, die Eigenlogik der Politik durch ein moralisches Band einzufangen. Mit der kalten Analyse der Macht entstanden zugleich auch die Utopien des Thomas Morus oder des Francis Bacon.

Religiöse Impulse führten zur Trennung von Moral und Politik. Augustinus konnte fragen, ob Staaten vielleicht nichts anderes seien als Gebilde von mächtig gewordenen Räuberbanden. Die Verankerung des Seelenheils im Transzendenten gab die Gestaltung der Geschichte an menschliche Subjekte frei. Doch wenn diese Bindung reißt, was hegt dann den Machtwillen ein? Auch die Eigenlogik der Wirtschaft, die sich aus dem Kontext der Moral gelöst hat, trägt zu Verwerfungen bei. Vom Amoklauf des Geldes ist die Rede. Von der wertzynischen Motorik des Geldes wird der Bestand an verbliebener sozialer Moral verzehrt, ohne die ein Gemeinwesen nicht zu existieren vermag.

Olschanskis weitausholende Diskussion des Ressentiments nimmt die Dimensionen von Zeit und Raum nicht aus. Eine Art Veräußerlichungsbewegung kennzeichnet demnach das Ressentiment. Ein Problem wird nach außen getragen, um einen Gegner konstruieren zu können, den man abwerten und beschuldigen kann. Olschanski beschreibt eine Grundform des Ressentiments in räumlich-geografischen Denkformen. Zeittheoretisch von Bedeutung ist der Umstand, dass das Ressentiment nicht(s) vergisst. Auch ein Kollektivbewusstsein vergisst nicht, was an Schmach und Niederlagen zugefügt worden ist. Deren Gedächtnis legt sich über die Gegenwart wie Mehltau. Die Vergangenheit droht und bedroht. Raum und Zeit überwinden können nur Brückenschläge der Kommunikation und der Schuldenschnitt der Versöhnung. Doch bleibt das Bedrohliche nur vorläufig ausgesetzt, solange der Geist des Ressentiments nicht in den Herzen überwunden ist.

Zur Ergänzung
Dieses Buch ist kein Forschungsbericht, der Ihnen den Stand der Ressentimentforschung vorstellen soll; auch keine Literaturumschau, die jüngere Werke zum Thema rezensiert. Doch einige Arbeiten verdienen es, dass ich Sie Ihnen, wenn Sie der Abschnitt 2.2 neugierig gemacht hat, als Ergänzung empfehle.

Robert Müller, der in Erfurt u. a. katholische Theologie studierte und über Nietzsche promovierte, hat 2019 ein Buch vorgelegt, das ich selbst gerne geschrieben hätte. (Ob dies eine angemessene Empfehlung ist, weiß ich nicht; es ist jedenfalls der aufrichtiger Ausdruck meiner Wertschätzung.) Der Fokus bei Müller ist gerichtet auf die Rolle des Ressentiments im Zusammenhang mit dem Populismus. (Müller 2019)

Barbara Gründler ist eine Kollegin auf dem Feld der Philosophischen Praxis. Ihr von Peter Sloterdijk inspiriertes Buch handelt vom Ressentiment im Sprachspiel der Psychiatrie. Als Ergotherapeutin überschaut sie eine Fülle von Lebensgeschichten „verstimmter" hilfesuchender Menschen, die sie mit zahlreichen Protokollen und Vignetten vorstellt und nahelegt, dass die Kardinalsymptomatik der wichtigsten „psychiatrischen Krankheitsbilder als Zuspitzung und Höhepunkt unterschiedlicher Stadien der Ressentimentgenese betrachtet werden können." (Gründler 2019, S. 16)

Der Münsteraner Religionssoziologe Detlef Pollack (2020) hat zum 30. Jahrestag der deutschen Einheit ein ebenso persönliches wie soziologisch gut fundiertes Buch zur Befindlichkeit der „ostdeutschen Bevölkerung" vorgelegt. Er hat untersucht, wie es geschehen kann, dass das Protestverhalten unter Bedingungen der Diktatur, die überwunden wird, im Zug der kollektiven Selbstermächtigung unter ganz anderen Bedingungen (nämlich in der Demokratie) zum Ressentiment verkommt. Dieser Essay führt Wunden vor Augen, die eine selbstbewusste Mehrheit einem Bevölkerungsteil schlagen konnte, dem deren forcierter Behauptungswille fremd war. Die Selbstermächtigung von 1989, die bis heute bewundert wird, wird zum Ärgernis, wenn der politische Wille nicht in die Verfahren der liberalen Demokratie eingeht. Unter den Bedingungen der Demokratie wird die Ermächtigungsformel „Wir sind das Volk" zur Entmächtigungsformel eines „Systems", dessen Komplexität nicht akzeptiert werden will.

Die Befassung mit dem Ressentiment impliziert stets strittige Wertungen. Es ist leicht, Andersdenkenden Ressentimentalität zuzusprechen. Viel schwieriger ist es, den eigenen auf die Spur zu kommen. Die letztgenannten Texte atmen diesen Geist der selbstkritischen Auseinandersetzung. Das kann uns ermutigen.

2.3 Nachdenken über das „moralische" Ressentiment - Jean Améry

Es ist sehr schwer, für das Leid, den Schrecken der Folter, die Angst in Auschwitz, Worte zu finden. Doch ist es ins Sagbare zu heben. Sprachaufwärts, im Wort, finden Leidende in die Gemeinschaft der Mitmenschlichen zurück. „Unsere Zeit kennt […] eigentlich keine andere Mitteilung als dies dürftige: Dozieren", so Kierkegaard. „Man hat vollständig vergessen, was Existieren heißt." Das erlebte und erlittene Leben ist das einzige Wahrheitszeugnis, das zählt. Aber „gelebtes Ressentiment" – hört sich dies nach dem bislang Gesagten nicht seltsam an? Und doch ist das gelebte Ressentiment Teil des Lebenszeugnisses von Jean Améry. Améry, ursprünglich Hanns Maier, geboren in Wien 1912, wurde 1943 beim Verteilen antinazistischer Flugblätter im belgischen Antwerpen verhaftet nach Fort Breendonk/Derloven gebracht, wo SS-Angehörige ihn folterten, auspeitschten und dem sogenannten Pfahlhängen unterzogen, das ihm die Schultergelenke ausgerenkt hat. Am 15. Januar 1944 wurde er nach Auschwitz verbracht, wo er auch Primo Levi kennenlernte. Wegen des Vormarsches der Sowjetarmee kam er schließlich ins KZ Bergen-Belsen, das am 15. April 1945 von britischen Truppen befreit wurde.

Ressentiments erhellen
Ich stütze mich im Folgenden auf einen Radiovortrag Jean Amérys vom 7. März 1966. (Améry 1995) Améry spricht als Opfer, keine „vergnügliche Unternehmung, weder für [die Hörer] noch für mich." „Ich selber aber, zu meiner Seelennot, gehörte zur missbilligten Minderheit derer, die da nachtrugen. Hartnäckig trug ich Deutschland seine zwölf Jahre Hitler nach, trug sie hinein in das industrielle Idyll des neuen Europas und die majestätischen Hallen des Abendlandes. Ich »fiel auf«, wie einst im Lager durch schlechte Haltung beim Appell, den versöhnungsschwärmenden Kampf- und Leidensgenossen von gestern nicht weniger als den soeben zur Duldsamkeit bekehrten Widersachern. Ich hegte meine Ressentiments. Und da ich sie nicht loswerden kann, noch mag, muss ich mit ihnen leben und bin gehalten, sie jenen zu erhellen, gegen die sie sich richten." (Améry 1995, S. 19) Er verteidigt das eingestandene (!) Ressentiment, weil es eine *Emotionsquelle der Moral* ist. Ihm verdanken wir eine aus Introspektion gewonnene Analyse der Ressentiments, das nicht abgeurteilt werden kann, weder moralisch, noch psychologisch, denn es handelt sich weder um einen Mangel, noch um eine Krankheit.

Manchmal hat das Unglück recht gegen das Glück und die Krankheit recht gegen die Gesundheit, stellte Améry einmal fest. Und wenn er so den einen oder anderen amerikanischen psychoanalytischen Krankenbericht lese, zweifle er an den Möglichkeiten der Lebenshilfe. Dann sei ihm der lieber, der unglücklich ist.

Selbstverständlich hat Améry sich ausgeforscht, ob er nicht seelisch krank und verbogen sei. Wie oft haben Opfer damit zu ringen! Aber dem ist nicht so. So individuell Leben, Leiden und Sterben der Menschen auch sind, und so einmalig das allgemeine Menschliche je verwirklicht werden muss, so sind es doch grundsätzliche Optionen, vor denen jede und jeder von uns in Schicksalsstunden oder angesichts von Lebensentscheidungen stehen. Zu diesen Optionen gehört die Freiheit zu verzeihen oder nicht zu verzeihen. Und so wie Menschen nun einmal gebaut sind, dass nämlich immer ein mentaler Vorbehalt möglich ist und Tun und Denken nicht identifiziert werden können, so ist es auch möglich, zu verzeihen und zu vergeben, ohne dies vollumfänglich im Innersten der Person mitzuvollziehen, ebenso wie es denkbar ist, versöhnt zu sein und doch aus verschiedenen Gründen die Verzeihung zu verweigern und zeugenschaftlich in eigener Person ein Mahnmal zu statuieren.

Aufhebung der Zeit
Niemand ist befugt, in das Geheimnis einer Seele einzudringen. Für ein Urteil über die geistig-seelische Gesundheit einer Person mag viel daran hängen, aber das ist nicht Gegenstand für öffentliche Diskussionen. Wir können nur feststellen, dass Menschen auf je unterschiedliche Weise mit einer solchen Geschichte, ihrer eigenen, der der Freunde oder der der Täter umzugehen in der Lage sind. Und so müssen

wir nicht darüber rechten, welche sittliche Qualität das in den Augen Amérys moralisch gebotene Ressentiment hat. Es beunruhigt als Ressentiment so oder so. Es soll beunruhigen. Es trägt insofern Züge der selbstbewussten Tat, nicht eines Leidens. Es ist somit inmitten der ressentimentalen Phänomene einzigartig – aber eben dennoch Ressentiment.

Es gibt Dinge, die nie hätten geschehen dürfen und doch geschehen sind. Angesichts solcher Ereignisse fordert der sittliche Mensch, so Améry, die *Aufhebung der Zeit*. Denn die Zeit hat die natürliche Tendenz, vergangene Übel kleiner erscheinen zu lassen, je länger zurück, umso weniger prominent. Zeit heilt alle Wunden. Und ein „gutes" Gedächtnis kann auch vergessen. Das aber ist gerade das Unsittliche im Verständnis von Améry. Was nicht hätte geschehen dürfen und doch geschehen ist, darf nicht so dem Vergessen anheimfallen wie alles, was auch vergeben werden kann. Das, was so sehr außerhalb des Menschlichen steht, fällt symbolisch aus dem Zeitkontinuum heraus. Nach Améry muss das Unverzeihliche für immer zur deutschen Geschichte gehören als eine wirklich gewordene Unmöglichkeit. Das zu vergegenwärtigen ist die objektive Aufgabe dieser Art von Ressentiment.

Protest
Während Leidensgenossen wie Primo Levi, Imre Kertesz und vor allem Vladimir Jankelevitch auf der Position beharren, niemals vergeben zu dürfen, betont Améry im Eingeständnis seines bewusst wach gehaltenen Ressentiments, dass es darum gehe, das Unverzeihliche niemals dem *Vergessen* zu übereignen. Hier kommt das Ressentiment in seiner moralischen Absicht zum Tragen, das nun nicht mehr „entlarvt" werden braucht, weil es einbekannt wird. Es protestiert gegen die historisch-politische Amnesie und die moralische Amnestie.

Was ist mit der Vergebung? Der Philosoph Jacques Derrida formuliert angesichts der Rede vom Unverzeihlichen paradox: Nur das Unverzeihbare kann vergeben werden. (Derrida 2017) Starb die Vergebung aber im Lager? Améry versucht nicht, die Irrationalität des Bösen mit der Macht der Liebe zu versöhnen. Wenn es schon ein Recht auf Untröstlichkeit gibt, wieviel mehr muss man den Opfern zugestehen, ihr Recht auf Unversöhnlichkeit zu bewahren. Es sind die Überlebenden, die das Ressentiment als Bürde auf sich nehmen können. In dieser Sicht ist es die Aufgabe, nicht zu vergeben und die Aufgabe des Philosophen, sich immer zu der Wahrheit der Erniedrigung, des Monströsen und des Horrors zu bekennen. (Vgl. dazu auch 3.6)

Integration des Schrecklichen
Améry entgeht dabei nicht, „dass das Ressentiment nicht nur ein widernatürlicher, sondern auch ein logisch widersprüchlicher Zustand ist. Es nagelt jeden von uns fest ans Kreuz seiner zerstörten Vergangenheit. Absurd fordert es, das Irreversible solle umgekehrt, das Ereignis unereignet gemacht werden. Das Ressentiment blockiert den Ausgang in die eigentlich menschliche Dimension, die Zukunft. Ich weiß, das Zeitgefühl des im Ressentiment Gefangenen ist verdreht, ver-rückt, wenn man will, denn es verlangt nach dem zweifach Unmöglichen, dem Rückgang ins Abgelebte und der Aufhebung dessen, was geschah." (Améry 1995, S. 21) Die Hoffnung

Amérys: dass die Zeit nicht „neutralisiert" wird und dass er diejenigen, die er erreichen kann, zu wachem Selbstmisstrauen führt. Integration des Schrecklichen kann nur heißen: dass man das „negative Eigentum" auf sich nimmt und, soweit es um Schuld geht, diese gleichsam auf sich sitzen lässt.

Der Akt der Tilgung müsste von den Deutschen ausgehen, die die Jahre 1933 bis 1945 nicht verschweigen dürfen, sondern sie als Schuldige moralisch zu widerrufen hätten. Dann wäre das Ressentiment subjektiv befriedigt und objektiv unnütz geworden. Es ist bei Améry in dem Maß lebendig geworden, wie ihm klar geworden ist, wie die Deutschen ihre Vergangenheit zu bewältigen suchten. Zerknirschte geben keinen Anlass zum Ressentiment. Verschweigen und Verdrängen seitens der Täter aber treibt den Zorn ins Dunkle. Beides verbindet sich, Opfer und Täter müssen mit dem Geschehen fertig werden – und das ist doch zugleich ein unmöglicher Parallelismus.

Am Ende die Resignation
„Im Grunde waren die Befürchtungen Schelers und Nietzsches nicht gerechtfertigt. Unsere Sklavenmoral wird nicht triumphieren. Die Ressentiments, Emotionsquelle jeder echten Moral, die immer eine Moral für die Unterlegenen war - sie haben geringe oder gar keine Chancen, den Überwältigern ihr böses Werk zu verbittern. Wir Opfer müssen »fertigwerden« mit dem reaktiven Groll..." (Améry 1995, S. 46) – Wie bitter, möchten wir teilnehmend sagen.

Im Oktober 1978 fährt Améry, eine Lesereise durch die BRD abbrechend, nach Salzburg. Dort nimmt er sich den Weg ins Freie. Auf dem Wiener Zentralfriedhof liegt er begraben. Auf dem Grabstein, neben Name und Lebensdaten, nichts weiter als die Auschwitznummer.

Bedenkenswert ist neben vielen Reflexionen Amérys noch dieses: Ein Schuldeingeständnis hätte das Ressentiment ermäßigt, wenn nicht erübrigt. Doch wer ist das Subjekt, das sich schuldig bekennen muss? Ist nicht am Ende Dostojewskij zuzustimmen, dass ein gemeinsamer Boden gesucht werden muss, auf dem Menschen noch stehen können, wo sich Abgründe aufgetan haben und der Boden der Menschlichkeit verlassen worden ist?

Wie Améry wird den vielen, die der Grausamkeit und Bosheit ausgeliefert waren und sind, immer neu Leid zugefügt, wenn nicht irgendwann ein Schuldeingeständnis der Täter erfolgt – infolge eines Schuldbewusstseins, das nicht dem Hass dient, eines Gewissens, das nicht seinerseits wieder bissig macht. Wie aber kann es vom Tun des Bösen zur Abscheu davor kommen, zur reuevollen Wende einer die ganze Person ergreifenden Umkehr???

2.4 Elemente und Konturen der Ressentimentalität

In diesem Abschnitt möchte ich mit Ihnen den sachlichen Ertrag des bisherigen Ressentiment-Diskurses überschauen und wesentliche Sachverhalte unterstreichen.

Das Ressentiment hat keine sozialen Grenzen bzw. lässt sich nicht soziologisch lokalisieren.

Das Ressentiment hat auch keine intellektuellen Grenzen: weder nach unten noch nach oben. Weil Charaktersache, beschränkt das Ressentiment aber den Geist eines jeden, der in ihm feststeckt.

Es limitiert, zieht Grenzen ein: im Selbst, zum anderen hin, in das Gesellschaftsleben hinein.

Affekt – Gefühl – Haltung – Gesinnung

Das Ressentiment ist ein aus Ohnmacht geborener Affekt. Eine „Antwort", die eher Nicht-Antwort ist – verantwortungs*los*, hoffnungs*los*, mut*los*. Stattdessen reagiert das Ressentiment in der Weise einer inneren Tätigkeit, die entfremdet und entwirklicht. Um den Preis von Lügen muss das schwer Erträgliche erträglicher gemacht werden.

Die Verurteilung durch Ohnmacht zur Passivität drängt das Subjekt aus dem Fluss der Zeit und fixiert es auf das Erlebte: im Nachgefühl und in immer weiterem Nachfühlen, im Wiederfühlen der Kränkung, wächst der Wunsch zu vergelten. Dazu muss ins Imaginäre ausgewichen werden. So wird Ressentiment zum Sammelbegriff für re-„aktive" Gefühle. Deren Eigentümlichkeit besteht in einer bestimmten Art von Reflexivität. Das Ressentiment stellt eine emotionale Reaktion auf das eigene gehemmte reaktive Verhalten dar: das eigene Versagen. So handelt es sich um eine schamvolle Selbstbeziehung, die zwar nicht länger bewusst bleiben soll, aber doch wieder und wieder durchlebt wird und sich so schmerzlich im Bewusstsein meldet. Die Verarbeitung geschieht im Versuch, die Situation neu zu bewerten. Das Bewusstsein erleidet einen Angriff aus eigenem Ursprung auf die Integrität seiner selbst.

Die Ohnmacht bezieht sich auf erlittene Ungerechtigkeiten, Kränkungen, Demütigungen, Verletzungen oder Beschämungen. Das Ohnmachtsgefühl resultiert aus der Unfähigkeit zu angemessener Gegenwehr. Dieses Gefühl zu empfinden steigert noch die Schmach und das beschämende Erleben. Verrat, Im-Stich-gelassen-sein, Zu-kurz-gekommen-sein erfüllen als bitteres Gefühl den ganzen Menschen. Dieser unerträgliche Zustand muss verwunden werden: durch Beschuldigung und Verachtung. Aus *erlittener* Beleidigung wird *getane* Erniedrigung.

Dem Leidensausgleich dient eine imaginierte Größe, die sich in rachsüchtigen Gedanken gefällt. So werden weitere negative Energien in den Ressentimentprozess eingeschleust. Gleichzeitig muss das Schamgefühl ausgeschaltet werden. Ein strenger Richter identifiziert sich mit der Stärke und verachtet alles, was an Schwäche erinnert.

Das Ressentiment ist dabei gefühlsbasiert (Wut, Neid, Scham u. v. m.), ist aber weniger Gefühl, als eine emotionale *Haltung*, die sich zur Opferhaltung verfestigt. Dennoch besteht eine innere Dynamik. Die schmerzliche Bewegung im Innern muss abgewehrt werden im Vollzug der Feindseligkeit. Die dem Ressentiment eigene Art der Innerlichkeit hat ein Potential, das sich auf *destruktive* Weise manifestiert. Über die Haltung hinaus ist Ressentiment auch *Gesinnung*. Ressentiment ist die dem Geist der Liebe entgegengesetzte *Geistesverfassung*. Deshalb spreche ich von Ressentimentalität. Ressentiments hegt man, im Ressentiment lebt man.

2.4 Elemente und Konturen der Ressentimentalität

Ein anomaler emotionaler Zustand

Festzuhalten ist, dass Ressentiment ein dauerhaft entgleister emotionaler Zustand ist. Die verursachend ursprüngliche Unfähigkeit, bzw. die Ohnmacht der Affekte, sich zu entladen und auszuleben, zieht weitere Beeinträchtigungen des Affektlebens nach sich. Bitterkeit, Hämischkeit und eine große Zahl anderer Gefühle drängen heran und müssen immer gewaltsamer verdrängt werden. Die Beeinträchtigung der höheren Seelenvermögen (Wertfühlen, Sinn für Sinn usw.) geht Hand in Hand mit einer Verengung des Wahrnehmungsbereiches. Der Mensch im Ressentiment hat es nötig, zu lügen, was in Verlogenheit endet. Objekte, Güter und Personen, können nicht rückhaltlos, sondern nur voreingenommen wertgeschätzt werden.

Es trübt den Blick, wenn man nur auf den eigenen Schaden sieht, nicht aber sieht, wie andere etwas sehen. Der Ressentimentale ist nur noch zum anwaltlichen Gesichtspunkt fähig, nicht mehr zur richterlichen Umsicht. Da Geist Objektbezug bedeutet, wäre eigentlich vom Ungeist des Ressentiments zu sprechen. An die Stelle des Geistes tritt der reine Intellekt. Je einseitiger er sich betätigt, umso ahnungsloser ist der Mensch in Bezug auf sich selbst. Die Schwachen haben nicht mehr Geist, sondern lediglich eine strategische Intelligenz. Die Reflexion errettet das betroffene und leidende Subjekt aus der Not. Not lehrt nicht nur Beten, sondern zuerst einmal Rechnen – weshalb die Gebete aus Not oft auch so berechnend sind.

Denk- und Gefühlsstruktur

Mit dem Ressentiment haben wir eine Denk- und Gefühlsstruktur vor uns. Die Gedanken (Meinungen) spielen eine Rolle, über die ohnehin kognitive Dimension des Affektkomplexes hinaus. Ressentiment ist keine Brille, die man auf- oder absetzen könnte, sondern einem Augenleiden, einer Sehschwäche vergleichbar. Die emotionalen Ingredienzien sind: steter Groll, Bitterkeit und Verbitterung, kalter Zorn und Hass, Neid, Missgunst und Scheelsucht, Rachewünsche, Rachelust und -durst, Ranküne und Hämischkeit, Schadenfreude und Übelwollen, herabsetzende Verachtung und nicht selten großes Selbstmitleid.

Wer die Wurzel der Ressentimentbildung freilegt, wird auf Kränkungen stoßen. Die Vorsilbe Re- steht für den Rückbezug, aber auch als Re-Intensivum für die Verstärkung. Da eine Gegenwehr nur neuerliche Schmach bringen würde, sind die Verlierer nicht in der Lage, an geeigneter Stelle anzusetzen und ins Handeln zu kommen. Wenn man immer nur auf Kompensationsfeldern handelt, kommt man nie in Kontakt mit dem Ursprungsproblem.

Die Zeit breitet aber nicht gnädig ihren Schleier des Vergessens aus, sondern häuft die Not nur immer noch intensiver im Nachgefühl auf. Immer geringfügigere Anlässe verbinden sich mit früheren Kränkungserlebnissen. Niemand hat ein so gutes Gedächtnis und so viel Sensibilität für das Leid wie der Ressentimentmensch – nicht um es zu meistern, sondern um es (wider Willen, aber nach der Affektlogik) aufzusuchen. Sein einziges Mittel, mit dem er sich einigermaßen schadlos hält, ist die *imaginäre*, die *imaginierte* Rache. Doch weil alles, was im Falschen getan wird, die Lage nur verschlimmert, verbittern die Rachefantasien nur weiter.

Der Zorn verfault und wird zum Gift, das dieser Mensch in sich trägt – für ihn selbst letztlich weit schädlicher als für andere. Im Ressentiment wird die Rache gerade nicht vollzogen, sondern nur fantasiert. Die geballten Fäuste bleiben in der Tasche, man macht gute Miene, obwohl einem zum Schreien und Toben zumute ist. Das Schwelgen in Rachefantasien kann allerdings unter Umständen auch zu schlimmen Taten führen: Amoklaufende Schüler, jahrelang Opfer von Mobbing, und vernachlässigte Jugendliche, sind auch Mahnung, den geheim gehaltenen ressentimentalen Regungen mehr Augenmerk zu schenken.

Bitterkeit des Dagegenseins
Zu allem Übel braucht das Ressentiment stets etwas, *wogegen* es sich in Stellung bringen und woran es sich stoßen kann. Trotz innerer Leere will es Leben spüren. So lebt es eben vom Widerpart. Und so dominiert das Nein über das Ja. Selbst wo das Ressentiment schöpferisch wird, bleibt sein Ja doch stets gebrochen, voller Vorbehalt und mentaler Reserve. Der Mensch im Ressentiment hat das Mosern, das Abwerten und das Verachten nötig. Überhaupt hat der Mensch im Ressentiment vieles bitter nötig. Das Sein im Ressentiment bedeutet, vieles nötig zu haben, was wiederum zur Verbitterung beiträgt, da das Nötige nie erreicht wird. Gegen die selbst verursachten Nöte hilft schließlich nur noch die „Entrealisierung" (Müller 2019, S. 18 ff., Wiehl 1973, S. 63), die diese Umfälschung erlaubt. Wenn immer mehr Menschen aus der Ressentimentalität heraus handeln, bestimmt das Ressentiment das soziale Klima. Das Paradoxe besteht darin, dass ein asoziales Phänomen das Soziale dominiert. Denn das Ressentiment ist wesentlich selbstbezogen.

Sozial – unsozial – asozial - antisozial
Dennoch passt es auch bestens zur Massengesellschaft. Politisch wirksam wird es jedoch dann erst richtig, wenn es instrumentalisiert wird. Feindseligkeit zieht Polarisierung nach sich. Dann kommt eine Hassschaukel in Schwung. Der Extremismus sucht mehr als nur einen Widerpart. Er konstruiert Feinde.

Er bräuchte den Freund, schafft aber den Feind. Ein Gegenüber als Widerpart genügt nicht. Allerdings findet er seine Genossen. Das Ressentiment ist von vornherein nie nur die Sache eines Einzelbewusstseins, und zwar in zweierlei Hinsicht. An dieser Stelle geht es nicht um die Feinde, sondern darum, dass das Ressentiment nach Gleichgesinnten verlangt und (gleichgesinnte) Mehrheiten sucht. Und ebenso sucht die Mehrheit gerne das Ressentiment. Das Ressentiment ist ein massentaugliches Phänomen. Nichts verbindet so unkompliziert wie gemeinsamer Hass, wie geteilte Destruktivität. Es will sich empören und schafft die Gelegenheiten hierfür.

Abgrenzungen
Soviel auch auf Ressentiment hindeuten mag, bleibt man sich selbst einen zwingenden Beweis notwendig schuldig. Gewiss, auch die Verstellungen sind erkennbar, wenn z. B. ein scheeler Blick den Charakter verrät. Und dennoch: Auch wenn sich jemand gemein und höhnisch, verachtend, abwertend und zynisch gibt, oder verdruckst und gehemmt, ängstlich, unsicher, übertrieben zuvorkommend, schmeichlerisch, heuchlerisch und falsch … Wes Geistes Kind jemand ist, zeigt sich bei

2.4 Elemente und Konturen der Ressentimentalität

menschlichen Maskeraden eben nicht auf den ersten Blick. Auch wenn Eigenschaften sich häufen, und wenn sie gar stereotyp auftreten und unangemessen erscheinen, muss es bei Vermutungen bleiben. Selbst die zwanghafte Abwertung jeglicher Vorzüge, die Fixierung auf Autoritäten oder die Anlehnung an sie, um sich eine Identität zu borgen, sind nur Indizien – für die eigene Gewissenserforschung sind sie hilfreich, für Unterstellungen und Fremdzuschreibungen taugen sie nur bedingt. Was aber unabhängig von Zuschreibungen für die Erfassung des Phänomens in der Sache selbst hilfreich ist, sind Unterscheidungen und Abgrenzungen, die naheliegenden Missverständnissen und Verwechslungen wehren.

Ressentiment und Hass
Ressentiment entspringt nicht dem Hass – Hass kann allerdings aus Ressentiments entspringen. Es sucht seine Hassobjekte. Daher bleibt der Hass aber auch beschränkt. Und deshalb ist es wichtig, Hass weder mit Ressentiment noch mit Ressentiments gleichzusetzen. Zwar macht das Ressentiment das Hassen leichter, und es enthält ja auch verbitterte Feindseligkeit. Und doch ist es viel unpersönlicher. Der Hass richtet sich gegen die Gehassten, das Ressentiment zunächst gegen die eigene Lage. Novalis sagte einmal, Glück sei Talent fürs Schicksal. Der Ressentimentale ist hierin völlig unbegabt. Er weiß die Gelegenheiten nicht beim Schopf zu packen, sondern verheddert sich ständig in Fallstricken des Schicksals. Der Hass, wenn er ausgeräumt werden kann, lässt ein intaktes Seelenleben zurück. Die Schädigung durch das Ressentiment ist viel tiefer eingedrungen und eingegraben in den Personkern.

Im Verhältnis zur Liebe steht das Ressentiment nicht auf der Seite des Hasses. Es steht quer zu Liebe wie Hass. Es gibt ressentimentale Liebe, nämlich in Form des Humanitarismus. Und es gibt ressentimentfreien Hass aus einer Bosheit heraus, die aus nichts als ihr selbst ableitbar ist.

Ressentiment und Neid
Ähnliches gilt für den Neid. Auch er reicht nicht so tief, und er fundiert nicht das Ressentiment, sondern gründet unter Umständen seinerseits darin. Daraus ergibt sich übrigens auch für die Arten der Rache ein Unterschied. Die Rache aus Hass oder aus Neid ist eine andere als die aus purem Ressentiment. Letztere kann kein Ende nehmen.

Wer protzt, um sich im Neid zu sonnen, ohne dass ihm etwas an den Gütern um ihrer selbst willen liegt, ist zu bedauern. Man hat nichts von dem, was man hat – außer dem Wenigen, damit neidisch zu machen und sich am unschönen Gefühl der Neider zu freuen. Auch bei den Superreichen finden wir ressentimentale Regungen als Reaktion auf innere Leere. Ressentiments sind eine Angelegenheit niederer Gesinnung, nicht Folge eines niedrigen Gehalts. Sollten die sozial Schwächeren gegen Neid nicht gefeit sein, so hat ihr Neid immerhin noch einen Bezug auf eine objektive soziale Schieflage. Der Neid selbst ist jedenfalls nicht dasselbe wie das Ressentiment. Vor allem darin liegt der Unterschied: Bloßer Neid tritt situativ auf, dem ressentimentalen Neid kommt eine habituelle Konstanz zu. Latenter Neid verstimmt den Ressentimentalen bis zur Scheelsucht.

Ressentiment und Vorurteil

Auch handelt es sich nicht um *Vorurteile*. Es „ressentiert" und gelangt allenfalls zu Meinungen, nicht aber zum Urteil. Wo nicht argumentiert und auf Urteile verzichtet wird, ist auch „Vor-Urteil" keine stimmige Kategorie. Das Ressentiment hat kein Recht, weil es keine Gründe hat. Keine Gründe, sondern nur Abgründe, wie Dolf Sternberger richtig bemerkte. (Sternberger 1991, S. 395)

Auch handelt es sich bei Erscheinungen wie Antisemitismus oder Rassismus um kein Ressentiment, obschon Ressentiments sich darin ausdrücken können – und es zumeist tun. Hier handelt es sich um Ideologien, die als solche indifferent sind gegen Affektlagen, um die es sich beim Ressentiment handelt.

Ressentiment – Revolte - Rebellion

In Bezug auf das Aufbegehren kann man formulieren: Ressentiment ist die unterlassene Revolte aus Schwäche. *Rebellen* ersparen sich die Selbstvergiftung des ohnmächtigen Zorns. Und Revolten sind Sache sozialer Klassen oder vergleichbarer Ordnungen, auf die sich Ressentiments nicht beschränken. Das Ressentiment ist selbst nicht an politischen Zielen orientiert, sondern wird für alle möglichen Ziele durch Instrumentalisierung zur trübseligen politischen Emotion und Leidenschaft.

Ressentiment und Resignation

Am nächsten steht das Ressentiment der Resignation, könnte es wenigstens vergessen. Der Mensch im Ressentiment hat ein hartnäckiges langlebiges Gedächtnis (für Verwundungen). Es ist hoffnungslos schon allein wegen der Ausschließlichkeit der Vergangenheit im Bewusstsein.

Teufelskreis der Bitternis

Es gibt viele Verbindungen zur Tugend. Manch ressentimentaler Mensch mag im Geruch der Heiligkeit sterben, wenn die Umstände es erlauben und es ihm ein Leben lang gelingt, seinen Groll für sich zu behalten. Umgekehrt kann sich erzwungene Tugend, die Demut zumal, in Ressentiment verwandeln. Der ressentimentale Robespierre soll gesagt haben, von früh an habe er unter der Sklaverei der Dankbarkeit gelitten. Ein zweifacher Schmerz liegt darin, an Gaben keine Freude zu haben und obendrein keinen Adressaten für Klage und Hass. Auch Begünstigte, die selbst zum Gönnen unfähig sind, kommen nicht umhin, ihren Gönnern die Wohltaten, an denen sie sich nicht freuen können, zu vergelten – so tun sie es in rächerischer Gesinnung.

Wie der Neurotiker zur Angstabwehr ein Stück seiner Lebendigkeit opfert und sich selbst einschränkt, gibt es auch im Ressentiment Formen der Zurückhaltung, die den Anschein der Tugend haben. Für gewöhnlich begegnet da eine moralistische Rigidität und ein gewisser Puritanismus, im Extremfall eine ekelhafte „Makellosigkeit" aus emotionaler Kälte und Härte. Die Unfähigkeit, auf gute Weise Mensch zu sein, macht zum Verzicht bereit, der sich als Bescheidenheit ausgibt. Diese wird zur Schau getragen – aber auf seltsam affektierte Art und Weise. Vielleicht auch zieht sich jemand im Ressentiment (schmollend) in einer Art Weltflucht zurück. Das ist aber vornehmlich die Flucht vor sich selbst, ohne dass man sich selbst jemals loswerden könnte. Weil er sich selbst nicht leiden kann, zieht der Ressentimentale Antipathien auf sich – ein Teufelskreis der Bitternis.

Konturen des Ressentiments
Zur abschließenden *Konturierung* tragen Überlegungen von Martin Seel bei. Sein Begriff des Ressentiments ist im Unterschied zum hier dargelegten enger gefasst. (Seel 2004) Auf elegante Weise operiert er mit der in der Schwebe gehaltenen Beziehung von Abneigung (bzw. Zuneigung) und Ressentiment.

Er benennt „Ingredienzien", die, wenn sie fehlen, bei der Verwendung des Begriffs Zurückhaltung zu üben. Was zum Ressentiment führen kann, ist, da stimme ich zu, noch längst kein solches. Seel sieht das Ressentiment im Licht der Verantwortung für das eigene Leben und scheidet vormoralische (z. B. psychologische) Gesichtspunkte aus. Ihm geht es um die Nähebeziehung von Ressentiment und Moral, und dies in Differenz zur affektiven Dimension, die, wie schon gesagt, zwischen den Polen Zuneigung und Abneigung spielt.

Abneigung, auch Abscheu und Ekel, bedeuten längst kein Ressentiment. Was aus einem Ressentiment bloß *folgt*, darf ebenfalls nicht mit ihm ineins gesetzt werden. Seel spricht daher vom „affektiven Grundbass", in dem die *Möglichkeit* des Ressentiments *angelegt* ist. (Wir diskutieren später die Möglichkeit, dass Affekte Ausdruck des feinen und richtigen Gespürs sein können, unter anderem im Exkurs zur Angemessenheitsprüfung.)

Seel zufolge wäre es zu einfach, würden wir das Ressentiment „als eine gegenüber jedem konkreten Anlass verselbständigte und verstetigte *Abneigung* [...] verstehen. Wenn jemand eine Abneigung gegen Hegel, die Franzosen oder das Turmspringen hat", so erklärt er, „ist das zunächst einmal eine dauerhafte Abneigung und weiter nichts. Zum Ressentiment fehlen hier wichtige Ingredienzien. Erstens eine besondere Borniertheit, ein sich Starrmachen gegenüber dem Objekt. Ressentiment ist eine Abneigung, die gegenüber Argument und Erfahrung abgedichtet ist. Sie ist mit einer Berührungsangst verbunden, die wesentlich Angst vor dem Verlust dessen ist, was einem Halt im Leben gibt." (Seel 2004, S. 776)

Es handelt sich auch nicht um Ressentiment, wenn Menschen einen Tyrannen loswerden wollen und gegen ihn kämpfen. Kampf um Rechte, um Macht oder „Teilhabe" hat nichts mit Ressentiment zu tun. Verdächtig ist es allenfalls, wenn der Machtlose behauptet, dass Macht selbst etwas Verwerfliches sei. Ressentiment beginnt dort, wo bestimmte Affekte ganz unabhängig von Maß und Angemessenheit, von Richtig und Falsch die Richtung vorgeben. Dann kommt es regelmäßig zu unzulässigen Schlüssen und Verallgemeinerungen. Die Fabel vom Fuchs und den Trauben hat schon gelehrt: Wer nicht an die Trauben kommt und beteuert, sie seien zu sauer, bewegt sich im Reich der Lüge. Im vollen Sinn hat das Ressentiment den Menschen dann in Beschlag genommen, wenn er behauptet, das Süße überhaupt sei schlecht. Wer behauptet, er ziehe das Selbststudium dem Unterricht vor, weil ihn Vorlesungen langweilen, mag gut daran tun oder auch nicht, Erfolg damit haben oder sich selbst schaden. Im Bann des Ressentiments steht er erst, wenn er fordert,

Vorlesungen gänzlich aus dem Studienbetrieb zu verbannen, mit welch fadenscheiniger Begründung auch immer. So darf man also mit Fug und Recht beim Ressentiment von einer „Verwirrung des Herzens" sprechen, und erst aus dieser beängstigenden Verwirrung heraus werden viele Folgeerscheinungen verständlich, die dem Ressentiment sein Erscheinungsbild geben.

Ingredienzien des Ressentiments

- Ressentiment ist abgedichtet gegen Argumente und Erfahrungen.
- Ressentiment richtet sich psychologisch gesehen im Grunde zuerst gegen das Selbst, erst dann wendet es sich in seiner Grundstimmung und -haltung als Affekt gegen alle Welt, zeigt sich konkret stets in Feindseligkeiten gegen Personen, Individuen und Kollektive. Gegenüber Situationen oder Sachen hegt man schwerlich Ressentiments, wohl aber gegen Lage und Schicksal.
- Weil Ressentiment weiter reicht als gewöhnliche Abneigung, hat es moralische Implikationen. Jede plausible Moral unterhält ein Verhältnis zu ihm, wie Seel zugespitzt formuliert. So kehrt sich die Sache um. Moralisch ist eine Abneigung dagegen, Missgunst zur Basis sozialen Respekts zu erheben." (Seel 2004, S. 779 f.) *Zivilisierte* Verachtung richtet sich ausschließlich gegen Meinungen, Urteile, Geltungsansprüche, Argumentationen – nicht gegen ihre Träger, d. h. Personen und Institutionen. Genau die Person will aber der Giftpfeil des Ressentiments treffen. Ressentimentale Verachtung ist unsachlich-personbezogene und folglich „unmoralische" Verachtung.
- Es gibt im Ressentiment ein relatives Ja im großen Nein: eine aus Abneigung geborene Zuneigung. Beispielsweise bekommt die Tradition einen hohen Stellenwert, sofern man mit der beschleunigten Entwicklung der Gesellschaft seine Schwierigkeiten hat und die Moderne ablehnt. Dann wird, weil die Globalisierung erschreckt, die Heimat teuer. Das Ja zur Heimat ist der angstgetriebenen Verweigerung, diesem Nein, geschuldet.
- Das Ressentiment schätzt die Anonymität. Diese wird zu einem Hinterhalt, aus dem dann gegen andere denunziatorisch intrigiert werden kann. In Bezug auf sich selbst hasst er zugleich jede Anonymität. Das Geflüster anderer setzt ihn in Alarmbereitschaft und nährt Misstrauen. Ohne Vertrauen in andere mutmaßt er schlimme Absichten, die er durch Unterstellungen zuzuordnen bestrebt ist. Nur so überwindet er Unsicherheit. Deshalb seine Neigung zu Verschwörungserzählungen. Komplexere Strukturen wirken auf sein Erleben bedrohlich.
- Zum Ressentiment gehört, dass man schlecht redet oder gar beschädigt, was anderen etwas wert ist, dass man denunziert, was man selbst nicht zu leben wagt. Im Essay „Islam und Moderne. Blasphemische Gedanken" erläutert Slavoj Žižek (2015), weshalb die Islamisten in Wirklichkeit nicht den Westen hassen, sondern sich selbst. Sie müssen sich das westliche Leben, von dem sie sich ausgeschlossen sehen, gegen alle geheime Sehnsucht schwersten Herzens verbieten. Ebenso Seel: „Neid auf das fremde, das von einem selbst nicht gelebte Leben ist eine Quelle allen Ressentiments." Aus diesem Grund gehöre der „Widerwille gegen das Ressentiment zum Grundbestand einer unverdorbenen Moral". (Seel 2004, S. 782)

- Obwohl dem Ressentimentalen die anderen nichts bedeuten, sind sie ihm nicht egal. Egozentrisch will er sie beherrschen und in Beschlag nehmen. Wiederum waltet da die Dialektik: Nur wenn uns Menschen auch egal sein können, also nicht leidenschaftlich in Beschlag genommen werden müssen, ist es möglich, dass sie einem als die *anderen*, die sie sind, *nicht* egal sind (weil man sie gelten lassen kann als die, die sie sind). Dies wiederum zeigt: Im Ressentiment ist die Bereitschaft zum *Geltenlassen* nicht mehr vorhanden. Wiederum zeigt sich der Mangel an Großzügigkeit. Dahinter steckt Neid auf die Andersheit anderer. Die Vorstellungskraft reicht nicht dafür aus, zu sehen, inwiefern Pluralität und Pluriformität Reichtum bedeuten. Der Ressentimentale hat überhaupt kein Interesse daran zu bemerken, dass in uns allen der Wunsch lebt, auch noch ein anderer zu sein. Die Lebendigkeit und der Spielraum der Freiheit des Selbst ängstigen ihn, und so versagt er sich, größere Gestaltungen des Selbst zu wagen. Ohnehin hindert die Verengung des Blicks auf das Ich die Einsicht, es könne um mehr als um das Eigene gehen.

Ressentiment, das nachträgt, weil es nichts sein lassen kann, führt auch zu einer gewissen Rigidität. Die Geschichte zweier Mönche mag das veranschaulichen. Sie waren unterwegs von einem Kloster zu einem anderen. Da kamen sie zu einem Fluss, wo sie einer jungen Frau begegneten, die auch an das andere Ufer gelangen wollte, sich aber nicht traute. Da sprang der eine Mönch bei, trug sie über den Fluss und setzte sie am anderen Ufer wieder ab. Nach einem langen Marsch in aufdringlichem Schweigen, als sie fast im Kloster angekommen waren, sagte der eine Mönch zum anderen in vorwurfsvollem Ton: „Wir haben doch das Gelübde abgelegt, nie eine Frau zu berühren." Da antwortete ihm der freundliche Mönch: „Ich habe die Frau nur über den Fluss getragen, trägst du sie etwa immer noch?"

Literatur

Améry J (1995) Ressentiments: Radiorede im Süddeutschen Rundfunk am 7. März 1966. EVA, Leipzig
Bolz N (2004) Lust der Negation. Die Geburt der Kritischen Theorie aus dem Geist des Ressentiments. Merkur 58:754–761
Deleuze G (1991) Nietzsche und die Philosophie. Europäische Va, Hamburg
Delikostantis K (1982) Der moderne Humanitarismus: zur Bestimmung und Kritik einer zeitgenössischen Auslegung der Humanitätsidee. Matthias-Grünewald, Mainz
Derrida J (2017) Vergeben. Das Nichtvergebbare und das Unverjährbare. Passagen, Wien
Di Cesare D (2020) Von der politischen Berufung der Philosophie. Matthes & Seitz, Berlin
Dostojewskij F (1984) Aufzeichnungen aus dem Kellerloch. Reclam, Stuttgart
Dühring E (1865) Der Werth des Lebens. Trewendt, Breslau
Eisenberg G (2002) Die Innenseite der der Globalisierung. Über die Ursachen von Wut und Hass. In: Aus Politik und Zeitgeschichte 2002, B 44 (Bundeszentrale für politische Bildung)
Gabriel M (2020) Moralischer Fortschritt in dunklen Zeiten. Ullstein, Berlin
Gründler B (2019) Von seelischer Selbstvergiftung und Hasskonserven, Ressentiment im Sprachspiel der Psychiatrie. wbg, Darmstadt

Hamburger SJ (1993) Max Schelers Ressentiment im Aufbau der Moralen. In: Aletheia. An International Yearbook of Philosophy, vol 6, Bern, S. 28–69.
Hösle V (2013) Eine kurze Geschichte der deutschen Philosophie. Rückblick auf den deutschen Geist. Beck, München
Kast V (2017) Verena Kast, Wi(e)der Angst und Hass. Das Fremde als Herausforderung zur Entwicklung. Patmos, Ostfildern
Kierkegaard S (2004) En literair Anmeldelse, (Eine literarische Anzeige. Zwei Zeitalter) in: ders. Samlede Vaerker VIII, Kopenhagen 1903, dt. Hirsch E, in: GW und Tagebücher Band 12 Abt. 17. Grevenberg, Simmerath
Kierkegaard S (2005) Entweder – Oder. dtv, München
Leggewie C (2015) Politische Zeiten. Beobachtungen von der Seitenlinie. Bertelsmann, München
Lehmann J (2012) Im Abgrund der Wut. Zur Kultur- und Literaturgeschichte des Zorns. Rombach, Freiburg
Montaigne M (1996) In: Franz A (Hrsg) Essais, Bd 1996. Reclam, Stuttgart, S 199–205
Müller R (2019) Ressentiment. Wiege des Populismus. Text & Dialog, Dresden
Newmark C (2020) Warum auf Autoritäten hören? Duden, Berlin
Nietzsche F (1968a) In: Colli G, Montinari M (Hrsg) Also sprach Zarathustra. Ein Buch für Alle und Keinen. Kritische Gesamtausgabe Abt. VI,1. De Gruyter, Berlin
Nietzsche F (1968b) In: Colli G, Montinari M (Hrsg) Zur Genealogie der Moral. Kritische Gesamtausgabe Abt. VI,2. De Gruyter, Berlin
Nietzsche F (1974) In: Colli G, Montinari M (Hrsg) Nachgelassene Fragmente. Herbst 1885 – Herbst 1887. Kritische Gesamtausgabe, Abt. VIII,1. De Gruyter, Berlin
Nussbaum M (2017) Zorn und Vergebung: Plädoyer für eine Kultur der Gelassenheit. wbg, Darmstadt
Olschanski R (2015) Ressentiment. Über die Vergiftung des europäischen Geistes. Fink, Paderborn
Olschanski R (2017) Der Wille zum Feind. Über populistische Rhetorik. Fink, Paderborn
Olschanski R, Martiens A (2018) Ein Interview der Künstlerinitiative „Nazis und Goldmund" vom 29.08.2018. http://www.nazisundgoldmund.net/blog/reinhard-olschanski-nachdenken-ueber-ressentiments-und-populismus. Zugegriffen am 29.09.2020
Ottmann H (1987) Philosophie und Politik bei Nietzsche. De Gruyter, Berlin
Péguy C (1958) Das Mysterium der Unschuldigen Kinder. Herold, Wien
Pollack D (2020) Das unzufriedene Volk. Protest und Ressentiment in Ostdeutschland von der friedlichen Revolution bis heute. transcript, Bielefeld
Raschi (1935) In: Bamberger S (Hrsg) Pentateuchkommentar. Kauffmann, Frankfurt
Russell B (1963) Warum ich kein Christ bin. Szczesny, München
Scheler M (1955) Der Bourgeois, Der Bourgeois und die religiösen Mächte, Die Zukunft des Kapitalismus. Drei Aufsätze zum Problem des kapitalistischen Geistes. In: Scheler M (Hrsg) Vom Umsturz der Werte. Abhandlungen und Aufsätze. Francke, Bern, S 341–398
Scheler M (1957a) Ordo amoris. In: GW X. Schriften aus dem Nachlaß, Bd 1 Zur Ethik und Erkenntnislehre. Francke, Bern, S 345–376
Scheler M (1957b) Vorbilder und Führer. In: GW X Schriften aus dem Nachlaß, Bd 1: Zur Ethik und Erkenntnislehre. Francke, Bern, S 255–344
Scheler M (1978) Das Ressentiment im Aufbau der Moralen. Klostermann, Frankfurt
Seel M (2004) Zuneigung, Abneigung – Moral. Merkur 58:774–782
Sloterdijk P (1989) Eurotaoismus. Suhrkamp, Frankfurt
Sloterdijk P (2006) Zorn und Zeit. Suhrkamp, Frankfurt
Spinoza (2010) In: Bartuschat W (Hrsg) Ethik in geometrischer Ordnung dargestellt. Meiner, Hamburg
Sternberger D (1991) Ressentiment. In: Sprache und Politik, Schriften XI. Insel, Frankfurt, S 391–396
Strawson P (1978) Freiheit und Übelnehmen. In: Pothast U (Hrsg) Seminar: Freies Handeln und Determinismus. Suhrkamp, Frankfurt, S 201–233
Strenger C (2015) Zivilisierte Verachtung. Eine Anleitung zur Verteidigung unserer Freiheit. Suhrkamp, Berlin

Von Hildebrand D (1932) Zeitliches im Lichte des Ewigen: gesammelte Abhandlungen und Vorträge. Regensburg, Habbel
Weil S (2011) Die Verwurzelung: Vorspiel zu einer Erklärung der Pflichten dem Menschen gegenüber. Diaphanes, Zürich
Werner J (2020) Die tägliche Notiz. 29. September 2020, https://juergen-werner.com/konfliktloesung/. Zugegriffen am 29.09.2020
Wiehl R (1973) Ressentiment und Reflexion: Versuchung oder Wahrheit eines Theorems von Nietzsche. Nietzsche-Studien 2. De Gruyter, Berlin
Wurmser L (2005) Skript „Demütigung, Rache und Verzeihung" – Seminar im Rahmen der 55. Lindauer Psychotherapiewochen 2005
Wurmser L (2008) Scham, Rache, Ressentiment und Verzeihung. Psyche 62:962–989
Wurmser L, Hirsch H (2009) Rache – Gedanke und Tat. Ein Gespräch mit dem Psychoanalytiker Léon Wurmser, http://www.pantucek.com/swmaterial/konflikt/rache.html. Zugegriffen am 29.9.2020
Žižek S (2015) Islam und Moderne. Blasphemische Gedanken, Ullstein

Zur Entmachtung des Ressentiments

3

Inhaltsverzeichnis

3.1	Wagnis der Angst	90
3.2	Mut zur Wirklichkeit: Mut zum Du	104
3.3	Maßstiftung und Selbstbegrenzung	113
3.4	Zur Angemessenheitsprüfung von Emotionen	119
	3.4.1 Die Stimme der Gefühle	119
	3.4.2 Eine vierstufige Angemessenheitsprüfung	125
	3.4.3 Der Blick auf das Ressentiment	131
3.5	Von der Hoffnung	132
3.6	Über Verantwortung	143
Literatur		158

▶ In diesem Kapitel lernen Sie die Macht der Angst kennen, die der relativen Macht des Ressentiments zugrunde liegt. Erfahren Sie, wie die Angst in den Mut zum Sein aufgenommen werden kann. Schauen Sie auf ihre Mutreserven für den entmachtenden Umgang mit dem Ressentiment. Der Mut zum Selbstsein findet seine Vollendung im Mut zum Du. Die Ausschau nach Maßen sensibilisiert Sie für Kriterien, die Anwendung bei der Prüfung der Stimme Ihrer Gefühle finden können. Sie bekommen Einblick in den Zusammenhang von Mut und Maß. Die religionsphilosophisch erkundete Hoffnung macht Sie mit deren Überschuss vertraut, die jenen Zeithorizont sprengt, in dem das Ressentiment heillos gefangen ist. Zukunft wird neu dimensioniert. Die Vergegenwärtigung der Verantwortlichkeit ermutigt, das Verantwortungsleck der ressentimental versehrten Gesellschaft als Anfang der Entmachtung des Ressentiments zu schließen.

3.1 Wagnis der Angst

Der erste Abschnitt thematisiert die ungeheure Macht, die uns seit Menschengedenken abverlangt, uns auf rechte Weise ängstigen zu lernen, um klug zu werden, aber uns nicht von Angst bestimmen zu lassen.

Hätten wir keine Ängste, wüssten wir wenig vom Leben. Das ist nicht psychologisch, sondern existentiell gemeint. Daher geht es in diesem Kapitel nicht um Angst als Gefühl, sondern um die ontologische Angst. Angst als Gefühl ist eine der Erscheinungsformen der ontologischen Angst, insofern „nur" Symptom. Die eigentliche Angst gründet im existentiellen „Gewahrwerden des Nichts im Leben". (Tillich 2015, S. 40) Ursächlich ist sie ein Reflex auf die Kontingenz, die Endlichkeit, die Befristung des Daseins, kurz: Angst vor dem Tod, der Vernichtung, der Sinnleere.

Angst zeigt – ontologisch wie existentiell –, was mit uns los ist, als Person, die wir sind, und unser Menschsein betreffend. Sie verleitet zu Sorgen, die den Kreis echten Interessenehmens einschränken können. Und schon krümmt sich das jeweilige Subjekt zurück und bereitet der Spaltung den Boden. Planvoll soll abgesichert werden, was doch niemals zu sichern ist. Das befördert den Kleinmut und die für das Ressentiment charakteristische Enge. Das Ressentiment verweist auf die Angst und die Angst auf Ressentiments.

Zwischen Angst und Ressentiment gibt es entsprechend Wechselbeziehungen, und beide kennzeichnen Gemeinsamkeiten. Das Ressentiment selbst gründet in Ängsten, ja in der Angst in den Ängsten. So wirkt die Angst im Ressentiment selbst. Auch weckt die Ressentimentalität anderer und deren Gebaren eigene Angst. Ihr standhalten heißt, dem Ressentiment entgegentreten. Auch die Begegnung mit der möglichen *eigenen* Ressentimentalität kann angstbesetzt sein.

Gemeinsamkeiten in Angst und Ressentiment

Zur Angst, zu Ängsten und zur Furcht hat das Ressentiment beachtliche Verbindungen. Es erleidet sie nicht nur, es verbreitet sie entsprechend auch. Wie vom Ressentiment ist auch von der Angst zu sagen, dass sie heute mehr denn je instrumentalisiert wird. Ressentiments und (kollektive) Ängste werden gelenkt, geschürt und geweckt. Mit heraufbeschworenen Ängsten werden politische Ziele verfolgt. Kontrahenten werden eingeschüchtert. Menschen gegeneinander aufgebracht. Dem Spiel auf der Klaviatur der Gefühle dient die passende Rhetorik. Worte mögen trösten können; ganz sicher aber ängstigen und entmutigen sie, legt man es darauf an und setzt sie gezielt dafür ein. Mit dem Angstmachen kann man wirksam vereinnahmen.

Angst und Ressentiment haben auch gemeinsam, dass man sie nicht immer da antrifft, wo man sie vermutet. Das ist so beim Ressentiment, und ebenso bei der Angst: Nicht alles, was dafür gehalten wird, ist Angst; Vieles, was nicht danach aussieht, dagegen schon. Als Motor im Fühlen und Handeln tritt sie häufig inkognito auf. Ein Liedtext, notenmäßig entsprechend untermalt, ruft erst laut und am Ende kleinlaut: „Ich hab keine Angst, ich kann neuerdings/nur nicht mehr ruhig schlafen/Ich hab keine Angst, etwas zu versäumen, doch ich kann schon lang/lange nicht mehr träumen." (Milva 1981) Angst verbirgt sich tausendfältig hinter allen möglichen leisen Masken, nicht nur hinter Hass und Gewalt.

Angst und Liebe

Angst bestimmt uns alle. Es gibt kein Leben ohne Angst. Sie nicht bloß zu beschwichtigen, sondern zu meistern, ist eine der wichtigsten Lebensaufgaben und der Kulturarbeit. Wer gelernt hat, sich recht zu ängstigen, habe, so Kierkegaard, das Höchste gelernt. Oft aber wird die Angst verdrängt: Sie sucht sich dann ihrer selbst zu entledigen durch Verdrängen – durch die Verdrängung dessen, was ans Nichtsein gemahnt. Doch weder das Nichtende noch der Tod lassen sich verdrängen. Das „Verschwinderische" der Zeit (ein merkwürdiges Wort einer Patientin von Karl Jaspers) trifft die menschliche Situation ganz genau.

Frei flottierende Angst sucht Anknüpfungspunkte. Findet sie Objekte, wird sie zur Furcht. Angst ohne Objekt folgt aus dem Gewahrwerden möglichen Nichtseins. Die Furcht erlaubt uns, mit der dahinterliegenden Angst zurechtzukommen, indem wir eine Idee davon bilden, wovor wir uns fürchten, und Vorstellungen darüber, was zu besorgen wäre (in Vorsorge, Fürsorge usw.).

Das Ressentiment erschwert die Meisterung der Angst durch die unzulängliche Transformation der Angst in Furcht. Es bedingt fatale Fehleinschätzungen dessen, was zu fürchten ist und was Anlass zur Sorge sein sollte. Angst vor Leiden und Leid, die aufkommt, wo es an Liebe fehlt oder an Mut, dies anzunehmen und zu tragen, erzwingt, dass nun das Leiden selbst diskriminiert wird; die aus der Verneinung und „Trennung" resultierende Angst verwandelt sich am Ende in Hass, auch gegen sich selbst.

Angst ist keine Krankheit, allerdings gibt es Angstkrankheiten. Angst wird pathologisch in verkehrten, ja verzweifelten Weisen der Auseinandersetzung mit der ontologischen Angst. In Summe scheint es nur eine einzige voll befriedigende Antwort auf die Grundangst zu geben: das Sein mutig im Angesicht des Nichtseins zu bejahen. Indem das Nichtsein akzeptiert wird, wird der Preis für das *endliche* und vergängliche Seindürfen entrichtet. Das ist der Mut zum Sein, das sich nicht selbst besitzt.

Existentielle Angst und Angstverleugnung

Hinter vielen „Leistungen" wirkt als Antrieb die Angst. Leistungen werden vielfach erbracht, um Angst abzuwehren. Macht, Erfolg und Sicherheit sind Strebeziele im Interesse der Angstabwehr. Auf überzeugende Weise hat Fritz Riemann im Rückgriff auf Søren Kierkegaard mit seinem Buch *Grundformen der Angst* die Konstellationen existentieller Herausforderungen mit dem Thema Angst verbunden und dargelegt, was zu tun wäre, um nicht der Angst und ihrer neurotisierenden Wirkung ausgeliefert zu sein. (Riemann 1961) Gewiss, nicht die Angst selbst ist es, der sich die Leistungen verdanken. Doch ohne der Drohung der Angst würden Ressourcen nicht aktiviert, die zu ihrer Integration und Überwindung benötig werden.

Wird Angst durch Leistung verdrängt, lauert jedoch sofort eine neue Angst: Versagensangst. Das schnelle und anspruchsvolle Leben in unserer Gegenwart hinterlässt Versager und Verlierer en masse. Unterwerfung und Flucht vor der Freiheit scheinen weniger zu ängstigen als die Eigenverantwortlichkeit. Der Stärkekult der „Krieger" ist so offenkundig der aktiven Angstabwehr geschuldet wie die „passive" Angstabwehr, die uns in so vielen Phobien begegnet, allen voran in der Xenophobie oder in der Homophobie.

Thomas Polednitschek (2020) stellt dem „Krieger" den „Neurotiker" gegenüber. Der „Neurotiker" steht für den Menschen, der durch die Unterwerfung in seinem Subjektsein behindert ist. Der „Krieger" steht für ein durchsetzungsstarkes Ego, dessen Freiheit nicht durch die Unterdrückung, sondern durch die Banalität bedroht ist. Eine „kulturelle Amnesie" hindert diesen, bereits subjektmüde geworden, die eigene Freiheit in Anspruch zu nehmen.

Enttäuschtes Sehnen
Die Flucht in den Konformismus, auch hinter der Fassade vermeintlicher Individualität und betont souveräner Singularität, treibt fast notwendig in Konkurrenz und Rivalität. Vergleiche unter dem Vorzeichen der Angst münden in Neid, der in Ressentiments versteckt wird. Wegen der unbemeisterten Angst muss die Balance zwischen Kleinheits- und Größenideen, zwischen Minderwertigkeitsgefühlen und Selbstverklärung misslingen.

Zur Unfähigkeit, in ein richtiges Verhältnis zu sich selbst zu finden, trägt bei, dass Angst schon in ihren Anfängen mit der Angst vor der Nähe, auch zu sich selbst, zu tun hat. Der Mensch erfährt: Ich bin verletzlich, und das macht mir Angst. Das Ich sehnt sich nach Liebe – und wird, meist früher als später, herb enttäuscht. Es ist dann leichter, sich im Hassen zu spüren und sich im dominierten Anderen lebendig zu wissen. Doch Hass und Gewalt steigern wieder die eigene Angst. Der Raum der Gewalt schließt auch die Täter mit ein. Die aus der Angstbeschwichtigung stammende Verachtung von allem, von eigenem wie auch fremdem (im) Leben, wird zudem von entbehrter Liebe überschattet.

Signale voller Pein
Die Verborgenheit der Angst hat einen offenkundigen Grund. Das Angsterleben fühlt sich so fürchterlich an und entfaltet sich als ein so entsetzlicher Schrecken, dass das Angstgefühl, so gut es nur irgend geht, vermieden wird. Grundsätzlich haben schmerzliche und entsetzliche Gefühle teil an jenem Doppelaspekt, dass sie einerseits wichtige Signale geben, andererseits so viel Pein mitführen, dass sie unbedingt vermieden werden wollen. Das geschieht um den Preis eines sich verengenden Lebens. Angst gebiert Angst, nicht zuletzt vor der Angst selbst.

Als existentielle Angst gehört sie jedoch zu unserem Leben. In der Angst bringt sich das Wissen ins Bewusstsein, dass das eigene Sein, das eigene Leben, am dünnen Faden hängt, sich gleichsam auf Messers Schneide bewegt, stets umfangen ist vom Nichts. Diese Angst ist zu unterscheiden von pathologischen Phänomenen, die dem Unvermögen entspringen, sich auf die richtige Weise zu ängstigen. Pathologisch im eigentlichen Sinn sind Umgehungsversuche der Angst. So etwa der Versuch, dem Nichtsein auszuweichen, indem man dem Sein ausweicht. Der Angst aus dem Weg gehen, wo sie sich ziemt, heißt Ängstlichkeit. Aussichtslos sind die angstgetriebenen Versuche, sich in der Abwehr zu sichern, wozu das Ressentiment zählt. Die Angst selbst ist nicht pathologisch, diese Form der Flucht vor der Angst ins Ressentiment grenzt schon daran an.

Angst könnte Beine machen, doch oft genug lähmt sie. Der Mut, ihr zu begegnen, könnte uns von falschen Sicherheitsvorkehrungen befreien. Oft genug jedoch verleitet Angst dazu, uns mit Panzern zu umkleiden. Wird ihr im Vermeidungsverhalten immerzu ausgewichen oder erliegt man ihrer lähmenden Macht, hemmt dies nicht nur die seelische Reifung. Vielmehr treibt sie mit den ihr unwissentlich ergebenen Menschen ihr eigenes Spiel und breitet sich weiter aus. Sie stellt nicht nur die Individuen vor psychologische Herausforderungen, sondern sie bewirkt auch soziale und politische Spannungen, und treibt damit auf ein katastrophisches Ende zu.

Angst – Furcht – Sorge
Um Fehlformen des Umgangs mit der existentiellen Angst aufzufinden und sie in ihrer Logik fassbar zu machen, bedarf es einer Philosophie der Angst, die auf eine Ontologie der Angst und auf eine Bestimmung der Grundweisen der Sorge zurückführt. Der Begriff der Sorge selbst lässt sich – vergleichbar dem lateinischen cura – auffächern: Sorge reicht von echter Sorge bis zur ängstlichen Bangigkeit und beklommenen Kümmernis, von der Verantwortung bis hin zur selbstischen, überwach-ängstlichen Aufmerksamkeitsverschiebung, die dazu führt, Gefahren unrealistisch einzuschätzen.

Bange Besorgtheit ist eine Schwester des Ressentiments. Die Entsprechung besteht in beider Ausrichtung auf das peinvolle Erleben; beim Ressentiment im Nachgang auf das immer noch quälende Gestern, bei der bangen Besorgtheit im Vorgriff auf ein bedrohliches Morgen. Das Ressentiment wird mit der Vergangenheit nicht fertig, die verkehrte Sorge nicht mit der Zukunft. Das Ressentiment *erinnert* ohne Dank, die Sorgenangst *erwartet* ohne Hoffnung. Sie malt gewissermaßen den Teufel an die Wand, während das Ressentiment den Bund mit ihm sucht. So scheint es angebracht, für einen Einblick ins innere Leben des Ressentiments auch das Zusammenspiel von Angst, Furcht und Sorge genauer zu betrachten. Wie der Zorn in einen Fäulniszustand kommen kann, so kommt die existentielle Angst in den Bannkreis des zerstörerisch Bösen.

Desintegrierende Besorgnis
Es ist das Ungewisse und Unvorhersehbare, das Ängste und Sorgen weckt. Der Mensch sorgt sich, weil er auf die Zukunft hinausblickt. Nie haben Menschen ausgesorgt. Doch über die gewöhnliche Sorge – gleichsam das Hintergrundrauschen unseres „diensthabenden Organs für die Zeit", wie Rüdiger Safranski (2015) den zeittheoretischen Aspekt der Sorge so treffend bestimmt – über dieses immerwährende Sorgen hinaus, tritt uns voranschreitend eine erregtere Besorgnis an.

Wenn eine ernsthafte Bedrohung wie dunkles Gewölk heraufzieht, so können wir noch zusammenrücken. Wenn aber künstlich erzeugte Emotionen immer höhere Wellen schlagen und Ängste von immer mehr Menschen Besitz ergreifen, wenn Krisen einer partikularen Agenda zuliebe geradezu heraufbeschworen werden, dann reagiert eine Gesellschaft nicht länger mehr solidarisch. Wo die Besorgnis auf desintegrierende Machenschaften zurückgeht, gewinnt das spalterische Potential, befeuert durch die Zufuhr von Befürchtungen und Ängsten, schnell an Boden. Die Steigerungsspirale kommt in Gang und vermehrt und vergrößert die politische und gesellschaftliche Schieflage. So mündet die Sorge zwangsläufig in wachsenden Unmut, ja Zornmut.

Emotionales Analphabetentum

Stimmungslagen erschweren die Selbstbestimmung Einzelner und gefährden, was Institutionen nicht zu garantieren vermögen, das Ereignis des „Wir". Politiken werden irrationaler – oder präziser: die zu koordinierenden Einzelinteressen treten entfesselt ohne weitere Bindung ans Gemeinwohl hervor. Das Gefühl der Bedrohung durch andere nimmt stetig zu. Der Gegenstand der Sorge verengt sich auf das Selbstinteresse. Ist es der Unmut und der Verdruss, der Menschen immer weiter in die Fangmaschen von Populisten und Spaltern treibt? Ist es Angst, die Menschen dazu bringt, denen zu folgen, die unzulässig vereinfachen und falsche Versprechungen machen?

Gerade weil Angst nicht akzeptiert wird, können Ängste so leicht instrumentiert werden. Und weil der *Umgang* mit existentiellen Fragen und mit der Angst am Grund des eigenen Seins nicht wirklich erlernt wird. Die Ängste der Älteren dringen ein in die Seelen der Jüngeren. (Kinder bekommen Angst vor dem Leben vermittelt, wenn die Alten die Angst vor dem Tod nicht meistern.) Die Emotionalisierung des Politischen tut das ihre, den mangelhaften Umgang mit der Angst im Kleinen wie im Großen zu offenbaren. Der Kältestrom, den die technische Zivilisation unter dem Diktat der Ökonomie über uns brachte und bringt, muss anscheinend durch eine gleichzeitige Erhitzung im Sinn übersteigerter Erwartungen und fiebriger Rivalität kompensiert werden. Alles in allem läuft das auf ein emotionales Analphabetentum hinaus.

Angst ist Welt geworden

Ängste haben ihre Geschichte, treten in Erscheinung und zeitigen Folgen. Ihr Erscheinen sagt aber wenig über ihren letzten Grund. Eine angemessene Theorie der Angst halte ich für den Schlüssel zum Verständnis der Emotionalisierung der Politik und der Verbreitung von Ressentimentalität. Die Angst ist *Welt* geworden, wie Paul Virilio sagt. Ein Milieu, eine Umgebung, die uns gefangen hält. Seine Skizze zur Erklärung: Früher war die Angst an zeitlich begrenzte und räumlich bestimmbare Umstände gebunden: Kriege, Hungersnöte, Naturkatastrophen, Epidemien. Heute ist es zu all dem hinzu die saturierte, geschrumpfte, begrenzte, zu eng gewordene Welt, die uns in eine Klaustrophobie hineinstresst. Gegenüber der Geschwindigkeit der Welt sind wir zu langsam, die Luft wird sprichwörtlich dünner, das heißt real dicker, vielfach belastet. Wir bewohnen den Unfall der Welt. Die Angst ist Welt geworden, Panik im Sinn von Totalität lauert überall. (Virilio 2011, S. 16 u. S. 45) Sie lauert nicht in irgendwelchen Verstecken, sie beginnt die Welt zu verdunkeln. Das Leben hat Atemnot.

Angst ist kein Argument, aber sie kann Argumente vertreten, denn die Grenze zwischen Angst und Argument ist so porös wie grundsätzlich variabel. Wer Affekte generell und Ängste im Besonderen in demokratische Politiken nicht einbeziehen will, überlässt sie all denen, die daraus Ressentiments, Wutlust und Hass zu formen verstehen. Es wäre unsinnig, Menschen aufzuspalten, in das öffentlich rationale und privat leidenschaftliche Subjekt etwa, oder in den herabgekühlten Staatsbürger einerseits und den heiß laufenden Konsumenten andererseits. Gefühle sollen am wenigsten allein der Privatsphäre überantwortet werden. Denn sie können und sollen mithelfen, *gute* Politik zu machen. Dann aber soll nicht Angst regieren, sondern der Mut und die Hoffnung.

Menschen sorgen sich und haben Sorgen. Gerade deshalb sind auch die sozialen Körper Sorge-Systeme. Angst ist keineswegs Ausdruck eines per se falschen Bewusstseins. Schlimm ist nur, dass Angst verkehrt bewirtschaftet werden kann. Dies unternehmen die, die aus ihr politisches Kapital schlagen wollen. Ist erst ein diskursiver Teufelskreis der Ressentimentalität entstanden, wird der demokratische Prozess fortlaufend verunmöglicht. Deshalb ist die Unterscheidung, so schwierig und mühsam sie zu gewinnen ist, so wichtig: Welche kollektiven Ängste sind real, welche sind nur verkleidete Ressentiments? (Markwardt 2016) Und wer von den „besorgten Bürgern" gibt manifesten Hass lediglich als Angst aus und wer ist wirklich Opfer *seiner* (nicht eingeredeten) Ängste?

Keine Angst vor der Angst
Versuchen wir also ein wenig Licht in die „Logik" der Angst zu bringen. Das hilft, einen klaren Kopf zu behalten und ein tapferes Herz. „Keine Angst vor der Angst!" muss das Motto sein. So lautet auch Günter Anders' Ermutigung zur Angst: „Habe keine Angst vor der Angst, habe Mut zur Angst. Auch den Mut, Angst zu machen. Ängstige deinen Nachbarn wie dich selbst. Freilich muss diese unsere Angst von ganz besonderer Art sein: eine furchtlose Angst, da sie jede Angst vor denen, die uns als Angsthasen verhöhnen könnten, ausschließt; eine belebende Angst, da sie uns, statt in die Stubenecken hinein, in die Straßen treiben soll; eine liebende Angst, die sich um die Welt ängstigen soll, nicht nur vor dem, was uns zustoßen könnte." (Anders 1993, S. 98) Keine Angst vor der Angst zu haben verringert enorm die Gefahr, sich von ihr dumm machen zu lassen. Und Angst vor der Angst zu haben hieße auch, ihr Unrecht tun, wie das so häufig gegenüber den Gefühlen der Fall war und weiterhin ist.

Gefühle verankern Betroffensein im Leib. Der ist nicht relativ, wie der Körper, nicht ortlos wie die Seele, sondern real und, für uns selbst, „absolut". Der Leib und das leibhaftige Erleben sind „wohlwollende Partner", auch wo das Erleben weh tut. Wo es hingehört, darf uns der Schmerz und das Wehe abverlangt werden, sonst kann von Wirklichkeit keine Rede mehr sein. Wenn das Leben der wahre Lehrmeister ist, dann ist dies auch die Angst. Angst gehört zum Leben, wie auch Berg und Tal zusammengehören. Die Grundangst, die Angst eines endlichen Wesens vor der Drohung des Nichts und des Nichtseins, kann nicht einfach aufgehoben werden. Sie gehört mit ihren wichtigen Funktion zur Existenz selbst.

„Angst und Mut" schreibt Paul Tillich, auf den ich mich stütze, „haben psychosomatischen Charakter. Sie sind zugleich biologische und psychologische Phänomene. Vom biologischen Standpunkt würde man sagen, dass Furcht und Angst die Wächter sind, die einem Lebewesen die Drohung des Nichtseins ankünden und in ihm Schutzvorkehrungen und Widerstand gegen diese Bedrohung veranlassen. Furcht und Angst müssen als Ausdruck der „Selbstbejahung auf der Hut" betrachtet werden. Ohne vorausahnende Furcht und unwiderstehliche Angst könnte kein endliches Wesen bestehen. Mut ist demgemäß die Bereitschaft, Negativitäten, die in der Furcht antizipiert werden, für eine reichere Posivität [sic!] auf sich zu nehmen." (Tillich 2015, S. 61)

Angst und Selbstbewusstsein
Erst das Verständnis der Angst verhilft dazu, die Grenzen unserer Möglichkeiten wahrzunehmen und dann mit diesen Grenzen umzugehen, die mit dem Lebendigsein gesetzt sind. Die Letzte dieser Grenzen, das Äußerste, diese markiert der Tod. In einer Kultur der Angst wird der Tod als etwas Beschämendes erlebt, und daher wird gerade eine den Tod verdrängende Kultur zu einer Kultur des Todes. Dort aber, wo das Lernziel heißt, sich recht ängstigen zu lernen, blüht das Leben auf. Die Angst im Leben ist „gesund", und nur durch die Annahme der Angst ins Selbstsein mit hinein gewinnt man das freie Leben. Wir brauchen eine Angst, die uns nicht so sehr Kopfzerbrechen, sondern Beine macht, die nicht das Herz zuschnürt oder die Kehle, sondern zum Trotz aufreizt, zur Reflexion. Angst und Schmerz kommt eine konstitutive Rolle bei der Bewusstseinsentwicklung zu. Um mich zu lösen von dem unentrinnbaren Betroffensein, das ich bin, bevor ich mich weiß, re-flektiere „ich" und entdecke befreiend: Der, der ich bin, „hat" Schmerzen, „ist" aber nicht Schmerz.

Das Ich ist nicht nur das Ich des Grundworts Ich – Du (im Unterschied zu dem ganz anderen Ich des Grundworts Ich – Es), sondern auch vorstrukturiert durch das „Mir". Gernot Böhme sagt in völlig nachvollziehbarer Kritik an Descartes (und der von ihm angebahnten Kultur der Subjektivität und des Individualismus), dass er nicht hätte sagen sollen „Ich denke", sondern „Mir fällt etwas ein", mir kommen Zweifel" usw. Denn tiefer und ursprünglicher als das Ich erweist sich das „Mir". (Böhme 2012, S. 12–22) Das Mir ist im Unterschied zum Ich schon relational. Im Mir bin nicht nur ich mir gegeben, sondern es zeigt sich auch meine mediale Seinsweise in der Angewiesenheit meines Ich. Im Mir erfahren wir uns *im Ursprung* im Zusammen mit Anderem (und nicht bloß *gleich*ursprünglich mit dem Du). Dieser Zusammenhang ist der einer Betroffenheit. Was mir geschieht, geht mich an. Zunächst derart überwältigend, dass vor jedem Zweifeln oder anderen Akten souveräner Art der Schreck und der Schmerz die Situation einer radikalen Infragestellung darstellen. In ursprünglicher Betroffenheit waltet reine Unmittelbarkeit des Erlebens, reine Gegenwärtigkeit: erlebtes Ineinander von Hier und Jetzt im „Mir". *Mir* setzt das Zusetzende zu, *mir* tut etwas weh. So kann Gernot Böhme behaupten: „Das Ich erscheint erst im Versuch der Emanzipation, im Versuch, von dem, was ihm geschieht, sich zu distanzieren." (Böhme 2012, S. 16 f.)

Emanzipation zum reflexiven Ich
Mir geschieht, was mich veranlasst, reflektierend eine Instanz zu statuieren, in der ich *mich* weiß, um zu meinem Betroffensein ins Verhältnis zu treten. Jetzt weiß ich: mir geschieht dies und das. Ich *bin – und habe* mich. Das Ich erscheint als Instanz der Übernahme seiner selbst, eines Sich-Gegebenseins, und zwar im Zwischenmenschlichen des Sozialen und in der Natur, die das Ich als leibhaftiges ist. Man mag an Freuds schematisches Konstrukt vom Ich zwischen Über-Ich und Es denken, und von der doppelten Front für die Ich-Werdung so sprechen: Wo Es ist, soll Ich werden, und wo Über-Ich ist, soll Ich werden. Die Möglichkeit des Ich hat aus dieser Doppelstellung in Kultur und Natur die präreflexiven Bedingungen seiner Emanzipation zum reflexiven Ich. Nicht allererst autonom als vielmehr souverän

ersteht das Ich aus der von Zumutungen entlastenden Emanzipation. Um sich aus der umfassenden Bedrängnis aus Hunger und Durst, Schmerz und Angst, biologisch angelegt wie sozial installiert, zu lösen, reflektiert sich der Mensch aus der überwältigenden Betroffenheit heraus – nicht, um nicht mehr betroffen zu sein, sondern um sich zu sich als Betroffener zu seiner Betroffenheit zu verhalten, also um sich zu übernehmen in aller Verbundenheit, sich zu übernehmen eingedenk all dessen, was man schon ist, bis man weiß, dass man dieser Mensch ist und sich bestimmen kann zu der Person, die man sein will – soweit das gelingt.

Auch wenn wir die Angst benötigen, so gehören wir ihr doch nicht. Ängste ernst zu nehmen, verlangt gerade nicht, ihnen zu folgen. „Wir spüren die Angst – aber: Die Angst hat uns nicht. Wir spüren die Ohnmacht – aber: Die Ohnmacht hat uns nicht. Wir spüren die Wut – aber: Die Wut hat uns nicht", wie Joachim Gauck in einer Ansprache eindringlich betonte. (Gauck 2016) Die damalige Situation war geprägt von dem Streit um die Aufnahme der Geflüchteten. Aber ob Populismus und Vorurteile, Ideologien und Polarisierungen, ob Lethargie oder Wut – da die Wurzeln der Angst nicht im Tagesgeschehen liegen, sind die Zeitumstände gar kein Hindernis, dies immer wieder neu zu vergegenwärtigen. Grund ist nicht Anlass. Anlässe wechseln, Gründe heben sich vom Tagesgeschehen ab.

Angst als Freund
Weil Angst im Grunde von so eminenter Bedeutung ist und als existentielle Angst gar nicht weg zu wünschen wäre, geht es darum, sie zu integrieren. Wird sie sich selbst überlassen, setzt sie die Desintegration in Gang und beginnt sie ihr eigenes Werk des Spaltens. Sie spaltet das Ich vom Du, und alles andere, was sie in ihren Bann schlägt. Also geht es auch darum, sich auf das einzulassen, was sie uns bietet.

Paul Tillich gehört – wie Dietrich Bonhoeffer oder Karl Rahner – zu den einflussreichen religiösen Denkern, die die Zeichen der Zeit verstanden hatten. Sie haben nicht nur den Kinderhimmel leer gefegt, sondern die Frage Kants: „Was dürfen wir hoffen?" so beantwortet, dass dies auch die Opfer der menschlichen Katastrophen des 20. Jahrhunderts nicht beschämt. Mit leidempfindlicher Vernunft auf Augenhöhe mit dem suchenden Atheismus von heute haben sie Wege in ein erwachsenes Christsein gewiesen, das sich mit wahrem Menschsein verbinden lässt. Dazu gehört auch das Standhalten in Ängsten.

Tillichs luzide Angstanalyse wird dem gerecht, was man eine „rettende Formulierung" (Jürgen Habermas) nennen kann: Gedanken, die aus der Glaubenswelt stammen, werden im Medium der allgemeinen Vernunft weiterentwickelt, da ihnen eine universelle Deutekraft zukommt. Die Transformation beim Übergang aus einem Denkhorizont in einen anderen muss keine semantischen Deformationen nach sich ziehen. So repräsentiert der Ausdruck „Mut zum Sein", den Tillich seinem Buch als Titel gab (The Courage to Be, Tillich 2015), zwar auch die Essenz dessen, worum es im Weltverhältnis der Glaubenden geht. Doch mit der Explikation außerhalb der tradierten theologischen Begrifflichkeit kann eine Einladung zum Vertrauen durch die Kurzformel „Mut zum Sein" ausgesprochen werden, die den Ausdruck „Gottvertrauen" entbehrlich macht. Will man Zeitgenossen, die mit dem Wort

Gott ihre (verständlichen) Schwierigkeiten haben, existentielle Möglichkeiten aus Glaubensgeschichten erschließen, bleibt im Übrigen gar kein anderer Weg, als auf dieses beladendste und desavouierte Wort „Gott" zu verzichten.

Angst und Vertrauen
Auch Eugen Drewermann hat um die Übersetzung christlicher Begriffe im Umfeld der Angst gerungen und zurecht erklärt, dass der Gegensatz zu Angst (theologisch: Sünde = Trennung vom Seinsgrund, philosophisch Ver-zwei-flung) das unbedingte Vertrauen, das sich im Lieben äußert, darstellt. Liebe, nicht „Tugend", ist das Gegenstück zur Sünde, welche die Angst in sich aufnehmend „vertilgt". (Vgl. Drewermann 1996)

    Der Ausgangspunkt des Religions*philosophen* und *-soziologen* Paul Tillich ist die Reflexion auf die menschliche Situation. Der Mensch *ist*, aber er ist nicht durch *sich*; sein Seinkönnen ist dialektisch verknüpft mit dem Nicht-Sein. Alles Werden (und damit auch alles kontingente Lebendige) ist eine Einheit aus Sein und Nichts. „Auf die Frage: Was ist das Verhältnis von Sein und Nichtsein, muss man in Metaphern antworten und sagen: Das Sein umfasst sich selbst und das Nichtsein." (Tillich 2015, S. 39) Das Sein hat das Nichtsein in sich als das, was immer gegenwärtig ist und doch auch jederzeit überwunden wird im Prozess des Lebens. Die Einheit ist Einheit von Leben und Tod zugunsten des Lebens. Der Grund des Seienden ist keine tote Identität ohne Bewegung und Werden, sondern lebendige Kreativität. Die darin erkennbare Selbstbejahung ist auch Urbild der Selbstbejahung jedes Seienden überhaupt. Allerdings, im Menschen hat sie den Rang der Bewusstheit. Diese Selbstbejahung ist die Quelle allen Mutes zum Sein.

Existieren inmitten des Nichts
Es ist möglich, der Angst, dieser Menschheitsplage, ein Mehr an Mut zur Seite zu stellen. Tillich nennt diesen Mut Selbstbejahung „trotz". Gewiss ist wahr, dass wir Angewiesene sind; gewiss ist wahr, dass der Mensch am Du zum Ich wird. Die Welt ist da. Aber es ist jeweils eine Welt für ein zeitliches Wesen. Diese jeweilige Welt verschwindet im Abgrund des Nichts, jedes Mal, wenn ein Leben erlischt. In der Dritte-Person-Perspektive können wir die Welt abstrahieren und dergestalt vergegenwärtigen: Sie war, bevor ich bin, und sie wird sein, wenn ich nicht mehr bin.

    Ob ich da bin oder ob ich nicht da bin – es kann der Welt gleichgültig sein. Doch das ist nur die eine Seite der Angelegenheit. Die andere ist die: mit jedem Tod eines Menschen geht eine Welt unter. Und das spürt jedes Ich: Untergang der Welt in seiner Person. Deshalb der Schrecken, der darin liegt, das Nichtsein im Bewusstsein zu „gewahren" – ein Schwindel von ganz anderer Art als der Schwindel der Freiheit, der vor dem Ernst des Existierens erschrickt. Der Tod bedeutet weniger Schwindel als rasenden Sturz. Dies ist die Wahrheit des Existierens. Was ist, hängt im Nichts.

Nichtsein als Moment endlichen Seins
Angst ist das existentielle Gewahrwerden des Nichtseins, lautet unser Hauptsatz. Wichtig ist dabei das Wort „existentiell". Es weist darauf hin, dass es nicht das abstrakte Wissen vom Nichtsein ist, das Angst erzeugt, sondern eben jenes Gewahrwer-

den des Nichtseins als Teil des eigenen Seins. Über den Tod kann aus mehreren Perspektiven gedacht werden: erstens über den der anderen, die mir teuer sind und fehlen. Zweitens über die Sterblichkeit überhaupt; da bleibt dann der Gedanke notwendig blass. Schopenhauer war zurecht der Meinung, dass man uns in unserer Jugend sagen mag, was man will, wir halten das Leben für endlos und gehen danach mit der Zeit um. Heutzutage, wo die meisten Erwachsenen für immer jung bleiben wollen, scheint ein altersgemäßes Gefühl und Umdenken auf sich warten zu lassen, vielleicht fällt das tiefe Ergriffensein von der eigenen Endlichkeit bei vielen aus. Nichtsdestoweniger bleibt ein Gespür für die Möglichkeit des Nichts. Endlich gibt es drittens auch diese ureigene Beziehung zur *eigenen* Sterblichkeit, das wache Bewusstsein vom bevorstehenden Tod. Von meinem Tod „weiß" ich nichts weiter, aber dies lässt sich leicht „kompensieren" im Fühlen und entsetzlichen Spüren, eben im Gewahrwerden des Nichtseins in der Angst. Angst ist Endlichkeit, die sich als unüberwindliche Endlichkeit erfährt und merkt, und zwar an sich selbst, was Endlichkeit letztendlich bedeutet, das Nichts im Eigenen spürend. Wer sich darauf nicht einlässt, wird geradewegs zu einer Gefahr: „Zweifle nicht an dem, der dir sagt, er habe Angst. Aber hab Angst vor dem, der dir sagt, er kennt keinen Zweifel." (Fried 1979)

Angst hält die ständige Bedrohung vor Vernichtung wach. Mut zur Angst oder Mut in der Angst hilft, im Leben sterben zu lernen und gerade so frei zu leben. Doch stets Angst zu fühlen, ist nicht nur nicht auszuhalten, sondern nimmt den Tod gewissermaßen vorweg. Um einen Ausweg zu finden, wird Angst in Furcht transformiert. Die Furcht hat, im Unterschied zur nackten Angst, ihre Objekte. Die Furcht fürchtet *etwas*, der Furchtsame fürchtet sich vor diesem oder jenem, so wie der sorgenvolle Mensch seinen Sorgen Namen geben kann. Die Angst hat kein Objekt. In der Angst ist das Subjekt objektledig und somit auch nicht mehr im Vollsinn Subjekt. Angst erfährt die Negation eines jeden möglichen Objekts für das Subjekt, das sich so ins Nichts gezogen sieht. Ganz in Angst ist der Mensch hilflos. Es ist nicht Angst vor etwas Unbekanntem. Unbekanntes im gewöhnlichen Sinn kann entdeckt, enthüllt, erkannt werden. Das Unbekannte des Nichts wird wesentlich nie gekannt werden können.

Angst, die Furcht werden will

Angst und Furcht, so Tillich, haben die gleiche ontologische Wurzel, sind aber in ihrer Aktualität ungleich. Sie sind einander immanent, insofern die Angst der bleibende Stachel der Furcht ist, und die Furcht das, wonach die Angst immerzu strebt. „Die Angst strebt danach, zur Furcht zu werden, denn der Furcht kann durch Mut begegnet werden." (Tillich 2015, S. 37)

Die Unterscheidung von Angst und Furcht ist im alltäglichen Sprachgebrauch weniger gängig, aber im philosophischen längst etabliert. Auch Freud äußerte sich verschiedentlich dazu. Er macht den Unterschied von objektiver (das heißt objektbezogener) und neurotischer Angst. Letztere erscheint als „unbegreifliche" Reaktion auf die Gefahr. Nun ist es gerade die Aufgabe der Analytiker, den Sinn im Unsinn, den Sinn im Widersinn aufzufinden. Furcht und Angst sind beide gemäße Reaktionen auf Gefahr, jedoch ist die Gefahr im Fall der Furcht sichtbar (gemacht) und im Fall der Angst verborgen und zugänglich nur dem Subjekt. Die Angst ist gleichsam ganz im Ich.

Furcht entsteht also im „Feld der Angst", weil die gegenstandslose Angst danach verlangt, sich an einem bestimmten Objekt festzuhalten, das man ins Auge fassen kann, analysieren, angreifen, ertragen – auf das hin man also handeln kann. Mit Tapferkeit mag man Angst *aushalten*. Ihr (im Objekt der Furcht) zu begegnen und entgegenzuwirken vermag nur der Mut. (Zur Unterscheidung von Mut und Tapferkeit Abschn. 3.2)

Analytisch lässt sich zeigen, dass in jeder Angst vor einer besonderen Situation (die man fürchtet) die Angst vor der menschlichen Situation als solcher durchscheint. Die Angst, die jeder Furcht zugrunde liegt und das furcherregende Element in ihr ausmacht, ist die Angst, das eigene Sein zu verlieren, auch im Vorgefühl des Selbstverlusts an eine größere ängstigende fremde Macht. Wenn die „nackte Angst" die Seele ergreift, lösen sich Objekte der Furcht wieder auf. Menschen, die solche Augenblicke erlebt haben („Nacht der Seele", „dämonische Anfechtungen" oder Erfahrung des „großen Ekels"), berichten von ihrem unvorstellbaren Entsetzen.

Wie sich der menschliche Geist ständig Götzen schafft, um Gott auszuweichen, so schafft er auch ständig Gegenstände der Furcht, um der Angst zu entfliehen; das eine steht in Beziehung zum andern. Denn Gott, der wirklich Gott ist, ist das „nackte Absolute", um einen Ausdruck Luthers zu gebrauchen, das „nackte Angst" erzeugt; denn es bedeutet das Verlöschen aller endlichen Selbstbejahung und ist kein Gegenstand, dem der Mut begegnen könnte. Letztlich sind die Versuche, die Angst in Furcht zu verwandeln, vergebens. „Die Grundangst, die Angst eines endlichen Wesens vor der Drohung des Nichtseins, kann nicht aufgehoben werden. Sie gehört zur Existenz selbst." (Tillich 2015, S. 37)

Drei Grundweisen der Angst
Paul Tillich zufolge kann man dreierlei Angstformen aus der Erschütterung durch das Nichtsein unterscheiden. In diesen Typen der Angst erkennen wir die wichtigsten Wesenszüge des Menschseins, das Ja zum Leben, die Ausrichtung auf das Gute und den Sinn. Zugleich spiegeln sich hierin epochal dominante Erscheinungsformen drohenden Nichtsein. Zwar sind Ängste eine Realität des Individuums, doch ihre soziale Manifestation charakterisiert auch Groß-Epochen unserer Geschichte. So gehört das unausweichliche Schicksal ohne Aussicht auf ein Entrinnen zu den Ängsten der Antike, in der im Übrigen die Hoffnung kein großes Prestige hat. Angst manifestiert sich in der menschlichen Ohnmacht gegenüber dem Schicksal und der Vergänglichkeit. Anders der Primat der „Schuldangst" im Zeitalter der Kirchenwelt. Existenz aus Gnade versteht sich nicht in der Differenz von Vernunft und Begehren, sondern zwischen Gehorsam und Rebellion, zwischen dem Gebrauch von Freiheit und dem Missbrauch von Freiheit. Wenn Schuld zum Himmel schreit, droht die Verdammnis. Noch einmal anders die dominierende Angst im Aufgang der Moderne, die sich in der Möglichkeit des Sinnverlusts kundtut. Leidenschaftslos nimmt die Mehrzahl hin, dass die entzauberte, auf ihre Physis zurückgekürzte Welt, gleichgültig wird. Zum Sinnverlust gesellen sich Ekel und Abneigung. Nicht zuletzt deshalb bietet die Neuzeit und die Moderne dem Geist des Ressentiments besonders viel Wirkraum. *Der um Sinn verlegene Mensch bedarf der Ideologien und der Ressentiments.* Das moderne Drama gipfelt in der von Erich Fromm geschilderten

Flucht vor der Freiheit. Konformistische und konsumorientierte Kollektive versprechen, Angst zu mäßigen. Das erschwert es, in Massengesellschaften das Ressentiment zu entmachten.

Grundformen der Angst sind mithin die ontische, die moralische und die geistig-spirituelle Angst. Allesamt sind sie eine spezifische Bedrohung der Selbstbejahung: die Bedrohung der ontischen Selbstbejahung (Tod), die Bedrohung der ethischen Selbstbejahung (die das Subjekt „vernichtende" Schuld oder die Angst vor der Verdammung) und die Bedrohung der sinnbezüglichen (spirituellen) Angst. Dieses Panorama der existentiellen Angsttypen können wir mit Tillich so darstellen:

- Angst vor dem Tod aufgrund der Bedrohung der seinshaften Selbstbejahung durch das Nichts, *relativ* in Form des Schicksals, *absolut* in Form des Todes,
- Angst vor der Verdammung aufgrund der Bedrohung der moralischen Selbstbejahung durch das Nichts *relativ* in Form der Schuld, *absolut* in Form der Verdammung,
- Angst vor der Sinnlosigkeit aufgrund der Bedrohung der geistigen Selbstbejahung durch das Nichts, *relativ* in Form der Leere, *absolut* in Form der Sinnlosigkeit.

In allen drei Formen ist die Angst eine existentielle in dem Sinne, dass sie zur Existenz als solcher gehört und nicht zu einem abnormen Geisteszustand wie die neurotische (und psychotische), pathologische Angst.

Die neurotische Angst
Das Wesen der neurotischen Angst versteht Tillich als misslungene oder problematische Form der Selbstbejahung. Das Selbst wird zwar noch bejaht, aber in reduzierter Form. Wenn Tillich so formuliert, ist allerdings kritisch anzufragen, ob demnach nicht auch die geistige Angst bereits als eine neurotische zu verstehen wäre, ist doch der Preis einer ausweichenden Hingabe an einen oktroyierten Sinn die Preisgabe des Selbst. Das „Man" Heideggers entlastet von der Bedrohung der Selbstbejahung auf paradoxe Weise – durch das Moratorium des Selbstseins. Es käme dem gleich, Fieber durch die Tötung des fiebernden Patienten senken zu wollen.

Weil häufig auf die bewältigte Mittelkrise eine Sinnkrise folgt – „Jetzt bin ich gesund, was nun?", „Die Kinder sind versorgt und aus dem Haus, was nun?" – hat besonders die Logotherapie viel zur Auseinandersetzung mit dem Geist des Ressentiments beizutragen.

Die *Abwehrformen* der oben genannten Bedrohungen lassen sich dann so zusammenfassen:

- Die Gefahr der Bedrohung des Seins führt zu *unrealistischen Formen der Sicherung*. Das Sicherheitsbedürfnis wird zum Gefängnis aus Kontrollen oder Zwängen. Zugleich können realistische Gefahren dabei völlig aus dem Blick geraten und übersehen werden.
- Die Gefahr der Bedrohung durch Schuldigwerden führt zum *Abbau der Selbstverantwortung* oder Legalismus, aber u. U. auch zu einem rigiden Streben nach

unerreichbarer sittlicher Vollkommenheit, was neuerlich Schuldangst erzeugt. Die moralistische Selbstverteidigung grenzt zugleich alles Nicht-Identitäre völlig aus. So können sich Moralismus und Ressentimentalismus fast zwanglos verbinden.

• Die Gefahr der Bedrohung durch die Sinnleere führt zu *Zynismus* oder auch zu *ideologiegetragenem Fanatismus*, zu einem Streben nach unrealistischer Gewissheit, etwa im Verbleib in den Echokammern sozialer Netzwerke, die resistent machen gegen Fakten. Große Bevölkerungsteile werden so neurotisiert. Falsches Bewusstsein wird zur kollektiven Zwangsneurose formiert.

Pathologien der Angst
Paul Tillich, der Religionsphilosoph und Theologe, ermuntert die Psychotherapeuten und praktischen Mediziner, hier mitzuhelfen, auf dass nicht der Inhalt des Glaubensgutes dazu verwendet wird, die neurotische Selbstbejahung zu verstärken und jede Begegnung mit der Wirklichkeit zu verhindern. Allerdings setzt die Zusammenarbeit voraus, dass die Mediziner anerkennen, dass Angst selbst keine Krankheit ist. Es gibt Pathologien der Angst, die Interventionen verlangen. Die Angst selbst ist weder auszuschalten noch zu „therapieren". Nötig ist es angesichts pathologischer Ängste, der Freiheitsfähigkeit und der Fähigkeit zum Selbstsein aufzuhelfen und Hindernisse abzubauen, die die Fülle der Selbstbejahung unmöglich machen.

Die pathologisch zu nennende Angst tritt auf, wenn das Selbst nicht fähig ist, die Angst auf sich zu nehmen. Sie treibt zu einer Selbstbejahung, die sich auf eine begrenzte, fixierte und unrealistische Basis stützt, die zwanghaft verteidigt wird. Sie sucht Halt in unrealistischer Sicherheit, im Streben nach unrealisierbarer Vollkommenheit und Unantastbarkeit sowie in vermeintlichen Gewissheiten.

Das Unbekannte rückt nahe und die Dunkelheit der Zukunft gebiert Angst. Das trägt dazu bei, dass schwächere Glieder der Gesellschaft, die weniger Zutrauen in Neues haben, sich wehren und sich zu fanatischen Verteidigern der bestehenden Ordnung aufschwingen. Deshalb drohen „Massenneurosen" insbesondere an Epochenschwellen. Wenn die Reaktion politischen Aufwind bekommt, steigt mit den Angst-Konjunkturen auch der Pegel der Ressentimentalität.

Angstüberwindung in Selbsttransformation
Nicht die Angst kann überwunden werden, doch wir können uns selbst überwinden und der Angst ein Mitspracherecht in uns selbst einräumen, um sie zu kanalisieren. Dann gehören nicht wir der Angst, sondern sie gehört zu uns. Wer mit seiner Angst und der Angst in der Welt umgehen gelernt hat, wird die Angst nicht beschwichtigen wollen und wird besorgte Mitmenschen nicht als Angsthasen verleumden, nicht über Ängstliche lachen und die aus Angst schuldig Gewordenen nicht aburteilen.

Befürchtungen, die berechtigt sind, und Sorgen, die über das Ich hinausweisen, gehören in den Bereich unserer Verantwortung. Ihretwegen braucht sich niemand zu schämen. Feigheit wäre es, die Angst zu leugnen, entweder zynisch unverantwortlich oder dreist das Unverantwortliche verantwortend. Auch die Angst vor der empfundenen eigenen Destruktivität ist in ein Verständnis der menschlichen Aggression hineinzunehmen und muss als eine wichtige Elementar-„Emotion" zum Verstehen gebracht werden. Erst dann wird es möglich sein, zu erkennen, was wir einander und uns selbst an Ungutem antun.

Bewusstseinsflucht und hergestellte Dummheit
Unheil erzeugende psychische Prozesse sind so gefährlich, weil sie bewusstseinsflüchtig sind. Die Bewusstseinsflucht ermöglicht die Leugnung der unbestreitbar vorhandenen feindseligen Anteile in uns. Es handelt sich, oft beschrieben, um die drei wichtigsten innerseelischen Prozesse des Selbstschutzes. Zum ersten ist das der Prozess der Verschiebung eigener Affekte auf Einzelne oder Gruppen in der Außenwelt: Sind es nicht die anderen, die uns hassen? Wir jedenfalls sind nicht so wie diese ... Zweitens der Prozess der Projektion von inneren Konflikten: Nicht ich oder wir, vielmehr die anderen verstoßen gegen Gesetz und Gewissen; Affekte und Impulse im Widerstreit mit gesellschaftlichen Normen werden, statt bei sich selbst, in anderen Personen wahrgenommen und gesehen. Drittens der Prozess der Verleugnung: Ich kenne an mir keine feindseligen Gefühle, habe keine schändlichen Gedanken oder schimpflichen Wünsche. Wer sie mir zuschreibt, verkennt mich und tut mir Unrecht. Diese drei Prozesse stützen sich stets gegenseitig.

In Verschiebung, Projektion und Verleugnung erkennen wir auch die klassischen Prozesse bei der Zuschreibung von Ressentiment. Das macht die Analyse des Ressentimentgeschehens zu einer Konfrontation mit dem eigenen Denken und Fühlen. Wenn Aggression zur Ausstattung jedes Menschen gehört und wenn das Lernen, verantwortlich damit umzugehen, zu kurz kommt, ist die Feindseligkeit zwangsläufig die Folge. Die Feindseligkeit ist leicht erregbar. Ihrer Umkehr in Freundlichkeit steht eine Dummheit im Wege, die Alexander Mitscherlich in einer furiosen Rede gegen die Herrschenden in Staat und Kirche anlässlich der Verleihung des Friedenspreises des deutschen Buchhandels gehalten hat – den er als Trostpreis für erfolgloses Bemühen um den Weltfrieden zu bezeichnen die Chuzpe hatte – eine „hergestellte Dummheit" nannte. Nicht eine „Begabungsdummheit", sondern die „anerzogene Dummheit, die sorgfältig durch Erziehung zu Vorurteilen herbeigeführte Dummheit. Im Erfolgsfall solcher Erziehung – und er tritt leider massenhaft ein – ersetzt dann bei dem Versuch einer Konfliktlösung mit steigender Erregung das Vorurteil die Arbeit kritischer Reflexion. Vor allem zeigt sich eine verstärkte Unfähigkeit, eigene Probleme unbestechlich zu betrachten. Gerade darin weiß sich das Individuum von seiner Gesellschaft beschützt. Denn deren Auftrag lautet dann nicht: denke, beobachte, wäge ab, sondern: handle in Konformität, so, wie alle handeln! Das kann zu heroischen Leistungen beflügeln, aber auch zu ungeheuerlichen Selbsttäuschungen. Beides haben wir erlebt." (Mitscherlich 1993, S. 15) Solche Dummheit erweckt vor allem die Neigung, Sündenböcke zu finden und Aggression nur außerhalb des eigenen Ichs zu sehen.

Widerstand gegen den Stärkekult
Ein Quantum Dummheit steckt auch in der Unbesorgtheit vor Bedrohungen, die im Stärkekult der Okay-Gesellschaft gerne verdrängt werden. Horst-Eberhard Richter

hat stets gegen die Versteinerung, Verhärtung und Verpanzerung angedacht („Wer nicht leiden will, muss hassen") und untersucht, wie besorgte und unbesorgte Menschen sich sehen. Erstere fallen besonders durch Bereitschaft zur Selbstkritik auf. Im Vergleich zur Gesamtbevölkerung muten sie sich häufiger Selbstvorwürfe zu, ohne deshalb allerdings in Minderwertigkeitsgefühlen zu versinken. Zum Merkmalprofil der Unbesorgten gehört, dass ihnen Angst und Depressivität, wie sie sagen, eher fremd ist, obschon sie von ihr besetzt sind.

Im Ergebnis war das Erkennungszeichen der Besorgten Offenheit, während die Unbesorgten sich gegen alles abschirmten, was sie von außen oder innen hätte irritieren können. Unschwer erkennt man hier den Typus, der die Ellbogengesellschaft prägt. Weder von sozialem Mitgefühl noch von Selbstzweifeln belastet, ihren Lebenserfolg unbeirrt egozentrisch erkämpfend, kümmern sie sich wenig um die Nöte anderer; auch lassen sie sich nicht sonderlich durch die großen Menschheitsgefahren beschweren, ja nehmen diese gar nicht als realistisch wahr.

Die Besorgten widerstehen dem populären Stärkekult und sozial sensibel sind sie fähig, die globalen Bedrohungen zu sehen. Im Typus der Besorgten vereinigen sich, im Großen und Ganzen, eine Reihe Merkmale, die zu einer heilvollen, liebevollen Angst befähigen. Offensichtlich verhärten die Schrecken einer gefahrvollen Zukunft sie nicht. Zwar kennen sie deprimierende Gefühlslagen, doch deshalb büßen sie nicht die Kraft ein, am Leben um sie herum Anteil zu nehmen und verlieren nicht den Mut, sich inneren und äußeren Schwierigkeiten zu stellen. Wie es scheint, bewahren sie sich die Leidens- und Mitleidsfähigkeit, die das Wesen der Humanitas ausmacht.

Souveränität

Ganz offensichtlich fehlt dem angstbesetzten und angstbestimmten Menschen der souveräne Blick auf die Realitäten des Lebens. Angst verwandelt sich in einen dunklen Filter, der uns hindert, die Dinge im wahren Licht zu sehen. Angst trübt den Blick, der Mut hellt ihn auf. Der Mut, der ihm Herzen wohnt, leuchtet dem Kopf voraus.

Das Geschäft mit der Angst, die politische Instrumentalisierung der Angst und das Treiben der Geschäftsleute der Angst kann man unterbinden, wenn man die Angst – und mithin die Aktualisierung des Hangs zur Ressentimentalität – besser versteht und mutiger angeht. Eine gründliche Kritik der Angst trägt dazu bei, die Angstpolitik besser zu erkennen. Wenn die Angst uns zeigt, was mit uns los ist, können nur Mut und Maß, nicht Wut und Hass, uns den Weg weisen, zu tun, was zu tun ist. Der Angst angemessen begegnen bedeutet, dem Ressentiment die Atemluft nehmen.

3.2 Mut zur Wirklichkeit: Mut zum Du

Wenn Ressentiment zu einem beschädigten Selbstverhältnis führt, wenn dem Menschen im Ressentiment der Schneid fehlt, offen in der Begegnung mit anderen für die eigene Sache einzustehen und für das gemeinsame Wohl zu streiten, dann liegt das wesentlich an einem Mangel an Selbstwertgefühl. Beherztheit, die Offenheit wagt, würde es ihm ersparen, aus dem Hinterhalt agieren zu müssen. Ohnmachtserfahrungen, die oft der Ressentimentalität zugrunde liegen, gehen Hand in Hand mit Entmutigungserlebnissen. Daher ist es so wichtig, dem Ressentiment in der Weise entgegenzuwirken, dass Menschen zu sich selbst ermächtigt werden. Allerdings ist das nicht überall erwünscht, weil Mutige im Pelz der Gesellschaft gern für eine Laus erachtet werden, die lästig sein kann, und weil mutige Menschen vielen gefährlich und verdächtig vorkommen.

Neben dem Mut braucht es das Maß. Denn ohne Maß ist Selbstbestimmung kaum möglich. Da im Ressentiment geheimer Hochmut steckt, kann ermutigende Ermunterung auch entgleisen. Mit anderen Worten: Weil Individualität und Sozialität im Kontext der Ermutigung des Selbst zu vermitteln sind, braucht es den Sinn für Maße. Daher verbindet dieses Kapitel die Besinnung auf den Mut mit der auf das Maß. So soll dem Ressentiment mit Mut und Maß *angemessen* begegnet werden.

Mut wozu?
Mut brauchen wir, um der Wirklichkeit, in der wir uns vorfinden und zu orientieren haben, rückhaltlos standzuhalten. Mut brauchen wir, um unseren Platz in der sozialen Welt, in Treue zu uns selbst, einzunehmen und zu behaupten. Mut brauchen wir, um uns in unserem Gewordensein ohne die gängige Praxis der eitlen Selbsttäuschung einerseits und ohne geheime Selbstentwertungen andererseits anzunehmen. Mut brauchen wir, um uns zu erlauben, uns auszusetzen und das Wagnis der Öffentlichkeit einzugehen; um lieber verwundbar zu bleiben im Hoffen und verletzbar im Lieben, anstatt uns abzuschließen.

Mut im sozialen Raum ist ein Mut, der weiß, wann er zustimmender Mut oder widersprechender Mut sein soll. Wann ist es wichtig, Mut zur Bürgerlichkeit aufzubringen? Wann muss man sich aktiv mit machttragenden Eliten, die im Beschwichtigen, Verharmlosen und Verleugnen geübt sind, anlegen? Wann verlangt sozialer Mut, sich dort zu bewegen, wo man sich nicht in der freundlichen Gemeinschaft mit Gleichgesinnten befindet?

Mutig sein heißt, bleibend bereit sein zum Selbstdenken. Mutig handeln erfordert ebenso Einsamkeitsfähigkeit wie Teamfähigkeit. Mut kann Hand in Hand gehen mit Furcht, nämlich begründeter Furcht – in der Überwindung von ängstlicher Zaghaftigkeit. Das Lob des Mutes hängt auch ab von dem, wofür man ihn aufbringt.

Mut zum Maß
Der gute Mut braucht ein gehöriges Maß an Sachlichkeit. Mut und Mäßigung, Maß und Sachlichkeit sind aufs engste verbunden. Solcher Mut schützt vor Ressentiment(s). Sachlichkeit nimmt dem Ungeist seine Magie. Das geht in unterschiedlichster Weise mit Maßnehmen und Mäßigung einher. Stets muss neu die Balance gefunden werden von Zumutbarem und Unzumutbarem, aktiv und passiv: dem, was ich anderen zumute (und was besser nicht), und auch dem, was ich mir zumuten lasse (und als Zumutung zurückweisen darf). Der Kompass liegt nicht allein im Verstand, sondern auch im Gefühl, genauer gesagt in der Klarheit des Fühlens. Wann reagiere ich überempfindlich? Wo finden unzulässige Übertragungen statt? Wann bestimmen eher Bedürfnisse (von welcher Art) oder Wunschvorstellungen

mein Empfinden? Wann und wodurch bin ich in der Lage, mein inneres Erleben zu ordnen und wirklichkeitsgemäß auszutarieren? Wieviel Bewusstheit halte ich aus, und wovor verschließe ich zu gern meine Augen? – Fragen wie diese sind die ersten Schritte zu einer Haltung, in der der Mensch „sein" Maß für die Wirklichkeit aus eigener Verantwortung erkennt und gewinnt.

Mir scheint ein Bewusstsein dafür zu fehlen, wie sehr es an Maß und Mäßigung mangelt. Dem sollte eigens eine Ermutigung zum Maß entgegenwirken. Zur Verdeutlichung dieses Gedankens möchte ich auf einen knappen, aber überaus gehaltvollen Geburtstagsgruß von Odo Marquard an Robert Spaemann Bezug nehmen. Der kleine Essay demonstriert die Größe des Muts zum Alltäglichen und die Bedeutung der *kleinen* Dinge für eine *große* Sache: Frieden für die Welt. Odo Marquard knüpft an Manès Sperber an. Dieser hatte schon 1937, in seiner „Analyse der Tyrannis", die These vertreten, dass die Menschen den Krieg nicht nur fürchten, sondern dass sie ihn, zumindest unbewusst, auch wünschen, nämlich um ihrem teils tristen Alltag zu entkommen.

Die Lust auf den Ausnahmezustand

Die Psychoanalyse unterstützt diese These, wenn sie erklärt, wie ein Angsttraum funktioniert: Angst kommt nicht vom Schrecklichen, das man geträumt hat, sondern ist Angst vor dem Wunsch nach dem Schrecklichen. Der Angsttraum kann, als Abwehr getarnt, einen schlimmen Wunsch am Leben erhalten. Um solch einen Vorgang könnte es sich auch beim *Angsttraum Krieg* handeln. Er konserviert den geheimen Wunsch nach dem Dionysischen, nach dem Aussetzen des allzu gewöhnlich erscheinenden Alltags. In einer Zivilisation des entnervenden und abtötenden Alltäglichen, des tyrannischen Alltags, der als Versklavung und als Entkernung des menschlichen Wesens empfunden wird, eines Alltags, der kolonialisiert ist von Bürokratien und Technokratien, der Entfremdung befördert, der tiefe Freudlosigkeit verbreitet und großes Unbehagen zeitigt, suchen die Menschen, bewusst oder unbewusst, dem zu entweichen. Entlastung verspricht der außerordentliche Ausnahmezustand.

Wenn Menschen also den Ausnahmezustand gar nicht unbedingt fürchten, bleibt auch jede Warnung davor zu harmlos. Sie bliebe gar aussichtslos, wenn sie diese mögliche Quelle des Kriegswunsches nicht einbeziehen würde: Der Krieg ist für Menschen nicht nur schrecklich, „sondern zugleich auch auf schreckliche Weise erwünscht: als Entlastung vom Alltag." (Marquard 1987, S. 167)

Ist ein elementarer Kriegswunsch verbunden mit dem Bedürfnis nach Entlastung vom Alltag, dann greift ein allgemeiner Pazifismus als Gegenmittel zum Krieg zu kurz. Stattdessen führt Marquard ganz andere Gegenmittel ins Feld, die harmloser nicht aussehen könnten und doch größte Wirkung entfalten. Es handelt sich um „die folgenden beiden: mehr Mut zum Alltag und mehr Mut zum Sonntag. Mehr Mut zum Alltag: das bedeutet, das Bedürfnis nach Entlastung vom Alltag – nach einem „Moratorium des Alltags" – durch mehr Bereitschaft zum Alltag zu reduzieren. Mehr Mut zum Sonntag: das bedeutet, eine andere Entlastung vom Alltag – ein vom Krieg verschiedenes Moratorium des Alltags – zu suchen und zu pflegen." (ebd, S. 168) Denn wer sich mit dem Alltag und seinen Bedingungen ganz *bewusst* arrangiert, ja darüber hinaus noch versöhnt, braucht keine eruptive oder exzessive Entlastung. Und wer durch den Sonntag – d. h. durch Feste und das Feiern des Lebens – den Alltag gut meistert, braucht nicht mehr die schreckliche Variante der Entlastung, den Krieg. Das Fest *ergänzt* den Alltag und braucht ihn nicht, wie der Krieg, zu *ersetzen*. Der Krieg erscheint in diesem Licht nicht so sehr als verzweifeltes Mittel der Macht nach ihrem *politischen* Scheitern, sondern als Perversion des Festes. Spiel und Fest erübrigen Gewaltexzesse und ersparen uns Kriege.

Damit plädiere ich nicht für Bespaßung, nicht für „Brot und Spiele", um mit einer Vergnügungsindustrie oder anderen Ablenkungsstrategien bei Laune zu halten und dergestalt Gewalttätigkeit einzuhegen. Dies würde nicht funktionieren. Ich plädiere für eine Erziehung zur Glücksfähigkeit. Bildung heißt nicht nur, sich in Gefahr zu helfen wissen. Auch das Glück muss „verkraftet" werden können. Sich zu gelingen ist schwerer als sich zu behaupten. Es ist eine lohnende Aufgabe, den Sinn für Fest und Feier zu wecken. Feiern können nie sinnfrei sein. Man kann nicht feiern, ohne etwas zu feiern. Man kann nicht feiern ohne ein Ja. Im Groll und im Nein des Ressentiments ist lediglich eine verquere Selbstfeier möglich; auf Dauer ist sie freudlos. Und ich plädiere für das Einüben der Kunst, im Alltäglichen Quellen der Freude aufzutun.

Mut mit Maß: Zivilcourage

Zivilcourage ist eine notwendige Bürgertugend. Sie ist eine leise Tugend und keine „dekorative". Sie bejaht den Rechtsstaat, die Pressefreiheit, die Religionsfreiheit usw. Sie kennt Gründe, sich den Herrschenden zu widersetzen, wenn diese beispielsweise Humanität verweigern. Zivilcourage ist die Haltung Einzelner, die durch ihr Vorbild andere aufwecken und ermutigen können. Zivilcourage beweist „Ichstärke". Wer Zivilcourage an den Tag legt, muss nicht immer im Recht sein. Doch ohne Menschen, die der Zivilcourage fähig sind, kann keine freie Gesellschaft bestehen.

Zivilcourage ist nur dort möglich, wo „Ichstärke" als Akt des Personseins gesehen wird. Wie steht es mit dem Protest bei den Pegida-Demonstrationen? Sind sie Ausdruck von Zivilcourage? Nein. Weshalb nicht? Weil das widerständige Nein in einer Haltung und Sprache vorgetragen wird, die dem Wesen der Zivilcourage Hohn spricht. Die Behauptung „Wir sind das Volk" will eine Bewegung beerben, die von völlig anderer Art war. Es ist zu offenkundig, wes Geistes Kind die vor keiner Beleidigung und Peinlichkeit zurückschreckenden Menschen sind, um ihnen ernsthaft abnehmen zu können, dass ihnen die Freiheit am Herzen liege. Ihr Beweggrund ist das Ressentiment. Ihre Fremdenfeindlichkeit kehrt die Angst vor dem Fremden im eigenen Innern nach Draußen.

Woraus aber könnte die echte Ich-Stärke erwachsen, die hier vermisst wird? Es liegt nahe zu behaupten: aus tragfähigen Beziehungen, aus einem gelingenden Welt-Verhältnis, aus der „Zustimmung zur Welt", wie Josef Pieper formuliert, als Zustimmung zur Wirklichkeit. Seine Schrift diesen Namens heißt im Untertitel: „Eine Theorie des Festes". (Pieper 1963) Wie der Mut braucht auch das Fest, mithin die Freude, einen Grund. Das Verlangen nach Freude ist nichts anderes als der Wunsch, es möge einen Anlass zur Freude geben. Dieser Grund geht voraus, die

Freude folgt nach. Josef Pieper: „Der Grund zur Freude aber ist, obwohl er in tausend konkreten Gestalten begegnen kann, immer der gleiche: dass einer besitzt oder empfängt, was er liebt … Freude ist eine Äußerung der Liebe. Wer nichts und niemand liebt, kann sich unmöglich freuen, und wenn er noch so verzweifelt danach verlangt." (ebd, S. 42)

Die Freudlosigkeit der Nörgler und ihre epistemische Armut wird damit verständlich, und es wird ersichtlich, wie sehr im Ressentiment die Liebesmöglichkeiten verschüttet sind. Angst vor Fremden ist häufig die Angst vor der Lieblosigkeit im eigen Selbst. Letztlich muss man, um Freude an irgendetwas haben zu können, irgendwie *im Grunde* gutheißen können – trotz allem –, denn jeder „am Konkreten sich entzündenden Festfreude liegt notwendig eine schlechthin universale Zustimmung voraus, sich erstreckend auf die Welt im Ganzen, sowohl auf die Wirklichkeit der Dinge wie auf das Dasein der Menschen selbst." (ebd, S. 46)

Möglichkeit und Wirklichkeit

Es ist das große Ja zu allem, was ist, das Mut macht. Dieses Gutheißen „im Grund" heißt nicht, stets fröhlich zu sein, heiter gelassener Stimmung. Man vergegenwärtige sich nur die Verhältnisse in der Welt. Aber man kann sie dennoch bejahen. Was einmal geworden ist (und davon ist bei den moralischen Übeln auszugehen), kann auch wieder *anders* werden. Das begründet die Zuversicht, dass aus der *Möglichkeit* des Guten einmal Wirklichkeit wird. Nicht *Ver*stimmung, *Zu*stimmung setzt heilende Kraft frei.

Dass die sozialen Verhältnisse zustimmungswürdig werden, setzt die Entmachtung der Ressentimentalität voraus. Wer anders als die Mutigen, die wissen, dass ihr Mut in dem gründet, was wir hier „Zustimmung zur Welt" nennen, könnte das befördern? Mut bemeistert Widerstände, besonders in Hinsicht auf sich selbst. Mut überwindet die Unlust, die sich bequem einrichten will. Mut geht innere Hindernisse an, die dem seelischen Wachstum und der Verwirklichung des Guten im Weg stehen. Aber Mut hält auch aus, dass im Selbst die Möglichkeit der Angst, der Verleumdung, der Einladung zur Anverwandlung ans Gemeine oder die Tendenz zur mimetischen Rivalität angelegt ist. Das heißt: im Mut achten wir in Selbstreue auf uns. Die Tradition nannte das Selbstsorge. *Selbst*sorge vergisst dabei nicht, gegenüber *anderen* aufgeschlossen zu sein.

Mut braucht Maß

Der Mut zu sich muss Maß zu halten verstehen. Wo Mut Widerstände brechen soll, schießt er leicht über das Ziel hinaus. Besonders wo es um das rechte Selbstverhältnis geht, ist das rechte Maß schwer zu finden. Das Richtige zu finden ist einfacher in sozialen Beziehungen, denn das Gegenüber wirkt geradezu ausgleichend – als ein natürliches Korrektiv. Doch gibt es Momente, in denen Maßlosigkeit angemessen ist. In Jane Austins Roman „Stolz und Vorurteil" (Pride and Prejudice) kommt es auf einem Ball zu einem kurzen Dialog, bei dem das Bedauern zum Ausdruck gebracht wird, dass man kaum zu Gesprächen Ruhe finde. Die kluge Widerrede: Dann wäre es aber auch weniger Ball. Alles hat seine Zeit – auch dies ein uns überantwortetes Maß.

Der Mut steht in Wechselbeziehung mit dem Maß, auch wenn das für gewöhnlich übersehen wird. Üblicherweise bringt man mit Mut außergewöhnliche Bewährungsproben in Verbindung, sieht Mut in der Verwandtschaft mit der Tapferkeit fast als soldatische Tugend. Mut liegt aber weniger im Heldenmut als im alltäglichen Mut, der nicht zu großer Tat in einem bestimmten Augenblick aufwallt, sondern andauert. Auch sehe ich Mut in enger Verbindung mit dem Maß, weil im Maß das Wissen um sich, die eigene Größe und Grenze, zu sich kommt – wobei es Mut braucht, sich in seinen Grenzen anzunehmen. Die innere Verbindung von Mut und Maß zeigt sich aber vor allem darin, dass wir erst in der Standfestigkeit uns selbst gegenüber eine Haltung erwerben, die man – wie die Seele – nicht direkt sieht, und die doch im Menschen eine noch größere Realität darstellt als die psycho-physische Natur. „Haltung" nennt Peter Nickl in seiner Schrift über die Ordnung der Gefühle die Vollendung der menschlichen Natur und ihrer Bereitschaft zum Guten. (Nickl 2005)

Mut als Haltung

Mut und Haltung gehören zusammen wie Wut und Spaltung. Vom Denken her soll die Sinnlichkeit verwandelt werden. Dies ist möglich, wenn Vernunft sich, ihrer wahren Stärke bewusst, mutig auf ihr Anderes einlässt. Die Sinnlichkeit ist der Teilhabe an der Vernunft fähig. Deshalb können wir auch davon sprechen, dass den Gefühlen bei allen sinnlichen Anteilen eine kognitive Dimension zu eigen ist. So zeigt sich in ihnen je nachdem Vernunft oder *Wider*vernunft (die von Unvernunft zu unterscheiden ist). Und allein deshalb ist so etwas wie eine Angemessenheitsprüfung der Gefühle und eine Reinigung des Fühlens, entsprechend zur Richtigstellung der Begriffe, überhaupt durchführbar. (Siehe 3.4)

Gerade heutzutage, da das Selbstverständnis des Menschen als Vernunftwesen erschüttert ist, kommt es darauf an, die Rationalität und die Affektivität, die Vernunft und das Emotionale in ihrer Ganzheitlichkeit und ihrem wechselseitigen Durchdrungensein zu betonen. Beide, Vernunft und Gefühl, bedeuten gleich viel für das Gut-Mensch-Sein. Auch mit dem Ressentiment ist eine Ganzheit gegeben, eine Gedanken- und Gefühlsstruktur, doch was den Vernunftanteil betrifft, in gegenteiliger Weise zum Mut. Mit einem Satz von Baudelaire wäre den Mut- und Vernunftlosen zu wünschen: Herr, gib mir die Kraft und den Mut, mein Herz … ohne Ekel zu betrachten.

Mut und Tapferkeit

Das Wort „Mut" stammt aus indogermanisch mo- = sich mühen, starken Willens sein, heftig nach etwas streben. Im Althochdeutschen steckt darin Sinn, Seele, Geist, Gemüt, Kraft des Denkens, Empfindens, Wollens (= muot). Als „hôher muot" nimmt das Wort die Bedeutung von Hochherzigkeit und Edelmut an. Dieser hôhe muot war von der mâze (dem Maßhalten) bestimmt. Hier haben wir damit das genaue Gegenbild zur Ressentimentalität vor Augen.

Die Bedeutung des Mutes zeigt der weite Bedeutungshof: Großmut, Sanftmut, Langmut, Schwermut, aber auch der im Hochmut tief gefallene Hohe Mut. Hier werden vor allem *Stimmung*slagen thematisiert. Aber auch die *Willen*skräfte erfahren eine differenzierende Darstellung: wagemutig oder opfermutig (und nicht übermütig) sein, freimütig und nicht wankelmütig handeln. Mut ist eine *Geisteshaltung* und ebenso ein *Gemütszustand*, darüber hinaus ein ausstrahlendes *Sein*, wie das im Wort Anmut aufleuchtet. Leuchten heißt nicht bloß glänzen. Glanz kommt von anderswo her und spiegelt nur ab, wo genug aufpoliert worden ist. Anmut ist zarte Schönheit, die Schonung heischt und verdient. Schönheit (Erscheinung, die Schonung verdient – so die Etymologie) gehört zu den Dingen, die nicht nötig sind, weil sie weit *mehr* als nötig sind. Das Gegenteil ist das Geizen mit Gunst, also das Ressentiment, das sich allenfalls in der Verachtung verschwendet.

Im heutigen Sprachgebrauch wird zwischen „Mut" (lateinisch: audacia) und „Tapferkeit" (lateinisch: fortitudo) kaum mehr unterschieden. Hier wenigstens ein Hinweis: Mut kommt in der Wagnisbereitschaft zur Geltung, wogegen Tapferkeit eher Durchhaltevermögen und Standhaftigkeit meint. Ähnlich unterscheidet Siegbert Warwitz „Initiativkraft" und „Dulderkraft". (Warwitz 2010 u. 2016) Wenn Mut bedeutet, etwas Ungewisses in Angriff zu nehmen oder ohne Sicherheiten auf künftigen Erfolg zu beginnen, dann begreift Mut bereits Tapferkeit in sich. Im Mut findet sich auch Gelassenheit. Im Wagnis zeigt sich Mut mit der Hoffnung verwandt. „Guten Mutes sein" weist in diese Richtung. Mut und Hoffnung ist gemeinsam, dass es nicht darum geht, erfolgreich zu sein. Im Geschäftlichen macht man vielleicht etwas falsch, wenn man keinen Erfolg hat. Mut heißt aber, auch in Anbetracht des Verlustes das Sinnvolle dem Reüssieren vorzuziehen und zu tun, was für die eigene Person stimmig ist. Mut kommt dort zum Zug, wo ein Mensch sich gefunden hat. Mut bedeutet, zu sich zu stehen und zu dem, dem man sich verpflichtet weiß. Daher braucht Treue Mut.

Das Wort Mut steht dem Wort Seele nahe. In Anlehnung an Meister Eckart, dem unsere Sprache so viele Begriffsbildungen verdankt, kann man mit Gemüt (bei ihm „gemüete") die gesamte innere Welt des Menschen beschreiben, vor allem seine Wesensmitte. Im Mut erscheint das vitale Zentrum des Menschen. Und da dem Mut thymós (und animus) entspricht, ein Herzwort, das wir anlässlich des Beitrags von Peter Sloterdijk kennengelernt hatten (vgl. 2.2.6), wird sichtbar, dass Mut und Ressentiment sich ausschließen. Mehr wahrhafter Mut, weniger Ressentiments. Man verwechsle nicht Dreistigkeit, Unverfrorenheit, Unverschämtheit, das Brechen von Tabus usw. mit Mut. Mut ist mit Verachtung nicht vereinbar.

Mut zum Du

Der Philosoph Robert Spaemann machte darauf aufmerksam, etwas sei gerade nicht wirklich, wenn es nur *objektiv* ist, also wenn Behauptetes nur im Objektsein für Subjekte besteht. Was er damit meint, erklärt sich so: Stellen wir uns einen Menschen vor, der auf dem Sterbebett liegt. Er ist unfähig, noch irgendwelche Äußerungen von sich zu geben, die auf das schließen lassen, was in ihm vorgeht. Aufgrund des Erscheinungsbildes und der medizinischen Messdaten sind sich die umstehenden Ärzte in der Überzeugung einig, dass der Patient keine Schmerzen hat und dass er nicht mehr hört, was um ihn herum gesprochen wird. Nehmen wir nun weiter an, dass der Patient indessen sehr wohl Schmerzen hat, und auch hört, was die Ärzte über ihn sagen. Er weiß also, dass sie sich irren, aber er kann das nicht äußern, ehe er stirbt.

Es herrscht ein einstimmiger Konsens. Aber es ist ein Konsens über das Falsche. Was wirklich stattfand, wusste allein derjenige, der jetzt nicht mehr lebt.

Dass ich Schmerzen habe, kann zwar nur ich mit letzter Sicherheit wissen, aber das heißt nicht, dass es wahr wäre allein für mich. Wenn jemand sagen würde: „Ich erlebe dich anders, als du dich erlebst. Für mich hast du keine Schmerzen", so würde ich ihm (sofern ich es kann) antworten: „Es kommt überhaupt nicht darauf an, welche Feststellungen „über mich" getroffen werden. Die Wahrheit meiner Schmerzen kann nur ich wissen. Aber diese Wahrheit ist deshalb nicht eine Wahrheit nur für mich, sondern für jeden". Meine Subjektivität ist eine objektive Wirklichkeit – doch diese Redeweise hat nur Sinn, wenn Wirklichkeit zwar den Raum meines Bewusstseins enthält, doch auch den der anderen und alles, was es gibt. Und meine Wirklichkeit wird mitkonstituiert von denjenigen, denen ich wirklich sein darf, d. h. denjenigen, die es zulassen, dass mein Bewusstsein auch für sie Wirklichkeit sein darf.

Unvermeidlicher Realismus
In Bezug auf andere Personen, mit denen wir über die Wirklichkeit sprechen, sind wir unvermeidlich Realisten – insbesondere dann, wenn wir uns klarmachen, dass wir selbst ja die anderen der anderen sind. Wir können nicht im Ernst denken, dass wir in der Gegenständlichkeit für andere aufgehen. Die Wirklichkeit meiner Freude oder meines Schmerzes ist zwar etwas, worüber andere auch wissen und sprechen können, aber sie bleibt immer meine Freude und mein Schmerz – jenseits alles dessen, was von anderen darüber jemals gewusst werden kann. Die Situation, da ein seiner selbst bewusstes Subjekt sich als Gegenstand des Wissens anderer weiß, ist also das Paradigma unseres Wirklichkeitsverhältnisses und unseres Begriffs von Wahrheit. Wirklichkeit denken wir unausweichlich vom Subjekt her, aber suchen darin auch ein transsubjektiv Wahres.

Ein Schluss daraus: Objekte, die *nur* Objekte sind, haben paradoxerweise nur *subjektives* Sein. Sie sind nur wirklich als Gegenstände für *ein Subjekt*. Es macht dann tatsächlich keinen Unterschied, ob sie geträumt oder dem Wachbewusstsein gegeben sind, da sie ja nichts jenseits ihres Gegebenseins vorkommen. Mit anderen Worten: Tatsächlich können nur Personen füreinander wirklich sein, die sich über gemeinsame Objekte auszutauschen vermögen. Das Bewusstsein solcher Bezüge ist noch zu schwach ausgeprägt, denn etwas Unabgegoltenes tut sich da auf. Wie muss Subjektivität im Blick darauf neu und angemessener gedacht werden? Wie lernen wir, andere als andere uns so wirklich werden zu lassen, dass wir zugleich damit lernen, mit-ein-ander auszuhandeln, wie wir mit-ein-ander leben wollen?

Mut und Vertrauen
Deshalb besteht die eigentliche Herausforderung seitens des Wirklichen, das es anzuerkennen gilt, nicht darin, auf die physikalisch beschreibbare Wirklichkeit (deren Teil ich leibhaftig bin) einzugehen, sondern auf die seelisch-geistige Realität des und der anderen. Der Natur nach sind wir nur schwach unterschieden; sie bildet ein Kontinuum, das sich beispielsweise im Stoffwechsel zeigt, oder auch Organtransplantationen usw. erlaubt. Als Personen in geistigem Selbstbesitz sind wir jedoch absolut voneinander unterschieden. Prinzipiell steht jede Person (als Person) gleich

nah und gleich fern zu jeder anderen. Begrifflichkeiten des Raum-Zeit-Kontinuums greifen hier nicht.

Hier ist auch kein erkennendes Eindringen statthaft, hier bedarf es des Vertrauens, des Sich-Verlassens auf das Wort des anderen, auf dessen Selbstkundgabe. Nur dann wird der Andere eine Wirklichkeit für mich, wenn ich ihn in seiner Ander(s)heit sowohl als Teil meiner Welt anerkenne, als auch Abstand nehme davon, dass er *etwas für mich* ist. Vielmehr muss er stets auch mit seiner Eigenwirklichkeit in mir anwesend sein. Andernfalls bleibt er Ding unter Dingen.

Das ist der Sinn der These, dass es Mut erfordert, in und aus der Zustimmung zur Wirklichkeit zu leben, denn gemeint ist damit letztlich dies: aus dem Ja zum *Du* leben, leben wollen *mit den anderen*, die in der Weise ebenso ein Ich sind, wie ich ein Ich bin: Mittelpunkt einer Welt. Zugleich sind wir alle gleichursprünglich Ich *und* Du. Das heißt zugleich auch Mitspieler in einem weit größeren Ganzen, in dem viele viele andere mit mir da sind, aus eigenem Recht, mit eigenen Rechten. Sie haben ihre eigenen berechtigten Interessen und Ansprüche, die so gewichtig sind wie meine eigenen. Auch sie stehen jeweils im Mittelpunkt ihrer Welt, in der ich so vorkomme wie sie in der meinen. In der Wirklichkeit ist angekommen, wem andere Personen wirklich geworden sind.

Dafür ist wahrhaft Mut nötig: sich berühren zu lassen, sich hinreißen zu lassen, sich verlieren in der bloßen Hoffnung, sich wiederzufinden im Anderen. Der Schmerz im Blick auf das Ressentiment rührt daher, ansehen zu müssen, was es vorenthält: das Glück solch wundersamen und wunderbaren Austauschs von Ich und Du.

Resonanz statt Ressentiment

Die Psychologie spricht von Urvertrauen, wenn die Welt dem jungen Erdenbürger in ersten Bezugspersonen so begegnet, dass die Wirklichkeit ein freundliches Gesicht zeigt. Es hört sich wie metaphorische Rede an, aber ich behaupte: Die Wirklichkeit hat ein Gesicht. Unsere Weltbeziehung kann von eingelösten Resonanzversprechen geprägt sein oder es wird vom Verlust, von Entfremdung bestimmt. Hartmut Rosa hat in einem großartigen Buch über Resonanz (Rosa 2016) darauf abgehoben, dass Resonanz kein Gefühlszustand ist, sondern ein Beziehungsmodus. Nur wenn wir uns verbunden wissen mit einer Welt, die antwortet, werden wir nicht verstimmt. Es ist klar, dass nur Personen einander zu antworten vermögen. Doch die personale Erfahrung strömt aus. Die Beziehungsfähigkeit des Menschen kennt kein äußeres Maß, fließt über in die Welt der Dinge. Abfällig wird dies dann Anthropomorphismus genannt. Tatsächlich ist es das Vermögen des Durchseelens und Durchgeistigens der Welt.

Unter der Überschrift „Vertikale Resonanzachsen" behandelt Rosa die Bedeutung von Religion und spricht von ihrer Verheißung. Dass etwas *da* ist, etwas *gegenwärtig* ist, das ist die Grundform aller Weltbeziehung. Er versteht Religion als „die in Riten und Praktiken, in Liedern und Erzählungen, zum Teil auch in Bauwerken und Kunstwerken erfahrbar gemachte Idee, dass dieses Etwas ein Antwortendes, ein Entgegenkommendes – und ein Verstehendes ist. (Rosa 2016, S. 435) „Gott" ist seinem Begriff nach die Vorstellung einer antwortenden Welt. „Gott strahlt von Weltlichkeit" wird Gottfried Keller an der Stelle zitiert. Religion ermutigt zu einer

Weltsicht, wonach die Ur- und Grundform des Daseins eine Resonanz- und eben keine Entfremdungsbeziehung ist.

Gewalt und Religion
Im Kontext dieser Verheißung interpretiert Rosa den Zusammenhang von Religion und Gewalt. Religion könne dazu verführen, Dinge und Menschen unter Kontrolle bringen und so zur Resonanz zwingen zu wollen, anstatt sie zu erreichen oder sie zu berühren, d. h. die Einlösung dieses Versprechens zu erzwingen und damit das Unverfügbare verfügbar zu machen. Krieg und Gewalt fungieren dann als Mittel, Resonanz herbeizuführen, die schweigende (Um-)Welt zur Resonanz zu bringen. „Daraus resultieren dann die vielleicht schlimmsten und vor allem folgenreichsten Formen der Entfremdung, welche die erbitterte Feindschaft vieler resonanzsensibler Moderner gegenüber der Religion erklären, nämlich Manifestationen der absoluten Empathie- und Mitleidlosigkeit; der puren Verdinglichung, des trotz des lautstarken Gebrülls stummsten und eisigsten Fanatismus. (Rosa 2016, S. 452)

Räume der Gewalt unterbinden mögliche Resonanz. Resonanz bedeutet intakte Beziehung zur Wirklichkeit, die primär durch und von anderen Menschen repräsentiert wird. Wirklichkeit kann man als das bezeichnen, was es gibt, *weil* und insofern Resonanz waltet. Je mehr der Andere mir wirklich wird, umso mehr bin ich selbst wirklich. Und entsprechend bin ich gestimmt auf das, was begegnet. Ich kann Ja sagen, zustimmen. Auch bejahen, dass die Verbundenheit mit Leiden einhergeht.

Die Ressentimentalität der Gegenwart ist Ausdruck des Verlustes von Resonanz und des Unvermögens zur Durchgeistigung der Beziehungen; Ausdruck des Unvermögens, dem mit resonantem Weltbezug unvermeidlich gegebenen (Mit-)Leiden (= Sym-pathie) standzuhalten. Ressentiment ist somit eine verkehrte Antwort auf die leidvolle, weil noch viel zu lieblose, interpersonale Wirklichkeit. Schon allgemein gilt der Satz: Je weniger sich jemand zugehörig erfährt, umso gewaltbereiter ist er. Wie viel mehr muss dieser Satz Gültigkeit haben, wenn es an Resonanz mangelt und an Zustimmungsbereitschaft im Blick auf die Wirklichkeit, die die unbeherrschbare Präsenz der andern bedeutet. Das hat eine doppelte Folge. Fatalerweise bringt man in der immer narzisstischer werdenden Gesellschaft die Anderheit in den anderen fast unmerklich zum Verschwinden. Dieses Absterben personhafter Wirklichkeit, die die Vorbedingung des Eros ist, befeuert auch die Verbreitung des *zügellosen* Thymos, der giftigen Wut im Ressentiment.

3.3 Maßstiftung und Selbstbegrenzung

Nicht zu allen Zeiten stehen Menschen in hohem Ansehen, die Kraft ihrer Weisheit als „Architekten" der menschlichen Angelegenheiten Maßstäbe zu setzen wissen. Die Weisheitssprüche der Alten haben nicht ohne Grund die Zeiten überdauert. In ihnen steckt so viel mehr, als dass man sie nur als harmlosen rhetorischen Schmuck zitieren sollte. In ihnen ist Sinn verdichtet, der zeitlos Richtlinien für ein maßvolles Leben bereitstellt.

Dies zeigt sich vor allem in Spitzensätzen der altgriechischen Weisheit. Ein Spruch des Thales lautet schlicht: „Halt Maß!" Der Hauptsatz des Solon: „Nichts im Übermaß." Und Kleobulos gibt die Losung aus: „Maß ist das Beste (Metron ariston)".

Maß bemisst Spielräume des Handelns. Aristoteles, der Philosoph des Maßes, hat sehr präzise Ideen über das Ermitteln von Maßen. Ihm geht es nicht um die Bewegung zwischen Maxima und Minima, sondern er zielt auf ein je einmaliges (situatives) *Optimum.* Dem liegt kein Vermessen zugrunde, sondern ein Ausbalancieren. Maß finden und halten ist eine immens kreative Angelegenheit. Das rechte Maß besteht unter Umständen aber auch in einer legitimen Maßlosigkeit. Überhaupt gehört zur Lebendigkeit des Lebens alles, worin Leben sich äußert, nicht zuletzt das Irrationale und das, was wir für „unnötig" zu halten geneigt sind. Wo blieben sonst auch die Gunst und das Müßige, die alles Maßnehmen am vermeintlich Notwendigen sprengen?! Wo bliebe die Kunst, Inbegriff des Unnötigen?! Wo das Schöpferische, das alles verjüngt?! Aber zugleich: Wo – ohne das Streben zur Form – jene Freiheit, die im Schönen erscheint? Das „ganz andere Maßlose" tritt aus sich heraus, um sich in freier Selbstbegrenzung Gestalt zu geben. Ohne Maßgabe anderer freigelassen, nimmt sich der Freie die Freiheit, sich selbst zu gestalten, was heißt: zu begrenzen.

Mäßigung und Maßlosigkeit
Selbst Mäßigung und Maßlosigkeit müssen in Balance gehalten werden. In diesem Sinne erweist sich das vermeintlich Unnötige als ein existentiell Notwendiges. Wenn es darum geht, ein fruchtbares lebensteiliges Miteinander in Gemeinschaft und Gesellschaft zu gestalten, haben Maßlosigkeit *und* Mäßigung gleichermaßen ihren Anteil daran. Geraten sie auf Dauer aus der Balance, kommt es zum Riss und zur sich kreuzenden Unverhältnismäßigkeit an beiden Polen. Die Kräfte der Mäßigung gebärden sich maßlos, die Maßlosigkeit erklärt sich zum Maß aller Dinge. Es ist das Spiel des Kräfteausgleichs, das gespielt wird, wo das Leben gelingt und glückt. So ist zum Beispiel Gerechtigkeit ohne Barmherzigkeit grausam; Barmherzigkeit ohne Gerechtigkeit aber führt zur Auflösung der Ordnung.

Das gilt besonders für personale Beziehungen. Selbstbegrenzung aus Respekt vor der Offenheit des Du ist eine Formel für die Liebe, die im Ineinander des Füreinanders das Überströmende mit der gehaltenen Gestalt zur Einheit bringt. Das positive Unendliche verläuft sich nicht und verdunstet nicht in ein „Nicht(s)", sondern erzeugt Überfluss, der in unermesslicher Güte aufscheint: Das Gute verströmt sich wie „unaustrinkbares Licht", um ein schönes Wort Josef Piepers zu gebrauchen.

Das existentiell Notwendige steht quer zu all den Nötigungen, die wir durch die uns bedingende Natur auferlegt bekommen. Man muss das Zusammenspiel von Endlichkeit und Unendlichkeit, das für das Verständnis des Menschen als Geistwesen, als Person und als Subjekt so bedeutsam ist, verstehen. Dies ist der Schlüssel für die Aufgabe, in der Gegenwart Formen der Mäßigung wiederzugewinnen. Wir haben mehr Gründe denn je, politisch nach Maßstäben zu suchen, verbunden mit der persönlichen Aneignung einer inneren Freiheit zur Mäßigung. Im Vergleich zur

3.3 Maßstiftung und Selbstbegrenzung

Kosmosvorstellung der Antike und zum Ordogedanken im aufgeklärten Mittelalter, scheint die Menschheit da angekommen, wo alles Maß im Nihilismus verschwindet.

Doch die „Inkubationszeit" für die Möglichkeit der Maßlosigkeit währte jahrhundertelang. Der eigentliche Bruch, der zum Verlust von Mitte und Maß, von Grenzen und Proportionen zum Ausgangspunkt wurde, war der Bruch, der mit dem Eintritt des Christentums in den antiken Kosmos geschah: Da schlug der weltüberlegene Gott der Menschheit eine Wunde, die ihre Zeit brauchte, bis sie in der kopernikanischen Wende aufbrach. Das öffnete die Menschen und ihre Welt endgültig auf ein Unendliches hin. Im geschlossenen Kosmos bedeutet Maßhalten das Einhegen des Begehrens durch die Vernunft, Selbstbeherrschung angesichts triebhafter Kräfte.

Vernunft und Herz

Nun aber nimmt die Selbstbehauptung des Subjekts eine andere Gestalt an. In einer auf das Unendliche hin aufgebrochenen Welt trägt sich das Ringen um Maße nicht mehr innerhalb des Subjekts zu. Die neue Herausforderung heißt jetzt gelingende Intersubjektivität. Nun trägt sich das Ringen um Maße *zwischen* den Menschen zu: zwischen Freiheit und Freiheit, zwischen Wille und Wille. Es geht nicht mehr um eine *Vernunft*, die „irrationale" Beweggründe im Inneren des Menschen anleiten kann, sondern um ein hörendes *Herz*, um ein Du-sensibles Denken und um eine leidempfindliche Vernunft. Nicht die in ihrer eigenen Tendenz auf Universalität und das Allgemeine ausgerichtete *Vernunft*, sondern die auf den Anderen bezogene und Freiheit begründende *Verbundenheit* (unter sich als nichtobjektivierbar geschenkter Personen) eröffnet das Drama der neuen Zeit.

Noch immer gibt es die Bedingtheit der menschlichen Natur, aber nun tritt die Unbedingtheit der in ihre Verantwortung gerufenen Personen hinzu, die, das muss unterstrichen werden, immer im Plural existieren. Inzwischen wissen wir, dass selbst das Ich ein dialogisches Ich ist und kein monolithisches Eines. Die Darstellungen, die Gott als Weltbaumeister zeigen, der die Enden der Erde und den Menschen „vermisst", verkennen die Tiefe der christlichen Erfahrung, die das personale Leben im Zentrum allen Beziehungsgeschehens auf die Trinität bezieht. Das Absolute richtet das innere Wort nach außen und konstituiert die Adressaten seiner Selbstmitteilung. Dem Unendlichen entspricht in der Schöpfung eine Wirklichkeit, die für und durch diese Kommunikation mit personkonstituierender Unendlichkeit begabt ist. Jede Person ist als Person unbedingt. Das macht ihre Heiligkeit aus. Das ist der letzte Grund dafür, dem Menschen eine unantastbare Würde zuzusprechen. Das Heilige in der Welt ist der Mensch. Das ist mit dem Ausdruck Gott-Ebenbildlichkeit gemeint.

Die Inkommensurabilität des Menschen

Das aber hat die Inkommensurabilität des Menschen als Subjekt zur Folge. Als Freiheitssubjekt entzieht sich der Mensch jedem möglichen Begriff eines Maßes, weil er die ihm zugemessene und bemessene Natur nicht nur „ist" (als Leibwesen), sondern zur Aufgabe „hat" (als Geistwesen). Der Mensch ist Natur und Geist in einem. Eine Gegenwartsherausforderung besteht darin, den rechten Umgang mit den immer auch zu übersteigenden Bedingungen der menschlichen Existenz zu (v)ermitteln. Nur aufgrund der Möglichkeit der Maßlosigkeit ist die Aufgabe, ökologisch zu handeln, so dringlich. Und zugleich ist es nötig, das zur Ökonomie wie zur Ökologie gehörige Verschwenderische zu bewahren. Zerstörung von Welt und Selbst ist das „Privileg" eines Wesens, das etwas soll und darf. Dies ist das Risiko der Freiheit, die noch frei ist, sich selbst zu verkennen.

Die Person ist keine Sache und damit, weil Subjekt, auch ohne vorgegebenes Maß. Die Personen beziehen sich aber aufeinander in einer ihnen gemeinsamen Welt, und eben dies macht Grenzziehungen und das Maßhalten im Umgang mit anderen so nötig. Die Entbundenheit von allen Maßen ermöglicht eine Freiheit, deren Anfälligkeit für den Missbrauch Schranken erfordert. Die Herausforderung durch die „Machenschaften" der Spezies Mensch, insbesondere durch die Technik, verlangt im Gegenzug mehr politischen Sinn. Eine technologische Zivilisation bedarf einer neuen Gelassenheit zu den Dingen, aber mehr noch einer größeren Liebe zu den Subjekten. Grenzziehungen gegen die Verdinglichung des Menschen werden immer wichtiger.

Hier kommt das Ressentiment ins Spiel. Ressentimentalität bedeutet nämlich auch Verdinglichung. Die Freiheit wird aufgegeben, alle Verantwortung abgegeben. Weder für sich selbst – allenfalls für sein unaufgeklärtes Begehren –, geschweige denn für andere, trägt der Ressentimentale Sorge. Soweit er sich sorgt, reicht es nur bis dahin, dass er unter keinen Umständen wieder zu kurz kommen will. Worin aber das ihm Zustehende besteht, ist ihm im Kontext seiner ressentimentalen Verzerrungen und Verfälschungen nicht klar. So begehrt er, ohne angemessen zu handeln. Er ist in seinem verqueren Selbstbezug nur punktuell mit der Wirklichkeit verbunden und beschönigt seine so sterile wie reale Ohnmacht durch Beschuldigungen anderer, deren Schlechtigkeit die eigene Destruktivität vermeintlich bedingen. Daher schützen die Grenzziehungen gegen die Verdinglichung des Menschen auch gegen die zunehmende Ressentimentalität.

Maximum und Optimum

Verständigt man sich nicht über Grenzen, führt die Idee der Rationalisierung, der Ökonomisierung und der Kolonialisierung der Lebenswelt durch ein unerbittliches Vermessen, zu einer Jagd auf das prinzipiell unerreichbare Maximum. Dass trotz aller Rastlosigkeit das Ziel nie erreicht wird, schafft Frustration. Illusionäre Sinnerwartungen zermürben, ja kränken. Deshalb steht die Ablösung der Idee des Maximalen zugunsten des Optimalen auf der Agenda zur Verhütung weiterer Ressentimentalität. Nur das Optimum, nicht aber das Maximum, bedenkt den Grenznutzen und integriert das Mäßigende. Zwar bleibt der Mensch kraft seines Leibes und dessen Verwiesenheit immer auch an ein vorgegebenes Natürliches gebunden. Aber ihm ist ja Natur je länger je mehr zum Gegenüber geworden, das er zuzurichten versucht. Die sogenannte menschliche Natur ist längst kein Faktor mehr, der zur Mäßigung beiträgt. Der Cyborg ist nur eine der Blüten des Hybriden.

Schon immer musste sich der Mensch als Kulturwesen zur Natur verhalten. Jetzt ist diese aber weit in den Bereich seiner Selbstgestaltung eingerückt. Natur ist dem Menschen weniger gegeben als aufgegeben. Die leibliche Existenz ist

3.3 Maßstiftung und Selbstbegrenzung

derart plastisch, dass es an uns selbst liegt, wieweit wir über frühere Grenzen hinausgehen wollen. Das Verhältnis von Mensch und Natur, wie es in den Bedeutungsvarianten des Wörtchens „und" zum Ausdruck kommt, reicht vom inkludierenden „und" (wie in „Haus *und* Hof") bis zum opponierenden „und" (wie in „Krieg *und* Frieden"). Die Entwicklungstendenz der Polarität von Natur und Kultur zeigt deutlich in Richtung der Opposition. Natur wird dabei in dem Ausmaß zum Problem, wie die Menschen in sich und untereinander friedloser werden. Die „verletzte" Natur spiegelt, wie wir uns untereinander verletzen. Seit jeher gehört zur Ökologie der äußeren Natur die Ökologie des inneren Menschen – privat, aber mehr noch politisch.

Einst schien die Natur ein lesbares Gesicht zu haben. Das „Natürliche" galt als Maß für das wirklichkeitsgemäße, sach- und situationsgerechte Handeln. Inzwischen ist der Natur das lesbare Gesicht genommen. Das Herrschaftsinteresse der Menschen hat das Natur-Mensch-Schicksal geprägt. Aufgrund zunehmender Kenntnisse und Fähigkeiten durch Wissenschaft und Technik wurde die äußere Natur „aufgeschlossen" für menschliche Zwecksetzungen. Der auf der Mathematisierung der Wissenschaften beruhende Zugang erlaubt, Natur vielleicht nicht zu unterwerfen, aber doch zu verzwecken und zu gebrauchen. Das Wissen von der Gesetzmäßigkeit der „schaffende Natur" (d. h. ihre Quantifizierung) ermöglicht es, die „geschaffene Natur" (die sichtbare physikalische Welt) menschlichen Technologien zu unterwerfen. Bacon hat dies ausgesprochen im berühmten Wort, Wissen sei Macht. Die instrumentelle Rationalität ist (im Unterschied zur kommunikativen) übermächtig geworden.

Herrschaft über die Natur – Herrschaft über Menschen

Was an Naturbeherrschung vermocht wird, führt auch zu immer weitreichenderen Möglichkeiten einer anonymen Herrschaft von Menschen über Menschen. Das steht den Empfehlungen der alten Weisheitslehrer entgegen, die klare Ideen davon hatten, wie die Anwendung von Techniken den Menschen verändert. Exemplarisch ist Platons Analyse über die Auswirkungen der Alphabetisierung. Das Geschriebene weiß sich gegen Missverständnisse nicht zu wehren, und anstatt dem Gedächtnis beizuspringen, haben wir dieses durch Nichtausüben (im Verlass auf das Aufgeschriebene) eingebüßt. Oder der chinesische Weise, der Wasser mit den bloßen Händen schöpfte, um das Reisfeld zu bestellen, und sich weigerte, den Ziehbrunnen zu nutzen: wer Maschinen nutze, dessen Herz werde maschinenförmig. Um die sozialen Nebenfolgen der Technologien abzusehen, braucht es andere geistige Kräfte als dafür, Techniken hervorzubringen und zu erschaffen.

Immer deutlicher wird das Konfliktpotential sichtbar, das die Inkommensurabilität des Personalen mit der Welt der Dinge bereithält. Dinge sind vermessbar. Der Mensch ist dadurch ausgezeichnet, dass er sowohl nicht vermessbar als auch maßlos ist. Der Mensch ist ohne Maß, weil er in der auf ihn zugeschnittenen Wirklichkeit selbst der Maßgebende sein darf und sein soll. Die Verantwortung wächst mit jedem Schritt zu weiterem Wissen, und sie wächst mit jedem wissensbasierten Fortschritt der Technologien. Doch zugleich wächst auch die Notwendigkeit zur Verständigung und zur freiwilligen Selbstbeschränkung.

Aller Dinge Maß – ist das der Mensch?
Vor bald 2500 Jahren formulierte Protagoras: „Aller Dinge Maß ist der Mensch; von dem, was ist, dass oder wie es ist; von dem, was nicht ist, dass und was es nicht ist." In die Geistesgeschichte ist dieser Satz als der „Homo-Mensura-Satz" eingegangen. Protagoras ging es um den Bestand der Polis-Gemeinschaft, um die politische Bildung der Bürger. Der Satz handelt nicht von Mensch, Natur und Technik, sondern zielte schon damals auf den Respekt vor dem Anderen, auf Gerechtigkeit und Besonnenheit. Wenn Protagoras behauptet, das Maß für gut und schlecht, für gerecht und ungerecht, werde durch die Bürgerschaft auf dem Weg der Gesetzgebung, über Sitte und Brauchtum herbeigeführt (besser: ver-mittelt), dann ist das Aufklärung im besten Sinn. Mag das Leben selbst eine Gabe der Götter sein, das gute, gelingende, gekonnte Leben des freien Menschen soll dessen ureigenes Werk sein. Grenzen und das „rechte Maß" sind Sache gesellschaftlicher Übereinkunft, an der jeder Mensch mitwirken soll. Verglichen mit den Stoikern und ihrem sozialen Naturrecht sind die Sophisten die moderneren Denker. Tatsächlich haben beide Denkrichtungen bis zum heutigen Tag Bestand, etikettiert als *konservativ* (Betonung des Naturrechts) oder *liberal-fortschrittlich* (Betonung von Verträgen).

Hinter der Ungewissheit über die Erlaubtheit unseres Tuns, über die Rechtmäßigkeit der Grenzen, die wir ziehen, hinter aller Ethik also, steht ein Menschenbild. Ohne unsere Selbstverständigung über das Menschliche gibt es kaum Aussicht auf eine plausible Antwort auf die Frage nach dem Maß. Der Mensch ist weder reiner Geist noch ein psychophysischer Komplex, weder Engel noch Teufel, weder ein Gott noch eine biologische „Maschine". Er ist nicht zu reduzieren auf das, was er als (pure) Natur ist, noch auf das, was er als geistige Person sein will. Wir müssen, biologische wie soziale Tatsachen berücksichtigend, selbst noch einmal bestimmen, wie wir mit unserem Wissen von der Natur und mit unserem kulturellen Wissen umgehen wollen. Das Maß der Welt ist bleibend der Mensch, nicht die Natur und aus ihr abzuleitende Tatbestände. Wir müssen am Begriff unseres Wesens arbeiten und auch existentiell das Verfügbare und das Unverfügbare austarieren und ausbalancieren.

Maßstiftung aus der Selbstauslegung des Menschen
Alle Maßstiftung kommt aus der verantwortlichen Selbstauslegung des Menschen als Gabe und Aufgabe. Kommen wir so nochmals zurück auf den Homo-Mensura-Satz des Protagoras. Dieser Satz, richtig verstanden, gibt seinerseits dem Menschen ein vernünftiges, das heißt ihn einhegendes Maß. Er lässt die Möglichkeit offen, dass es ein für alle gemeinsames Gutes gibt, wenn jeder dem Logos folgt: Das Gute, wenn es an den Tag kommt, ist allen gemeinsam. Das An-den-Tag-Kommen des für alle gemeinsamen Guten heißt Vernunft. Das Maß für das „politische Ich" hat kommunikative Struktur; das heißt, es muss und kann nur im *vernünftigen* Miteinander gefunden werden. In dieses Miteinander kann eingehen, was der Prüfung als Suche nach dem „besten Logos", wie Platons Sokrates sagt, standhält. Mit der Vernunft bzw. kraft der logosgeleiteten Orientierung am Guten, das an den Tag kommen wird, hat der Mensch auch einen Maßstab für den Bezug zur Natur. Den Menschen als Maß der Dinge zu bezeichnen, ist insofern ein demütiges Eingeständnis der

Grenzen menschlicher Erkenntnis. Das Wort, der Mensch sei das Maß der Dinge, soll so gelesen werden: Der Mensch ist den Dingen ein Maß. Gemeint ist: die Dinge haben ihr Maß auf einen möglichen Nutzen für den Menschen bzw. auf ihn hin „empfangen". Diese Ansicht wird als Anthropozentrik verschrien. Doch die Annahme, die Natur sei auf uns zugeschnitten, damit wir menschliche Menschen werden, lässt sich gut begründen und rechtfertigen: Wir sind die einzigen Wesen, die zur Verantwortung und Rechenschaftsablage fähig sind. Kultur steht eben nicht im Gegensatz zur Natur.

Kultur ist ein Begriff, der zwar aus der Bewirtschaftung der Natur stammt. Doch Kultur betrifft vor allem die „Ökologie des Menschen". Ihr Fehlen kommt in der Neuzeit sehr deutlich als Mußeunfähigkeit zum Vorschein. Mußeunfähigkeit bedeutet: Unwille *zur* oder Feigheit *vor* der Selbstverwirklichung. Selbstverwirklichung meint das Ins-Werk-Setzen des Menschen selbst. Muße ist zu charakterisieren als die Zeit der Begegnung mit sich selbst, eine Zeit des intimen Beisichseins. Muße ist das Kunststück, gut mit sich selbst zurecht zu kommen. Nicht fragmentiert und zerstreut wie bei der Arbeit, kommt der Mensch in der Muße zum Wesentlichen. Muße ist die Zeit der Unterbrechung all dessen, was den Menschen knechtet. Sie ist freie Zeit freier Menschen. Muße ist vernehmende, nicht rechnende Vernunft. Deshalb ist nur dann, wenn wir sie uns gönnen, der Sinn für die Einheit von objektiver und subjektiver Vernunft zu behalten.

Wenn der Mensch im ausgeführten Sinn alles Maß selbst verantworten muss, dann lautet sein Auftrag: Verantwortlichkeit. Wenn er zugleich ins Unermessliche geöffnet ist, kann die endliche Zeit nicht schon der abschließende Horizont seines Wirkens sein. Dann steht er zeitlich hinaus in eine Wirklichkeit, von der alle Zeit herkommt: die Unendlichkeit selbst. Das aber führt uns zur Frage nach der Hoffnung. Auf Zeit verwiesen, aber nicht in ihr aufgehend, ist der Mensch das Wesen, das unterwegs ist. Es liegt an uns, welchen Weg wir gehen und wie wir ihn einander ebnen.

3.4 Zur Angemessenheitsprüfung von Emotionen

„Gefühle werden „gehabt"; die Liebe geschieht. Gefühle wohnen im Menschen; aber der Mensch wohnt in seiner Liebe."(Martin Buber)

3.4.1 Die Stimme der Gefühle

Auch die Stimme der Gefühle gehört in einen Zusammenhang von Gründen. Sie lassen sich ein-, nach- und mitfühlend verstehen, ihr kognitiver Gehalt und ihr geistiger Hintergrund lässt sich übersetzen. Doch sind sie geeignet, uns über die Dinge selbst zu unterrichten oder beschränkt sich ihre Funktion nur darauf, als „Agenten der Wichtigkeitsbesetzung" (Hastedt 2005) uns unsere eigene Betroffenheit vor Augen zu führen? Erkennen wir im Fühlakt Werte, gegebenenfalls in einer ihnen eigenen Ordnung? Bejahen wir dies – was ich tue –, müssen Gefühle wie Messinstrumente „geeicht" werden. Als Beweggründe, die zu Handlungen motivieren oder Unterlassungen nahelegen, verdienen sie eine Prüfung. Aber wie lässt sich ein Abgleich von Emotionen mit den gegebenen Verhältnissen leisten, wenn diese nur in subjektiver Erfahrung aufgefasst werden können? Jedenfalls ziehen wir, so der Psychologe Nietzsche, durch unsere Gefühle noch Folgerungen aus Urteilen, die wir für falsch halten und von Lehren, an die wir nicht mehr glauben – so stark hallt unsere Lebensgeschichte in ihnen nach.

Im Interesse der Freiheit die eigene Stimme finden
Um in Freiheit mit anderen selbstbestimmt zu leben, müssen wir über unsere innere Wirklichkeit gut orientiert sein. Die Gefühlswelt ist unter vielen Einflüssen *geworden*. In diesem Werdeprozess konstituiert sich das Empfindungszentrum einer Person. Die Welt der Gefühle steht auf dem Boden einer persönlichen Grundgestimmtheit, die fast so beharrlich besteht wie unser Leib, während einzelne Affekte damit verglichen schnelllebig, veränderlich und flüchtig sind, wie Einfälle, die kommen und gehen. Die labile Oberflächenschicht des Inneren ist ausgesprochen wankelmütig, so dass sich Emotionen leicht erregen und beruhigen, wecken und besänftigen lassen.

Vor allem diese beharrende emotionale Plausibilitätsstruktur verpflichtet uns, sie auf ihren Realitätsgehalt und ihre Angemessenheit hin zu befragen. Vom Ressentiment wissen wir, wie sehr es den Wirklichkeitsbegriff aushöhlt, wie sehr es Werttäuschungen veranlasst, in welchem Ausmaß es Selbsttäuschungen bewirkt. Der Mensch im Ressentiment entkoppelt das Affektive von Situationen und bezieht sich oft nur noch auf (s)eine „gefühlte Wirklichkeit". Mit gefühlten Wahrheiten aber empfängt er nicht mehr, was ist und was gilt. An die Stelle von Selbstbestimmung und Freiheit tritt solipsistische Willkür und Idiotie. (Das Wort Idiot ist von idios = eigen abgeleitet; es charakterisiert den, der im eigen Saft schmort und nicht über den Tellerrand sieht.) Der bereits im Ressentiment eingehauste Mensch *will* fühlen, was er fühlt. Er hat sich selbst schon „ab-gerichtet".

Soll vorgängig die Möglichkeit der Ressentimentfreiheit offengehalten werden, ist eine Prüfung und Kritik emotionaler Integrität jedoch unabdingbar.

Kritik im Interesse der Integrität
Für ein selbstbestimmtes und ressentimentfreies Leben ist weitgehende Selbsterkenntnis wesentlich. Gibt es eine Orientierung, wenn das Selbstbild und das Erleben auseinanderklaffen, wenn gleichsam ein *unheilvoller* innerer Riss das Selbst durchzieht? Was nützt es, wenn ich mich für großherzig, freundlich und nachsichtig halten mag, aber immer wieder kleinlich, rachsüchtig und hämisch fühle? Gefühle geben wohl eindeutiger Auskunft als das Bild, das ich von mir zeichne. Durch seine Taten, sagt Schiller, malt sich der Mensch. Doch das Fühlen beleuchtet es.

Die Selbsttäuschung ist im emotionalen Erleben viel weniger leicht aufrechtzuerhalten als auf der Ebene der Gedanken und des Meinens. Beim Ressentiment ist es nun so, dass Fühlen und Denken nicht mehr wie Dialogpartner aufeinander bezogen sind, dass vielmehr das Fühlen sich verfestigt hat und die Gedanken zu Funktionen des Ressentiments verkommen. Die Konstrukte des Verstands stehen ganz im Dienst der Gefühle, bis hin zu Verschwörungs-„theorien". Mit Recht urteilt deren Kenner Michael Butter (2018), dass wenn wir uns nicht mehr darauf verständigen können, was wahr ist, sich auch die drängenden Probleme, vor denen wir stehen, nicht meistern lassen. Der Widerstand gegen das Ressentiment besteht wesentlich im Widerstand gegen dessen Wahrheitsignoranz.

Die Realität seiner selbst im Erleben aufsuchen
Wenn eine Person ihr Leben in die eigene Hand nimmt, ist sie angewiesen auf alle Schichten ihres geistig-seelischen Lebens. Wirkliches Wissen vom Selbst ist gebunden an das Erleben, das im Fühlen und in Gefühlen seinen Anhalt hat. Ein Beispiel soll das veranschaulichen. Edith Stein erzählte, wie sie sich einige Male bei einem vorschnellen Urteil ertappt hatte, worin sie eine schlimme Gewohnheit sah, die sie bekämpfen wollte. Sie musste dabei die Erfahrung machen, dass es mit dem Wunsch allein nicht getan war. Das Eingeständnis des Lasters und gute Vorsätze, so Stein, erreichen das Wesen der Seele kaum und führen darum auch zu keiner nachhaltigen inneren Umgestaltung. Man bleibe, so hatte sie am eigenen Leib erfahren, im Grund doch derselbe Mensch.

Etwas ganz anderes aber geschehe, so diese unbestechliche Frau, „wenn ich z. B. durch ein leicht ausgesprochenes Urteil einen Menschen schwer gekränkt habe und nun merke, „was ich angerichtet habe". Ich erfahre hier in einer ursprünglichen und eigentlichen Weise, was es um das Urteilen ist. Es erfasst mich ein Entsetzen vor der Folgenschwere meines Verhaltens, ich werde mir in meiner Leichtfertigkeit selbst zum Abscheu. Das ist die contritio, die reuige Zerknirschung, die die Seele zu einer echten inneren Erneuerung fähig macht. Hier wird wirklich das Übel an der Wurzel gepackt." (Stein 1986, S. 364 f.)

Mit dem Herzen denken
Wie ist das Denken im Erleben verankert? Ein vernünftiges „Denken mit Gefühl" (Bennent-Vahle 2013) wurzelt in unserer Fühlkraft. Was geschieht, wenn dem Wissen Entscheidendes fehlt, zeigt ein Vergleich: Wenn zwei Menschen zusammen eine Nachricht hören und sie diese verstandesmäßig klar erfassen, können doch zwei ganz unterschiedliche Verläufe daraus folgen. Nehmen wir als Beispiel die Ermordung eines schwarzen US-Bürgers bei einem Polizeieinsatz. Der eine denkt sich nichts weiter dabei, geht seines Wegs und ist bald schon wieder mit seinen Vorhaben beschäftigt. Der andere ist erschüttert. Er denkt an den andauernden Skandal des Rassismus, denkt an die Familie des Ermordeten, ihn beunruhigt die Aussicht auf schlimmere Ausschreitungen, ihn treibt die Frage um, ob das die Wiederwahl Trumps wahrscheinlicher macht oder eher nicht. Er überlegt, was hierzulande geschehen würde, wenn die Polizisten unter Generalverdacht kämen, sieht sich selbst bedroht und irgendwie in das noch unabsehbare Geschehen verstrickt. Seine Gedanken kreisen immer wieder um diesen Vorfall und er verfolgt die Bekanntgabe weiterer Details mit Spannung. Die Nachricht und die Bilder haben tief in seinem Inneren eingeschlagen. Das Nachdenken geschieht von seiner Personmitte her, und weil

er mit allen Fasern daran beteiligt ist, dringt er in die ganze Folgenschwere dieser Tat ein. Es ist ein Denken, an dem er als ganze Person beteiligt ist. Man sieht es ihm an. Der Schock, die hilflose Wut, die Trauer, die Sorge, das alles schlägt sich auch leibhaftig nieder: im schnelleren Herzschlag, in der schweren Atmung, im unruhigen Schlaf und der Appetitlosigkeit. Es ist ein Mensch, der, so formulierte es Edith Stein, „mit dem Herzen denkt" (Stein 1986, S. 369).

Wir verstehen unter Herz den Ort, wo der Zusammenhang von Leib und Seele am deutlichsten sichtbar ist. Im „Inneren" sei das Wesen der Seele nach innen aufgebrochen, fährt Edith Stein fort: „Wenn das Ich hier lebt – auf dem Grunde seines Seins, wo es eigentlich zu Hause ist und hingehört, dann spürt es etwas vom Sinn seines Seins und spürt seine gesammelte Kraft vor ihrer Teilung in einzelne Kräfte. Und wenn es von hier aus lebt, so lebt es ein volles Leben und erreicht die Höhe seines Seins." (ebd.) Die Übung, mit dem Herzen zu denken, reicht tiefer als die Praxis der Achtsamkeit, wenn sie sich nur auf das Wahrnehmen eigener Empfindungen richtet.

So, wie sich die Person geistig benimmt und bestimmt, so fühlt sie – ja *muss* sie fühlen. Doch wie sie in Wirklichkeit ist, erfährt sie eben gerade erst durch ihre Gefühle. Es gilt: wie sie fühlt, benimmt sie sich, falls sie sich nicht verstellt – ein häufiges Vorkommnis beim Ressentiment, das die Affektlage kompliziert. Gefühle machen nicht nur Eindruck, sie imponieren auch als Ausdruck. Wenn man über die Augen sagt, dass wir nicht nur *mit ihnen* sehen, vielmehr *sie durch uns*, wieviel mehr gilt das für den Weltzugang des *Fühlens*. Im Ressentiment geschieht es, dass jemand weiß, was sich gehört – gegen den Zug des eigenen Empfindens muss er sich verstellen. Die Lüge wird zur zweiten Natur, während zu wünschen wäre, dass der Umstand dazu führte, im Interesse des besseren Selbst sich umzugestalten. Gibt nicht auf die Dauer oft das Gewissen nach?

Gefühlskultur
Gefühle leisten, was sie können, nur dann, wenn die Gefühlskultur so weit entwickelt ist, dass man nicht nur *sich* im Gefühlten fühlt, sondern *etwas* (Realität, Gehalt), was außerhalb des Selbst ist. Wer nicht ein Anderes fühlend sich erschließt, fühlt gewissermaßen vorpersonal oder subjektlos, sowohl an sich gebunden als auch den Reizen der Umgebung ausgesetzt; fühlt bloß vegetativ, geistlos und zusammenhanglos; re-agiert nur affektiv; empfindet, aber fühlt nicht als das Subjekt eigener Fühlkraft. Mit Gefühl denken, vor allem mit dem Herzen denken, geht weiter als einfach zu fühlen: es bedeutet *er*-fühlen.

Zur Schulung des Fühlens gehört es, zu akzeptieren, dass wir eine Verantwortung für das eigene Fühlen und Empfinden haben. Es geht dann um die Überwindung der Ohnmacht des bloßen Erleidens von Affekten, um stattdessen die Affekte zu meistern. Das Gefühl füllt zwar den Raum des Seelischen aus, entstammt aber dem Geist. Fühlakte sind letztlich geistige Akte. Von daher fungieren geläuterte Gefühle als Sozial-Organ und Erkenntnismittel. Damit will ich sagen, dass Gefühle nicht nur für Betroffenheit stehen und das Zuträgliche oder Abträgliche vermelden. Vielmehr kann im Fühlakt Wirklichkeit erfasst werden. Deshalb ist besonders die Fühlfähigkeit zu schulen.

3.4 Zur Angemessenheitsprüfung von Emotionen

Subjektiv – objektiv und ein fraglicher Abgleich
Eine erschließende Funktion, um nicht zu sagen: einen Wahrheitswert im Resonanzgeschehen von Subjekt und Mitwelt können nur lautere, „saubere", auf ihre Sachlichkeit hin „gereinigte" Gefühle haben. Gemeint ist nicht nur das subjektive Moment der Echtheit und inneren Ehrlichkeit, sondern die intentionale Leistung, die Phänomene sachlich aufzufassen als das, was sie an sich selbst sind. Ein hervorragende Beschreibung und Analyse feindlicher Gefühle hat Aurel Kolnai (2007) hinterlassen. Axel Honneth hat den Text mit einem Nachwort gewürdigt. (ebd.)

Wer sich beispielsweise zurückgesetzt fühlt, muss wissen, welchen Anteil die persönliche Eitelkeit, der nicht Genüge getan worden ist, daran hat. Weil Außen- und Innenwelt zusammenspielen, weist das emotionale Erleben der Missachtung nicht zwangsläufig auf ein Fehlverhalten anderer hin, vielmehr spielt ebenso das Ausmaß der Bedürftigkeit und unbefriedigten Eitelkeit eine Rolle. Das Gefühl der Zurücksetzung spiegelt somit nicht einfach einen Tatbestand wieder, der das Gefühl unhinterfragt rechtfertigt.

Der Abgleich der inneren mit der (nicht nur sozialen) Wirklichkeit scheint zu den schwierigsten Übungen zu gehören, die auf dem Weg zu menschlicher Reife zu bewältigen sind. Wie viele Menschen halten ihre mimosenhafte Empfindlichkeit für eine tiefe Empfindungsfähigkeit, wie viele ihre Irritabilität für Sensibilität?! Ist das Gewicht zu schwer oder der Muskel zu schwach? Wenn Buch und Kopf zusammenstoßen und es klingt hohl, liegt das, wie Lichtenberg so frech gefragt hatte, allemal im Buch?

Dieselben äußeren Vorgänge oder Verhältnisse affizieren jeden Menschen ganz unterschiedlich; bei gleicher Umgebung lebt jeder wie in einer anderen Welt. Nur mit sich, den eigenen Vorstellungen, Gefühlen und Willensbewegungen hat man es *unmittelbar* zu tun. Außendinge haben so betrachtet nur als Veranlassungen oder Anlässe Einfluss – „insgeheim" werden sie jedoch auch „aufgesucht".

Gewissenserforschung
Das Prüfen der eigenen Fühlweise, der emotionalen Reaktion und persönlichen Betroffenheit gehört zu den vorrangigen Aufgaben der von Sokrates über Marc Aurel in die christliche Aszetik eingegangenen „Gewissenserforschung". Dazu gehört die kritische Untersuchung der Wertrangordnung, die der Gewissensprüfung als Kriterium zugrunde liegt. Es ist keine leichte Sache, das Gewissen als eine Ich-Funktion zur Reife zu bringen. Immer wieder ist zu klären, ob es sich zurecht meldet oder zu Unrecht nicht anschlägt. Deshalb müssen wir emotionale Antworten auf die Ereignisse im Nah- und Fernbereich unserer Weltbeziehung durchleuchten.

Erst, wenn ich mich auf mein Gefühl zu verlassen gelernt habe, weil es ein verlässliches Organ geworden ist, dann darf ich ihm auch unmittelbar und spontan folgen. Nur „gerichtete" Gefühle vermögen (im Einklang mit der Vernunft) Richtungsweiser, ja sogar Richter zu sein: *für* uns und *über* uns. Daher gibt Johann Georg Hamann zu bedenken, dass ehe unsere Empfindungen Richter sein sollen, sie zuvor selbst einer großen Prüfung unterzogen werden müssten. Nur wenn sie diese aushielten, verdienten sie zu regieren. Auch Gedanken, die wie Engel aussähen, müssten dann ihr Urteil anerkennen. Erst wenn der Mensch als ganzer in der Wahrheit ist, kann das Gefühl die Zügel in die Hand nehmen bzw. darf man – seinem Gespür folgend – sich seinen Intuitionen voll anvertrauen.

Unreflektierte und wenig kultivierte Gefühle bzw. Fühlkräfte sagen oft mehr über ihre „Inhaber" und deren Verfasstheit; zu wenig über eine äußere (gemeinsame) Welt, über eine bestimmte Situation. Gefühle im subjektiven Innenraum trennen – oder binden ans Kollektiv. Freiheit mit Freiheit kann nur das wirklichkeitsgetreue und echte Fühlen verbinden. Wenn Emotionen den kürzesten Abstand zwischen zwei Menschen zuwege bringen, so können sie das aufgrund einer diffizilen Komplexität. Als derart komplexe mentale Phänomene, komplexer als Argumentationsketten oder logische Schlüsse, sind sie in hohem Maß anfällig für „Fehler".

Emotionale Ergriffenheit schränkt in aller Regel vor allem bei negativen Gefühlslagen (wie Zorn oder Neid) den Blick ein und verschließt gegen andere Menschen. Empathie setzt ein geklärtes und stimmiges „Fühl-Denken" voraus. Es wäre ein naives Verständnis von Authentizität, legte man den Nachdruck allein auf das innere Erleben und würde man meinen, einen privilegierten Zugang zum eigenen Innenleben zu haben. Geradezu lächerlich erscheint die Auffassung, gefühlsbedingten Impulsen im Namen solch missverstandener Authentizität nachgeben zu dürfen, ja – schlechtem Rat zufolge – zu sollen.

Rationalität der Emotionen – Logik der Gefühle
Ich schließe mich Spinoza und all denen an, die von der *grundsätzlichen Rationalität* unserer (natürlichen, aber auch sozial geformten) Fühlausstattung ausgehen. Es gibt eine gestufte Logik der Gefühle. Zudem stellen Gefühle leiblich imponierende Kognitionen dar. Das macht das Problem der Prüfung allerdings nicht einfacher. Denn gerade auch Dummheit (um ein so lächerliches wie trauriges Beispiel zu wählen) kann zutiefst „eingefleischt" sein. Der Mensch ist als geistig-seelisch-leibliches Wesen eine Einheit. Das stellt uns vor die Aufgabe, die Strukturen und Rückkoppelungen von verschiedenen Enden her zu durchleuchten. Aber dies ermöglicht zugleich, unterscheiden zu lernen, was unser Denken und Fühlen in die Wirklichkeit hineinträgt und was deren Erkenntnis im Denken oder Fühlen erbringt.

Gefühlskomposita
Ein bestimmtes Gefühl ist ein Kompositum, das voraussetzungsvoller ist als ein somatogenes Empfinden. Meistens weiß ich, ob die Gänsehaut von der niedrigen Zimmertemperatur oder dem spannenden Krimi herrührt. Da liegen die Dinge vergleichsweise einfach. Komplexere Emotionen aber sind das Resultat eines „Mehrpersonenstücks", über das im Inneren der beteiligten Akteure oft ganz andere Vorstellungen bestehen. Gelegentlich fällt man aus allen Wolken, wenn man gemeinsam durchlebte Szenen einmal miteinander bespricht.

Es steht also in Frage, was es mit der Lauterkeit, Reinheit und damit Wirklichkeitsgemäßheit unseres Fühlens und unserer Gefühle auf sich hat. Hält mein inneres Erleben, meine subjektive Wirklichkeit, einer bescheidenen Selbstbefragung stand? Lässt sich beispielsweise sagen, wann jemand sich zurecht gekränkt fühlen kann, soll oder darf? Merkt die gekränkte Person (und auch die kränkende), was sie anlässlich der Interaktion spüren und fühlen könnte – etwa ob der angeblich Kränkende tatsächlich und gar mit Absicht kränkt? Wie steht das in Beziehung zum Selbstbild („den Schuh ziehe ich mir nicht an")? Wie gehe ich sinnvoll mit einer unabsichtlichen oder absichtlichen Kränkung um? Denke ich mir meinen Teil, wie man so sagt, oder zeige ich meinen Unmut? Reagiere ich, indem ich agiere (nach außen sichtbar) oder reagiere ich nur in meinem Inneren, indem ich mit der gegebenen Belastung so umgehe, dass ich das „mit mir selbst ausmache"?

3.4.2 Eine vierstufige Angemessenheitsprüfung

Weil der Fühlfähigkeit und dem Fühlen eine außerordentliche ethische Relevanz zukommt, hat Heidemarie Bennent-Vahle (2020) einen Leitfaden vorgeschlagen, um eine Angemessenheitsprüfung unserer emotionalen Reaktionen durchzuführen. Sie empfiehlt hierfür vier Schritte:

- Gefühlswissen bilden: Passt mein Bewusstsein zu meinem tatsächlichen Erleben?
- Realitätscheck unternehmen: Passt mein Erleben zur tatsächlichen Situation?
- Wertehaltung reflektieren: Passt mein Erleben in Situationen zu der Person, die ich sein will?
- Berechtigte Emotionen leben und situativ gestalten: Passt mein Verhalten zu meinem Ethos (im Selbstbezug und in der Beziehung zu anderen)?

Hieran anknüpfend möchte ich im Folgenden einige wenige Hinweise geben.

Passt das Bewusstsein zum tatsächlichen Erleben?
Gefühlswissen wird gebildet, indem wir zunächst *Emotionen identifizieren*. Meistens tragen wir in unserem Innern mehrdeutige Gefühle, zusammengesetzte Empfindungen, etwa eine negative Wallung, eine irgendwie niederdrückende Schwere, ein bohrendes Brennen. Worum handelt es sich bei folgendem Beispiel genau? Ist es Ärger, ist es Wut, ist es Empörung, ist es Zorn? Was Ärger, Wut, Empörung, Zorn unterscheidet, ist nicht allein ihr leiblicher Ausdruck. Es kommen andere Verweisungszusammenhänge hinzu. Wut verweist auf momentane Hilflosigkeit. Im Ärger kann die Ahnung mitschwingen, am Ärgernis vielleicht selbst nicht ganz unbeteiligt zu sein. Zorn ist eine moralrelevante Größe (heiliger Zorn), aber auch der Ausbruch eines cholerischen Temperaments (Zornnickel, umgangssprachlich: -Igel). Auch die Empörung ist eine moralbezogene Reaktion, die sich aber schon auf dem Sprung zum Ausagieren befindet. Einer phänomenologischen Ausdifferenzierung sind hier kaum Grenzen gesetzt. Um das Beispiel von eben wieder aufzugreifen: Beim Zorn nehme ich eine stark negative Bewertung primär der *Handlungen* anderer Personen vor, während sich Groll und Hass destruktiv auf das *Sein* einer Person insgesamt richten. In der Wut wird die eigene Hilflosigkeit erlebt, in der Empörung die Ungerechtigkeit, im Ärger der Schaden. Die Richtung des Fühlakts, die des Eindrucks, die Intensität und vieles mehr wollen bedacht sein.

Die Bedeutung des Gefühlswissens liegt auf der Hand. Gerade Menschen, die sich dem Guten verschrieben haben, verleugnen nur allzu gerne ihre antisozialen Regungen. Steckt hinter vermeintlicher Wahrheitsliebe vielleicht ein Körnchen Sadismus, falls man mit dem angeblichen Wahrheitsbesitz Herrschaft ausüben will? Die Aufrechterhaltung unangemessener Selbstbilder wird auf Dauer aber erschöpfen und muss die Persönlichkeit „korrumpieren". Von den Rationalisierungen der Ressentiments ganz zu schweigen; Rationalisierungen, die jedem mittelmäßig intelligenten Menschen zu Gebot stehen und in den Schaltzentralen der Macht beliebt sind, erstaunlicherweise oft unerkannt.

Erkennen setzt Bereitschaft zur Anerkenntnis voraus
Um seine Gefühle wahrnehmen zu können, muss man sie vor allem *anerkennen* können. Der Kopf wolle nicht einlassen, was dem Herzen widerstrebt, meinte Schopenhauer, der von Thomas Mann zurecht der „rationalste Irrationalist" genannt wurde. Bei der Prüfung der Angemessenheit der Gefühle und des Fühlens geht es am Ende um die Prüfung der Gültigkeit des Selbstbilds.

Wenn wir wissen wollen, wie wir „ticken", sollten wir in Erfahrung bringen, was wir tatsächlich über eine Sache denken. Dazu müssen wir, wie Peter Bieri zu bedenken gibt, nicht nach innen blicken, sondern auf das, womit wir im Weltbezug zu tun haben. Nur so können wir erfassen, was wir emotional von einer Person oder einem Ereignis halten. Es geht darum, die Empfindungen zu kontextualisieren, sie also aus der Situation und ihrer Geschichte heraus zu verstehen. Dann finden wir leichter heraus, was es mit Wut und Ärger, Zorn oder Empörung auf sich hat. Mit dem Gesagten werte ich eine introspektive Selbsterkenntnis nicht ab. Natürlich können wir lernen, achtsamer zu werden, genauer zu spüren, wie uns zumute ist. Doch die Aufmerksamkeit auf sich selbst kann nur der Anfang der Selbsterkenntnis sein.

Die Hilfe der anderen
Wenn nun der Blick auf die Außenwelt nötig ist, um zu erkennen und zu verstehen, wer wir sind, dann benötigen wir andere, sowohl Gegner wie aufrichtige Freunde, die unsere Irrtümer über uns selbst aufdecken helfen. Wir erzählen gerne Geschichten über uns, den anderen wie uns selbst, und glauben gerne an solche rhetorischen Gebilde – bis es ans Handeln geht. „Es kann sein, dass man sich schämt und weglaufen möchte, dass die Rhetorik von Wut und Angriff aber besser zur Situation und den Erwartungen der Anderen passt – und dann hält man sich für wütend und angriffslustig, bis die Situation sich ändert und man sich das wahre Empfinden eingestehen kann, manchmal mit einer Verzögerung von Jahren." (Bieri 2011, S. 41) Wie oft sind wir doch das Opfer unserer eigenen Rhetorik.

Hilfreich ist es, in grundlegender Weise über kulturell anerkannte Normen und Zeitgeistimperative nachzudenken bzw. diese möglicherweise im Kulturvergleich zu relativieren. Wir urteilen nicht selten gefühlsbasiert in vorgeformten „Geschmacksurteilen" unser Zeit.

Passt das Erleben zur tatsächlichen Situation?
Im zweiten Schritt geht es darum, ob ich meinen Sinnen trauen kann, meinen Empfindungen, meinen Intuitionen oder auch Einschätzungen. Denn ein starker Drang,

ein heftiger Wunsch, ein gewisser Eigensinn, lebhafte Interessen, narzisstische Bedürfnisse – ganz unterschiedliche Dinge sind es, die uns befangen machen und uns ins Gefängnis unserer Subjektivität sperren. Starke Wünsche, uneingestandene Ängste, heimliches Ressentiment, alles Mögliche verhindert die zutreffende Wahrnehmung und Einschätzung von Situationen und Gegebenheiten. Doch wie kommt man dahin? Da hilft, was Heidemarie Bennent-Vahle den „Realitätscheck" nennt. (Bennent-Vahle 2020, S. 312)

Hinordnung auf Wahrheit ohne Wahrheitsbesitz
Es geht dabei nicht nur um Objektivität um ihrer selbst willen. Wer bestreitet, dass es objektive Tatsachen überhaupt gibt, ist zu eigentlicher Selbstbestimmung nicht fähig. Soll Autonomie sich von Willkür unterscheiden, setzt dies Erkenntnis voraus. Das Konzept des Neuen Realismus, das in der Gegenwartsphilosophie zunehmend Beachtung findet, stellt auf ganzer Linie Konzepte in Frage, die über Jahrzehnte hinweg vor allem in der Psychotherapie fraglose Gültigkeit hatten. Letztere erlaubten, sich *ausschließlich* auf subjektimmanente *mentale* Prozesse zu konzentrieren.

Radikal konstruktivistische Annahmen – die vor allem in der Psychoanalyse geschätzt werden – fallen uns spätestens dann auf die Füße, wenn die Tatsachenleugnung die politische Bühne erobert. Mich verwundert, mit welcher Sicherheit Slogans wie „Wirklichkeit ist reine Konstruktion", „Tatsachen gibt es nur als Interpretationen", „Es gibt keine ,objektive Wahrheit'", „Das Ich ist eine Illusion, ein bloßes Bündel von ,Ich-Zuständen'" usw. vertreten werden. Wem einst postmoderne Theorie nahegebracht worden ist, möchte inzwischen vermutlich gerne und ohne „schlechtes theoretisches Gewissen" Tatsachenverdrehungen und Lügen als solche bezeichnen dürfen; unbefangen und ohne befürchten zu müssen, als erkenntnistheoretisch naiv oder als vormodern dogmatisch zu gelten. (Keil 2019) Wir sind für politisch raue Zeiten nicht gut gerüstet, wenn wir postmoderne Theorien überbewerten und den Universalismus diskreditieren. Es gibt eben nicht nur Subjekte, und es geht nicht nur um Einsichten in die Innenseiten, sondern es geht um die Beziehung zur Welt und zu anderen Wesen. Die Perspektive des Ich verführt zur Annahme, Mittelpunkt der Welt zu sein. Dieser Perspektive des Organismus widerspricht aber der Geist. Zwar vermittelt das Bewusstsein die Welt, aber deshalb habe ich mitnichten nur mit „meiner Welt" zu tun. Sachlichkeit ist das Privileg des Geistes.

Sachlichkeit betont den Unterschied von Genese und Geltung. Es lässt sich aufklären, wie wir zum Subjekt des Ärgers oder des Zorns geworden sind. Doch ob das Gefühl in der gegebenen Konstellation seine Berechtigung hat, hängt weitgehend von Wertsetzungen ab, deren Geltung von meiner Gewordenheit und auch von der Faktenlage ganz unabhängig besteht. Stellt sich bei näherer Betrachtung heraus, dass ich mich auf Nichtiges beziehe, etwa Lügen zum Opfer gefallen bin, mir etwas eingebildet habe usw., dann fehlt dem Gefühl auch für mich seine „Berechtigung". Stellt man in Rechnung, wie sehr unser Miteinander, alltäglich und im Bereich der großen Politik, von Leichtgläubigkeit oder von Desinformation bestimmt ist, kann der Realitätsverlust Angst und Bange machen. Umgekehrt liegt der Bereitschaft, Ammenmärchen und Lügen zu glauben, oft ein Bedürfnis zugrunde, beispielsweise weil existentielle und frei flottierende Angst in Furcht verwandelt werden muss; bisweilen ist es auch einfach intellektuelle Faulheit. Oder üblich gewordenes „schnelles Denken". (Jaster und Lanius 2019, S. 80)

Ehrfurcht vor dem Geheimnis
Das Plädoyer für den Realismus darf allerdings nicht dafür herhalten, dass eine emotionale „Normalität" unterstellt wird. Gerade wenn man soziale Zusammenhänge berücksichtigt und Kontextualisierung anmahnt, sollte man darum wissen, wie sehr das sogenannte Normale von gesellschaftlichen Vorgaben her konzeptualisiert wird. Wo sich etwas menschlicher Übereinkunft verdankt, fließen immer auch *Interessen* ein. Doch darüber hinaus erhebt sich der Mensch als Inbegriff des Geheimnisses. Hellmuth Plessner spricht vom „homo absconditus". Der Mensch malt, wie ich schon sagte, ein Bild von sich, womit er etwas offen legt, sich aber darin zugleich auch verbirgt. Weder weiß er sich selbst zu fassen, noch lässt er sich als Ensemble aller ermittelbaren Daten erfassen. Hinter allem Fasslichen bleibt ein Geheimnis, das nicht wie ein Rätsel auf Enthüllung wartet, vielmehr nur in Erstaunen versetzt. (Verwunderung arbeitet an der Auf-Lösung, sodass man sich zu gegebener Zeit nicht mehr wundern muss. Staunen vertieft sich mit der Zeit dagegen immer mehr …)

In der Not dieser Unbestimmtheitsrelation zu sich selbst, zueinander und zur Welt setzen Menschen (horizontbildend) eine Vertrautheitszone und halten diese Konstruktion politisch gegen Fremdheitszonen (die anderen Horizonte) aufrecht. Doch im Gewahren des eigenen Wandels und in der Begegnung mit anderen Horizontbildungen erfahren sie etwas über den Umstand, dass alle Kulturen auf je ihre Weise „vermittelt" das Wesen des Menschen zum „Ausdruck" bringen, es aber doch auf Grund der Vermitteltheit zugleich notwendig verdecken. Was für das Individuum gilt, ist auch von Gemeinschaften zu sagen. Die Unergründlichkeit des menschlichen Wesens, seine Geheimnishaftigkeit, verbietet, ein bestimmtes Bild von ihm durchzusetzen und verbindlich zu machen. Das Geheimnisvolle, in dem wir miteinander daheim sind (Ge-heimnis heißt nichts anderes als „miteinander daheim sein" beim Unbedingten!) ist ein letzter Grund unserer Verbundenheit. Seine Anerkennung ist deshalb der Kitt jeder Gesellschaft. Gerade deshalb sind Ressentiments ein so furchtbares Übel, weil sie die Identifizierung verabsolutieren. Ressentiments fixieren; sie stellen gleichsam fixe Ideen dar.

Passt das Erleben zur Person, die man sein will?
Emotionen implizieren Werte. Deshalb ist zu fragen: Stimmt unser Gefühl, unsere Vorstellung von uns selbst, mit unseren Werten überein? Wenn wir mehr Klarheit darüber erlangt haben, um welches Gefühl es sich im jeweiligen Fall handelt, wenn wir außerdem darüber mehr Klarheit erlangt haben, ob eine Tatsache besteht, auf die es sich bezieht, bleibt drittens zu fragen, ob unsere Reaktion wertmäßig zu uns passt, d. h. unserem Selbstverständnis entspricht. Wir fragen beispielsweise: Wollen wir wirklich so ernst nehmen, was uns betroffen gemacht hat? Verdient die Untat eines anderen meinen tief empfunden Schmerz? Ein Kalenderspruch lautet: Wer

sich ärgert, büßt für die Sünden der anderen. Wie immer ist an solchen „Weisheiten" etwas dran. Beklage ich meinen Schaden? Ärgere ich mich über jemand mit einem „erzieherischen" Anspruch? Benötigt, was auf dem Spiel steht, meine emotionale Stellungnahme? Verliert nicht etwa die Wut ihren Sinn, wenn ich mit ihrer Hilfe erkannt habe, „was Sache ist"?

Da redet jemand schlecht über mich, und das könnte weh tun. Hängt es aber nicht davon ab, wer da daherredet und wer zuhört? Nicht die Tatsachen, meint Epikur, beunruhigen uns, sondern unsere Meinungen. Ich könnte sagen: Lass sie reden, die Leute aus dem „ehrenwerten Haus". Muss mir jemand am Herzen liegen, der sich aufgrund von Verleumdungen oder auf üble Nachrede (übrigens ein Straftatbestand nach § 186 StGB) eines Dritten hin ein Urteil über mich zutraut? Nein – das muss mich überhaupt nicht belasten. Vielleicht tut es das aber doch? Nicht wegen der Eitelkeit, vielleicht wegen der Frechheit des Verleumders, den man in Schranken weisen sollte. Liegt das in meiner Verantwortung? Beteilige ich mich am Übel, wenn ich nicht widerstehe?

Kein Recht auf Schutz vor Kränkung?

Direkt in Verbindung mit der Ressentimentalität unserer Zeit steht die zunehmende Dünnhäutigkeit. Doch ein Recht auf Schutz vor jedweder möglichen Kränkung wäre illusorisch. Erst recht gibt es keinen Schutz, wenn man nicht ertragen will, was ein Mensch schlicht anzuerkennen hat, etwa dass andere etwas voraus haben, was auch immer das sei. Narzissmus scheint sich allerdings zur Volkskrankheit zu entwickeln. Schon wird es als eine Kränkung erlebt, wenn man etwas nicht versteht, oder damit konfrontiert wird, etwas nicht zu können. Es ist keine Kränkung, wenn die Lottofee nicht die angekreuzten Zahlen zieht. Schon Freud war wohl zu eilfertig, als er von Kränkung sprach, wo es um schlichte Tatsachenerkenntnisse ging: Dass die Erde nicht im Zentrum des Alls steht oder der Mensch nicht außerhalb der Entwicklungslinien des Lebendigen. Eine Kränkung besteht im Anschlag auf die Würde, aber doch nicht im Aufdecken eines Irrtums oder im Zusammenbruch einer Illusion.

Wie bei allen bisher genannten Schritten ist es auch auf der Ebene normativer Beurteilung (zuvor überprüfter, erwiesener Tatbestände) unumgänglich, das eigene Gewordensein mit zu bedenken. Wenn Wert- und Normvorstellungen uns im Laufe unserer Lebensgeschichte in Fleisch und Blut übergegangen sind, ist es erforderlich, die eine oder andere der weitgehend unbefragten Normen und die sie stützenden Wertvorstellungen zu überdenken.

Globalisierung und die zunehmende Migration führen dazu, dass wir es immer häufiger mit Menschen aus für uns fremden Kulturkreisen zu tun haben. Dann kommt alles darauf an, vom Eigenen genügend Abstand zu halten, um der Ander(s)heit Anderer gerecht werden zu können – und dabei doch in „vorbehaltlicher Identifikation" die eigenen anerkannten Wertvorstellungen weiter in Geltung zu halten. Vieles spricht dafür, dass dies umso eher gelingt, wenn man sich die geschichtliche Herkunft der Werte im Allgemeinen und die lebensgeschichtliche Herkunft der eigenen Gedanken im Besonderen bewusst macht. Bedingtheit vergleichgültigt keine *Werte*, sie relativiert allenfalls *Normen*. Pluralität aber stellt bereits einen eigenen Wert dar.

Passt mein Verhalten zu meinem Ethos?
Wie können wir verträglich mit unseren Gefühlen umgehen? Was tun mit einer „berechtigten" Emotion? Wir folgen noch immer dem klug vorgezeichneten Gang von Heidemarie Bennent-Vahle. Gesetzt, ich gelange nach meiner Selbstprüfung zu dem Schluss, dass mein Schamgefühl, meine Angst, mein Zorn, usw. angebracht und berechtigt sind, so bleibt noch die Frage, was ich mit dem, was ich im Inneren erlebe, im Verkehr mit anderen anfangen will. Soll ich einer Emotion tatsächlich Ausdruck geben? Wenn ja: in welcher Form? Starke Emotionen verleiten zu einer Praxis, die den anderen Menschen womöglich zum Mülleimer der eigenen Gefühle herabwürdigt und ihm in seiner Wirklichkeit nicht gerecht wird.

Berechtigte Emotionen berechtigen noch nicht zum Ausagieren. Gefühle und Leidenschaften sind in vieler Hinsicht wertvoll. Sie sind lehrreich für *mich*. Ihr Sinn ist es nur bedingt, nach außen getragen zu werden. Man kann inmitten der Leidenschaft immer noch besonnen bleiben und besonnen handeln. Auch wenn ich Grund habe, wütend zu sein, muss ich nicht *aus* Wut und *in* Wut handeln. So kommt zur Prüfung der Angemessenheit der Wut noch die Prüfung der Verhältnismäßigkeit des Ausagierens hinzu. Die Mitmenschen zu schonen bleibt immer eine Möglichkeit, über die zumindest der Selbstmächtige verfügt. Wenn man dem entgegenhält, die Selbstbeherrschung werde unter Umständen mit einem Magengeschwür bezahlt, weil die Wut zu oft „geschluckt" wird, dann frage ich: Wäre es nicht besser, sich so zu anderen zu stellen, dass es die Wut erst gar nicht braucht? Gefühlskultur bedeutet, aufmerksam wahrzunehmen, was kommunikationsbedingt in mir geschieht. Dann muss ich nicht den Leib als Sprachrohr bemühen, kein Magengeschwür entwickeln und keine Migräne-Attacke riskieren. Bei Besonnenheit, die mit Bewusstheit einhergeht, braucht es die Organsprache nicht.

Zu diesem letzten Schritt der Angemessenheitsprüfung gehört auch die Rücksicht auf die Lage des Gegenübers. Bennent-Vahle verweist auf das Beispiel eines Kindes oder einer labileren Person mit einer geringen Fähigkeit zur Abgrenzung und Gegenwehr. Solchen Menschen wird man nicht so viel thymotische Energien zumuten und aufbürden wollen, einem kaum irritierbaren phlegmatischen Charakter oder robusteren Menschen schon eher.

Strenge und Milde
Wer all dies in Rechnung stellt, seine Schwachstellen und Schwächen zumal, der wird von jedwedem grandiosen Selbstbild Abstand nehmen, jedoch – wie zu hoffen ist – ohne im Gegenzug kleinmütig zu werden. Machen wir uns keine falschen Vorstellungen von unserer geistigen Eigenständigkeit und unserer moralischen Verlässlichkeit. Beides sind Aufgaben, nicht Tatsachen. Vor diesem Hintergrund können wir uns – mit Kierkegaard gesprochen – darum bemühen, so streng zu sein, wie die Wahrheit es fordert, und dennoch derart mild, wie die Liebe es wünscht. Im Blick auf unsere alltäglichen Querelen ergibt sich auf diese Weise mehr Leichtigkeit anstelle von verbissener Konsequenz, mehr Takt und Milde und die Bereitschaft, manchmal selbst da zu verzeihen, wo man nicht mehr versteht.

Tzvetan Todorov schreibt: „Wer keinerlei Ähnlichkeit zwischen sich und den anderen erkennt, wer nur das fremde Böse, aber nicht das eigene sieht, der ist (tragischerweise) dazu verurteilt, seinen Feind zu imitieren. Wer hingegen das Böse auch in sich selbst zu erkennen vermag und folglich merkt, dass er dem Feind ähnlich ist, gerade der unterscheidet sich wirklich von ihm. (…) Halte ich mich für anders, bin ich vom gleichen Schlag; halte ich mich für gleich, bin ich anders." (Todorov 1993, S. 242) Kulturphilosophische Studien zur Gewalt wie die von René Girard (1991 u. 2002) oder psychologische Analysen wie die von Erich Neumann (1949) kommen im Ergebnis darin überein, dass gerade die verabsolutierende Scheidung von Gut und Böse, Richtig und Falsch usw. unselige Folgen zeitigt.

Eine Kultivierung des Fühlens ist die Voraussetzung der Kultivierung des Mitgefühls. Die Zuwendung zum Du ist dabei ein Akt der Freiheit, indem ich die Wirklichkeit des andern *mir* wirklich werden lasse.

3.4.3 Der Blick auf das Ressentiment

Ressentiment ist eine hochkomplexe Struktur, die das Gefühlswissen vor große Herausforderungen stellt. Das Ressentiment enthält Zutaten, von denen keine hervorsteht oder in einem klar definierten Verhältnis gemischt wären. Dennoch lohnt sich die Klärung der Gefühlskomponenten, besonders hinsichtlich der Entstehung der Ressentimentalität. Genannt seien: Gekränktsein, Nicht-gönnen-können, Missgunst, Rachewünsche, Neidempfinden, Sich-ungerecht-behandelt-fühlen, verbitterte Trauer und Groll. (Vgl. 2.4) Was nun aber den Menschen im Ressentiment angeht, ist Gefühlswissen vielfach nur rudimentär gegeben. Damit, so könnte man meinen, braucht es keine weiteren Schritte in Sachen Angemessenheitsprüfung mehr. Dennoch ergibt die folgende Überlegung Sinn.

Ressentiment ist gekennzeichnet durch Unangemessenheit, weil die Situation verengt und einseitig im Licht der eigenen Verstrickung wahrgenommen und mit Nachgefühlen belastet wird. Während beim Gefühlswissen große Lücken bestehen und zwischen der Wirklichkeit und ihrer Wahrnehmung eine Lücke klafft, findet sich der Ressentimentale oft mit sich selbst im Reinen. Wenn er sich dennoch nicht wohlfühlt, gehört anderer Leute Verschulden zum Selbstverständnis hinzu. Während der selbstkritische Mensch oft traurig den grüßt, der er sein will, geht der Ressentimentale nicht mit sich ins Gericht, sondern nur mit der Welt, mit den anderen, mit dem Schicksal und Leben überhaupt.

Der Mensch im Ressentiment scheut sich nicht, den negativen Gefühlen Ausdruck zu geben, wo es ihm seine praktische Klugheit nicht verbietet, die von Charaktermängeln so häufig unbeeinträchtigt bleibt. Dort, wo er meint, es sich erlauben und leisten zu können, lässt er ihnen jedoch freien Lauf. Zu seinem Ohnmachtsgefühl passt es, bei fehlendem Widerstand loszulegen. Oder es geht gegen die Schwächeren. Vom Ressentiment motivierte Aktionen wie Intrigen, Verleumdungen oder auch Verschwörungserzählungen gehören zur partiellen „Klugheit", an der es selten gebricht. So bleibt am Ende erneut die Frage: Wie ist es möglich, Menschen im Ressentiment für selbstkritische Gedanken zu gewinnen, da sie doch so sehr von sich selbst eingenommen sind?

3.5 Von der Hoffnung

Die Hoffnung, heißt es bei Bernanos, ist die überwundene Verzweiflung. Gibt es Hoffnung auf künftig überwundene Ressentimentalität? Nur Hoffnung? Nein, jedoch: Überwindung des Ressentiments *durch* die Hoffnung. Hoffnung auf die Überwindung des Ressentiments? – das wäre zu pragmatisch gefragt. Hoffnung ist von intrinsischem Wert. Und insofern ein Antidot fürs Ressentiment. Denn Ressentiment ist Ausdruck von Hoffnungslosigkeit, vergleichbar der Gewalt. „Wer nur eine schwache Hoffnung hat, entscheidet sich für das Bequeme oder für die Gewalt", so Erich Fromm (1974, S. 19) Bequem bis zum Zynismus die einen, gewalttätig die anderen. Ein düsteres Sittenbild unserer Zeit? Dem entgegen hier deshalb die Vergegenwärtigung der Hoffnung als Sinn für die Möglichkeit des Guten. So kann man sie nämlich geradezu definieren. (Dalferth 2016) Sie ist optional Prinzip. (Bloch 1985)

Von Hoffnung bereinigte Welt?
Der Mensch im Ressentiment bleibt an die Schatten des unabgeschlossenen Gestern gebunden. Alles Gegenwärtige, Andauernde, Künftige fasst er mit dieser ressentimentalen Mentalität auf. Die Hoffnungslosigkeit kann Ursache, Ausdruck und Folge ressentimentaler Verfassung sein. Sie zwingt zu emotionalen Reaktionen, die oft unpassend erscheinen.

Das Ressentiment untergräbt so auch die menschliche Verbundenheit. Krisen verschärfen die Vereinzelung. Die jüngste Krise (Stichwort Corona) zwingt zu Abstand, und das drängendste Problem (Stichwort Klima) bringt Anklage und Scham in den Diskurs. Zu Eintrübungen der Wirtschaft kommen Zweifel am Fortschrittsnarrativ hinzu. Fehlt es der Geschichte an Sinn, können Menschen ihre eigene Geschichte nicht mehr einordnen und werden zurückgeworfen auf sich allein, in ihr singuläres und unentzifferbares Schicksal. (Di Cesare 2020) In Zeiten des Sinnverlustes verdampft dann alle Hoffnung. Das zu Erleidende ängstigt noch mehr, wenn es unrettbar erscheint. Hoffnungslosigkeit verschärft die Drift ins Ressentimentale. Fehlt eine gemeinsame Perspektive, sucht man die Nähe der Rückwärtsgewandten, wenn nicht die pure Erschöpfung überhandnimmt.

Leben wir schon in einer von der Hoffnung bereinigten Welt? Ist die große Hoffnung bereits zum Schweigen gebracht? Ich denke nicht. Man sollte Hoffnung nicht mit dem Optimismus verwechseln. Ihm huldigen Erfolgreiche gern. Optimismus ist wie Lachen ohne Freude, wie Glaube ohne Werke: eine oberflächliche Sache. Ich meine, dass in einer Zivilisation der Machenschaften und in einer Gesellschaft voller Ressentimentalität der Sinn für die wirkliche Hoffnung verloren zu gehen droht, weil ihre „Logik" nicht mehr verstanden wird. Weil wer hofft, wissen muss, was er tut, wenn er hofft. Wo sich der immer fragile und prekäre Sinn dramatisch erschöpft, braucht Hoffnung umso mehr Pflege, und umso mehr braucht es ein Wissen vom Hoffen.

Wenn die Hoffnung stirbt
Was geschieht, wenn die Hoffnung stirbt, erzählt Maxim Gorkis Nachtasyl (Gorki 2016): Ein Mensch, der an ein Land der Gerechten glaubt, sucht einen Gelehrten

auf, der ihm sagen soll, wo er das Land der Gerechten finde. Dieser zeigt seine Pläne. Nichts davon ist darauf verzeichnet. Da wird der Mensch böse und erschlägt den Gelehrten. Dann schweigt er. Geht nach Hause … und hängt sich auf.

Die Geschichte, in der es vorrangig um die Frage geht, ob die Wahrheit zu leben helfe, oder ob nicht eine lebensdienliche Illusion besser sei, handelt auch von der Hoffnung, von der sinnstiftenden Gerechtigkeit, die uns hilft, das Leben zu (er)tragen. Wenn es doch nur gerecht zuginge – so unsere Sehnsucht. Darauf hofft auch die Hoffnung. Gorki zeigt, was passiert, wenn die Hoffnung auf eine gerechte Welt stirbt. Der Verlust hat drastische und dramatische Folgen: übrig bleiben Destruktivität und Gewalttätigkeit. Weil der Mensch nicht ohne Hoffnung leben kann, hasst der, dessen Hoffnung völlig zerschlagen wird, zuletzt auch das Leben. Hassen und ein Ende machen ist leichter als im Hoffen wider alle Hoffnung auszuharren und durchzuhalten. Ohne Hoffnung auf Gerechtigkeit bliebe nur das bloße Vegetieren, ein Leben in Würde wäre dahin.

Gefahren des Hoffens
Ist Hoffnung aber nicht auch gefährlich? Vieles wird gegen sie vorgebracht. Dass sie lähme, auf Wunschdenken zurückgehe, erfahrungsresistent sei, zur (Selbst-)Täuschung verführe und Schwundformen des Handelns gebäre, auch dass sie die Qualen der Menschen verlängere, weil sie voreilig tröste. Tadeusz Borowski radikalisiert das Problem in extremer Lage: „Wir haben", sagte er, „nicht gelernt, der Hoffnung zu entsagen, und deshalb sterben wir im Gas." (Borowski 2006, S. 55) Wäre es besser, Angst statt Hoffnung zu haben, da sie Lebenskraft schenkt auch in aussichtslosen schlimmen Lagen? Dum spiro, spero: Solange ich atme, hoffe ich, wird Cicero zitiert. Hoffnung ist an die Realität zu binden. Nicht hinnehmbar wäre, wenn sie zum Realitätsverlust führte. Dann löste zerstörte Hoffnung Reaktionen voller Destruktivität aus.

Der Grund der Hoffnungslosigkeit ist oft genug Missbrauch des Vertrauens und der Verrat im weitesten Sinn. Kränkungen, Demütigungen, alltägliche Tragödien, gebrochene Versprechen führen zu einem Vertrauensverlust, der Feindseligkeit nach sich zieht und den Mut zur Selbstwirksamkeit erstickt. Psychologisch gesehen ist Destruktivität die Kehrseite der Hoffnung, Ausdruck der Verzweiflung. Das Erzwingenwollen endet im Zerstören. (Vgl. Staemmler 2016; Haller 2015)

Wenn Hoffnung blind macht und dazu beiträgt, dass wir Signale des Verkehrten leichtfertig überspielen, dann ist sie ein Übel, nicht anders als Werttäuschungen aus Ressentimentalität.

In der Regel steckt aber hinter der schlechten Beleumundung der Hoffnung ein verkürzter Hoffnungsbegriff. Die Mentalitäts- und Ideengeschichte hält Argumente bereit, wonach erst das biblische Verständnis der Hoffnung ihren vollen Sinn auszuschöpfen vermag. Diesem zu entfaltenden Sachverhalt sollte man sich nicht verschließen. Oder sind religionsfeindliche Ressentiments bereits zu ausgeprägt?

Vorchristliche und christliche Bewertung der Hoffnung
Der vorchristlichen Antike gilt Hoffnung als „schlimmer Wegführer". Elpis (griechisch) und spes (lateinisch), Übersetzungsworte für Hoffnung, müssen stets näher

bestimmt werden als gute oder schlechte Hoffnung (wobei eben letztere weit überwiegt). Betont wird die Verführungskraft der Hoffnungen (Plural!), die Verderben bringen und ins Unglück stürzen.

Der Pandora-Mythos ist ein früher Hinweis darauf, inwiefern Hoffnung als ein Übel angesehen wurde. Pandora (der Name besagt: die alles Gebende) wird auf Anweisung des Zeus von Hephaistos erschaffen, um die Menschheit zu strafen. Die schöne und reichgeschmückte Pandora bringt ein Gefäß. Es enthält alle nur vorstellbaren Übel und Leiden. Pandora öffnet es, und so kommen die Plagen hervor, die die Erde erfüllen. Allein die Hoffnung bleibt im Gefäß zurück. Ehe sie herausfliegen kann, schließt Pandora den Deckel. Das Verlassen des Gefäßes ist ein Bild für den Übertritt in die Wirklichkeit. Der Hoffnung wird die Verwirklichung verweigert. Nietzsche urteilt, dass die Hoffnung zwar die Büchse verließ, aber nur weil der gehässige Zeus wollte, dass der Mensch fortfahre, sich immer von Neuem quälen zu lassen. Daher ist Hoffnung in Wahrheit das übelste Übel, weil sie die Qual der Menschen verlängert. Es ist der unbarmherzige Höhepunkt der Götterstrafe. Hoffnung ist ein Übel, weil sie die klarsichtige Erwartung von Schlechtem verhindert und stattdessen die blinde Erwartung von Gutem befeuert. Wie die Angst und andere Affekte wird die Hoffnung zu den Krankheiten der Seele gezählt.

Seit Homer ist „elpis" auch der Name für die Illusion, in der sich menschlicher Übermut spiegelt. Pindar stellt die freche Hoffnung dem Born sorglicher Voraussicht entgegen. Maß sollten wir halten; unerfüllbares Begehren entzieht die Menschen der Aufsicht der Vernunft. (Pindar, Nem XI 38 ff.)

Erst mit dem Eintritt des Christentums in die antike Welt ändert sich die Rolle der Hoffnung. Zusammen mit Liebe und Glaube wird sie zum Anker (im Himmel) gegen die wandelbare (irdische) Fortuna. Der Anker ist auf vielen Darstellungen ihr Symbol. Die Symbolfarbe Grün zeigt die Hoffnung als aufsprießende und treibende Kraft, Gutes zu tun. Sie stabilisiert und hilft, die dunkle Gegenwart im Ausblick auf eine bessere Zukunft zu bestehen. Um die Misere des Lebens in Hoffnung zu verwandeln, braucht es mehr als Mut. Aller Glaube und alle Liebe reichen nicht hin, es sei denn, sie verbinden sich mit der Hoffnung. So gelten diese drei, Glaube, Liebe und Hoffnung traditionell nicht nur als Tugenden, sondern präziser als *theologische* Tugenden. Hoffnung, so Josef Pieper (1949, S. 25), werde *philosophisch* niemals als Tugend verständlich. Deswegen aber fällt das Thema nicht aus dem (religions-) philosophischen Diskurs heraus. Weshalb aber ist Hoffnung ein unausweichlich religiöser Begriff? Weil sie nur möglich ist, wenn sich der Horizont der Zeit ins Nicht-Antizipierbare öffnet, in den *Ursprung* von Zeit.

Hoffen über den Zeithorizont hinaus

Zeitlichkeit charakterisiert fundamental unser In-der-Welt-sein. Existieren in der Zeit bedeutet: Der Mensch ist auf dem Weg. Unterwegs zu sein verbindet sich mit Hoffnung. Wir sind nicht nur unterwegs, wir sind außerdem Werdende. Vieles steht aus. Werden bewegt sich zwischen dem Nichts und dem Sein. Dieses Werden vollzieht sich im Ja zu einem Leben, das umfangen ist vom Nichts, wie das beim Mut zum Sein bereits beschrieben worden ist. (Vgl. 3.2) Auch bei der Hoffnung haben wir es mit der Nähe des Menschen zum Nichts zu tun: Aus dem Nichts kommend werden wir ständig begleitet vom Tod, über den die höchste Hoffnung hinausweist.

Menschliche Seinsweise ist ein Existieren, das hinaussteht ins Nichts und das sich restlos verdankt. Der radikalste Mangel, der alles Leben erschöpft, ist der Tod. Er ist so gesehen jedoch weniger Endpunkt, sondern steter Begleiter, der uns die Sinnfrage aufgibt. Wir verstehen gewöhnlich den Tod von der Zeit her: als deren Ende. Wir können die Sinnrichtung jedoch umdrehen und die Zeit vom Tod her verstehen: dann erscheint er als „Unruhe im Unbekannten" (Emmanuel Lévinas). In dieser Unruhe und in diesem Unbekannten wird die Zeitlichkeit der Zeit und damit das Leben erst erschlossen. In dieser Perspektive entpuppt sich der Tod nicht als bloßer Schlusspunkt des Lebens, sondern ebenso als Nullpunkt des Sinns – weil wir sterblich sind, kann Sinn überhaupt anfangen, wie Fabian Erhardt richtig schließt.

Wäre uns die befristete Endlichkeit nicht bewusst und beunruhigte sie nicht, hätten wir keinen Anlass, auf Sinnsuche zu gehen. Der Sinnbezug fordert, sich der Angst nicht zu ergeben und ihr stattdessen zu widerstehen. Das geschieht im Abschied vom Hochmut und im Anschluss an den Mut zu den geistigen Realitäten. Der Mut zum Sein erweist sich nicht nur als Antwort auf die Bodenlosigkeit der Existenz, sondern auch als Gegenkraft gegen das Einsinken ins Ressentiment. Wer sich auf rechte Weise zu ängstigen gelernt hat, widersteht destruktiven ressentimentalen Anwandlungen und erzieht sich selbst zu einem freien (und freidenkenden) Menschen.

Die Hoffnung stirbt nie – auch nicht zuletzt
Wer auf dem Weg ist, darf, auch wenn er einer (weiter unten noch näher zu bestimmenden) „absoluten Zukunft" entgegengeht, nicht aus der Welt hinauswollen, er muss durch sie gleichsam hindurch. Auf diesem Weg ist der Tod das zeitliche Ende. Doch er ist so nichts weiter als das Ende des Endlichen. Der Weg, der in den Tod führt, führt an ein Ende. Aber das Ende ist nicht das Ziel und nicht der Sinn. Die Hoffnung auf Zukunft sagt nicht ein „Ich hoffe, dass …". Sie ist der Mut zum Verzicht auf alle Sicherheiten *in* diesem Leben, *und über dieses Leben hinaus*. Die Hoffnung, in der ich über mich selbst hinausgehe, sagt: „Ich hoffe für uns auf Dich". Gabriel Marcel, der große Philosoph der Hoffnung, wird deutlich. Gemeint sei: „Ich hoffe auf Dich, der für uns Friede sein will, die wir noch im Kampf liegen mit uns selbst und gegeneinander." (Marcel 1964, S. 33) Eine konkrete Form des Wortes Jesu am Kreuz: „In Deine Hände empfehle ich meinen Geist." (Lk 23, 46) Das ist das Letzte, was in der Hoffnung möglich ist, weil der hoffende Mensch weiß, dass er das Letzte nicht wissen muss und auch gar nicht wissen kann: Es kommt nämlich nicht darauf an, wie wir Menschen über das Absolute denken; unendlich viel wichtiger ist, was auf uns wartet. Das pure Faktum ist Hoffnungsgut, dass uns die Aufwartung gemacht wird.

In diesem Sinn Hoffende sind innerlich ausgerichtet auf eine Erfüllung. Hoffnung greift wie das Denken über die Gegenwart hinaus. Als eine innere Kraft ermöglicht sie es, über schwierige Lebensumstände hinauszudenken. Dabei setzt das Hoffen auf gute helfende Mächte. Sie ist Ausdruck des Vertrauens ins Leben. Wir tun das Unsere, soweit es in unserer Macht steht, vertrauen im Übrigen auf eine Vollendung. Weil es für uns alle unüberwindliche Schranken gibt, gilt das Hoffen dem Anderen; und hoffen wir auf andere. Denn Hoffnung erhofft, was wir nicht durch uns selbst machen können. Alle Aktivität ist hierbei durchdrungen vom Bewusstsein der Angewiesenheit. Eine Gesellschaft, die das Geschick aus der Welt schaffen will, die darauf setzt, die Möglichkeiten des Guten ganz allein durch geeignete Maßnahmen in eine Wirklichkeit zu überführen, verkennt ihr Maß.

Hoffen wider alle Hoffnung
Wir sahen: Hoffnung ist nur möglich, wenn sich der Horizont der Zeit ins Nicht-Antizipierbare öffnet, in den *Ursprung* von Zeit. Um den unausweichlich religiösen Begriff philosophisch fruchtbar zu machen, ist eine Operation nötig, die die Hoffnung aus unvernünftigen Theologien herauslöst. Häufig wird der Religion ein Nutzen abverlangt, und in der Tat bieten sich Sinnstiftungsagenturen wie Kirchen gern dafür an. Wenn nichts mehr geht, am Krankenbett, inmitten der Pandemie, am Vorabend des Krieges, soll der beschworene Allmächtige die Rettung bringen. Die Heilsversprechen werden meistens sehr irdisch verstanden.

Aber wie, wenn Religion, jedenfalls Glaube und echte Gottesliebe, für eine ganz andere Beziehung zur alles bestimmenden Wirklichkeit stünden? Wenn es um nichts weniger ginge als um das Nützliche? Wie armselig wäre ein Gott gedacht, der als Erfüllungsgehilfe unserer Pläne zu funktionieren hätte? Zurecht wetterte Meister Eckhart gegen solche, die sich eine Melkkuh erwarten. Die kürzeste und vielleicht treffendste Definition von Religion hat Johann Baptist Metz vorgeschlagen, ein Wort nur: „*Unterbrechung*". (Metz 1977, S. 150) In der Tat sollte sich Religion nicht damit hervortun, Vorteile zu versprechen, vielmehr damit, uns von der Welt der Zwecke und Planungen zu entlasten.

Auf das Ressentiment bezogen hieße Unterbrechung, den steten Vorgang des *Nach*-fühlens zu unterbrechen und das Subjekt aufzubrechen auf einen Aufbruch und einen Neuanfang hin. Das hieße auch, Auferstehung begreifen als mögliches Geschehnis im Hier und Jetzt. Es geht in solcher Unterbrechung nicht nur um den Verlust der Selbstverständlichkeiten, vielmehr um die Durchkreuzung von Plänen, die das Alte in ein Neues hinüberschaufeln wollen.

Es lässt sich aus den Strukturen der Hoffnung eine moderne und zeitgemäße, auch notwendige und ansprechende Theologie entwickeln. Auch eine Philosophie? Zumindest in religionsphilosophischer Perspektive stellt Hoffnung einen Kristallisationspunkt dar. Solche Philosophie ist kompatibel mit der christlichen Botschaft. Sie sieht im Christentum die „Offenhaltung der Frage nach der absoluten Zukunft". (Rahner 1976, S. 439) Was aber bedeutet die Offenhaltung der Frage nach der absoluten Zukunft? Und inwiefern fällt von daher ein Licht auf den Begriff Hoffnung? Zwei Konzepte von Zukunft gilt es zu unterscheiden, eine ressentimentfähige und eine ressentimentresistente.

Zwei Konzepte von Zukunft
Hoffnung ist – sonst wäre das Offenhalten der Frage nach der absoluten Zukunft nicht möglich – im Unterschied zu bloßem Optimismus nicht auf eine innerweltli-

che Erfüllung fixiert. Hoffen ist Bezugnahme auf Künftiges – doch völlig verschieden von Planung, von Erwartung, von trotzigem Vorgriff und Ausgriff auf Zukunft. Denn diese taugt nicht zur Knetmasse unserer Absichten und Wünsche. Derjenige Zukunftsbegriff, der der Idee von Hoffnung korreliert, ist der einer *offenen* Zukunft. Diese wird nicht erwartet, sondern er-*wartet*, denn sie kommt auf uns zu. Erwartung bedeutet Vorwegnahme, ein Ausrechnen dessen, was sein wird. Im Warten beziehen wir uns jedoch anders auf Zukunft. Beim Er-Warten geben wir Acht auf Kommendes mit unserem Sinn für die Möglichkeit(en) des Guten. Deshalb dreht Ernst Bloch in seinem Buch *Das Prinzip Hoffnung* die Frage, was wir erwarten, um in die Frage, was uns erwartet. Zukunft erwartet uns und wir er-warten die Zukunft. Planen lässt sich da nichts. Allein schon das Nichtwissen hält Zukunft offen. Doch das ist gar nicht der Punkt. Der Punkt ist, dass nichts entschieden ist.

Dass dem so sei, trägt die Erwartung an die Zukunft heran. Erwartung kann in der Vorwegnahme der Erfüllung wie auch der Nichterfüllung bestehen. Hoffnung dagegen kann wider alles Erwartbare hoffen. Das macht Hoffen so offen. Es bewährt sich gegenüber der doppelten Versuchung, die im Vorweg von Erfüllung und Nichterfüllung besteht. Vorwegnahme der Nichterfüllung bedeutet Verzweiflung, Vorwegnahme der Erfüllung Vermessenheit. Anders das Hoffen. Tritt das Erhoffte nicht ein, bleibt Hoffnung weiter bestehen, das noch als ein Hoffen wider alle Hoffnung möglich ist. Erfüllt sich die Hoffnung, dann breitet sich Dankbarkeit aus.

Brücke ins Morgen – Brücke zum Du

Der Ausgangspunkt, in die Zukunft zu gehen und um Zukunft zu denken, ist die Gegenwart. Das Heute kann einerseits gelebt werden als Brücke zum Morgen, andererseits als Sprungbrett zur Ewigkeit. Als Sprungbrett zur Ewigkeit bleibt es zwar immer noch Brücke. Aber nicht mehr eine Brücke zum Morgen, sondern ist nun eine Brücke zum Du. Das Heute als Übergang zum Morgen geht in der Zeitlichkeit der Zeit auf. Es streckt sich im Erwarten aus in die Zukunft (wie sich Erinnerung in die Vergangenheit dehnt). Wir nennen solche Zukunft bloßes Futur. Zukunft als Futur ist, was irgendwann einmal sein wird und irgendwann einmal gewesen sein wird. Diese Zukunft ist in Grenzen planbar und programmierbar. Irgendwann wird sie einmal vergangen sein. Aus dem Futur I: „Ich werde leben", wird Futur II: „Ich werde gelebt haben". So sagt es uns unsere Grammatik.

Neben dem, was sich die meisten Menschen beim Wort Zukunft denken, gibt es auch noch einen ganz anderen Zukunftsbegriff. Jacques Derrida nennt diese Zukunft „das Kommende", französisch „l'avenir". Derrida sieht darin das vollkommen Unvoraussagbare. Das Andere, das von sich her da ist und kommt. Wenn es eine solche wahre Zukunft jenseits der bekannten Zukunft (futur) gibt, dann ist es l'avenir. Da kommt ein Anderer, dessen Ankunft ich nicht vorhersehen kann, von dem ich unter Umständen nicht einmal weiß. (Derrida und Ferraris 2001) Diese Zukunft heißt lateinisch adventus. Sie ist fast gleichbedeutend mit Alterität. Ich nenne sie die adventliche Zukunft oder Ankunftszukunft.

Fast alle europäischen Sprachen haben mindestens diese zwei Möglichkeiten, von der Zukunft zu sprechen: das futurum bezeichnet das, was wird, adventus das, was kommt. Es wäre schön, wenn wir verschiedene Wörter für die jeweiligen Zukünfte hätten. So behelfen wir uns mit futurischer Zukunft für die fortgeschriebene Zukunft, mit adventlicher Zukunft für die eigentliche und ankommende Zukunft. Weitere denkbare Kategorien wären: Zukunft im Habenmodus versus Zukunft im Seinsmodus, oder modale Zukunft im Unterschied zu absoluter Zukunft. Futur ist das Werden der Dinge in der Zeit, Advent ist die Ankunft der Zeit, die Gabe der Zeit; Ankunft eines Ereignisses, das öffnet, in neue Verhältnisse fügt.

Das Ressentiment – um den Anlass dieser Zeit-Reflexionen nicht aus dem Auge zu verlieren – kennt, weil es so sehr in die lineare Zeit eingemauert ist, paradoxerweise nur die Wiederholung des Leidens an der Kränkung und an der Ohnmacht; an der Ohnmacht, den anscheinend immerwährenden Angriff auf das Ich produktiv aufzugreifen und im Sinn einer Entwicklungschance zu begreifen und zu nutzen.

Er-wartete Zukunft

In die Zukunft, die erwartet wird (Futur als Erwartung) geht auch der Bestand des Vergangenen ein. Es ist die Zukunft des Menschen im Ressentiment, der an der Vergangenheit klebt und nur die nach vorn verlängerte Gegenwart kennt. Seine bloß futurische Zukunft ist keine absolute Zukunft. Die absolute Zukunft wäre die Quelle der Zeit. Aus futurischer Zukunft wird Vergangenheit, aber aus Vergangenheit nicht wieder Zukunft. Bei der absoluten Zukunft überragt die Möglichkeit die Wirklichkeit, und die Zukunft sowohl die Gegenwart wie die Vergangenheit. Sie verliert sich nicht im Sog der Vergänglichkeit. (Vgl. Moltmann 1995)

Er-*wartete* Zukunft ist das Unverfügbare, das schon waltet, gelassen und schweigend, unberechenbar und doch langmütig, uns Zeit lassend, weil es selbst keine braucht, da es nie zu spät kommen kann, jenes Unverfügbare, sich dem Eingriff Entziehende, das nicht von unserer Macht lebt, sondern selber Macht hat. (Vgl. Rahner 1971, S. 178 f.) (Hemmerle 1978, S. 24–29) Für die futurische Zukunft ist das Heute beinahe ein Hindernis, das im Geist übersprungen wird. Alles dauert zu lang …

Absolute Zukunft und Gegenwärtigkeit

Nur aus dem Zeitverständnis der absoluten Zukunft kann der Eigenwert von Zeit empfunden und die Gegenwart als Geschenk empfangen werden. Man muss dabei merkfähig werden im ganzen Umfang dieses schönen Ausdrucks. Das Wort „merken" bedeutet zunächst erkennen, bemerken. Merken heißt aber auch, ins Gedächtnis aufnehmen. Jemandem eine *Auf*-merksamkeit zuteilwerden lassen, setzt voraus, dass ich etwas bemerkt und mir etwas gemerkt habe, achtsam, aufmerksam, geistesgegenwärtig. Das Wort Gegenwart hat eben mit diesem Aufmerken, mit dieser Merkfähigkeit und Achtsamkeit zu tun. Der Wortbestandteil „Warten" in Gegen-wart meint ja nichts anderes als achtgeben, seine ganze Aufmerksamkeit mit Interesse auf das Gegebene, das Gegenüber richten. „Warten" im Sinne von „dienen" sistiert einst jenes Machtgefälle, dessen zivilisierteste Form heute noch in dem schönen Anachronismus „aufwarten" steckt. In der Bedeutung von „pflegen" hat sich das Warten inzwischen ganz in die Gerätschaftsabteilung verfügt. Doch ist das alte „hüten" und „auf etwas schauen" im „Wärter" noch existent, dessen Beruf gewissermaßen das Gegenteil allen Wartens, nämlich Anwesenheit verspricht." (Köhler 2011, S. 16)

3.5 Von der Hoffnung

Gegenwart meint also „da sein", ganz bewusst. Meister Eckhart: „Nehme ich ein Stück von der Zeit, so ist es weder der Tag heute noch der Tag gestern. Nehme ich aber ein Nu, das begreift alle Zeit in sich." (Meister Eckhart 2008, S. 105) Doch so präsent kann kein Mensch auf Dauer verharren. Solch intensive Momente sind selten und kostbar. „Was wir „Jetzt" nennen, ist der willkürliche Punkt auf einer Geraden, die sich menschlichem Messen verdankt. Das Nu jedoch, von dem Eckhart spricht, ist der Augenblick der Zeitlosigkeit, die dem Schöpfergott vorbehalten ist." (Greiner 2018, S. 49) Im glückseligen Moment mag man so ein Augenblick geschenkt bekommen. Am schönsten finde ich das ausgedrückt in den Versen von Silja Walter: „Der Besetzer/meiner Stundenhäuser/treibt mir in seiner Liebeslist/aus meinem Tag/die ganze Zeit/Jetzt sind wir/stundenlos zusammen." (Walter 2003, S. 96) Wenn wir still werden, zeigt sich eine Zukunft, und zwar in uns, lange bevor sie eintritt. (Rilke 2019). Ohne still zu werden und aufmerksam zu sein, brechen wir die Beziehung zu unserer Zukunft ab. Sie allerdings, die absolute Zukunft, unterbricht eben auch uns. Wir sind nicht allein, schon weil unser Selbst ein dialogisches Selbst ist, und, dafür bürgt die Resonanz, verwiesen auf ein Absolutes, das personal gedacht „Gott" genannt wird. (Rosa 2016)

Die personale Seite der Hoffnung: Hoffnung aller für alle
Was die personale Seite der Hoffnung selbst angeht: Hoffnung setzt nicht nur auf andere, wenn sie nicht alles von sich erwartet, sie hofft auch für andere. Sie ist in mehrfacher Hinsicht ein Gemeinschaftsprojekt. Hoffnung hat die Zugehörigkeit zur Menschheit nötig, sie lebt von der Verbundenheit, und stiftet sie auch. Sie wächst vorzugsweise in der Begegnung. Deshalb mindern Maßnahmen, die zur Distanz zwingen, Gelegenheiten zur Stimulierung der Hoffnung. Hoffnung zeigt sich, wo sich die Einzelnen über sich und ihre Interessen erheben. Sie wird belebt im Mit-Sein. Meine Hoffnung, eure Hoffnung, unser Hoffen, das will zusammenfließen. Zur Hoffnung gehört das Hoffen für andere. Von Hoffnung getragen, hofft, wer ein Wort spricht gegen das Elend der Geschichte, für alle. Und das kräftigste Wort ist die Tat.

Menschliche Gemeinschaft soll als Hoffnungsgemeinschaft gedacht werden. Durch andere erfahre ich die Möglichkeit des Guten, gerade da, wo es mir geschieht. Daher: Hoffnung steckt an. Hoffnung wird intersubjektiv geweckt. Hoffnung wird übertragen in Existenzmitteilung. Sie hat wesentlich eine personale Seite. Die, die sich noch für den Zusammenhalt der Gesellschaft interessieren, fragen ratlos, wie der soziale Kitt, wie ein Bindemittel zu finden sei. Geteilte Werte kreieren nur noch Milieus. Allein geteilte Hoffnungen halten eine dynamische Gesellschaft zusammen.

Gilt dies auch für die große Geschichtshoffnung? Verstehen wir noch Hölderlins vielzitierte Verse? *„Voll Güt ist; keiner aber fasset/Allein Gott./Wo aber Gefahr ist, wächst/Das Rettende auch."* (Hölderlin, Patmos Vv 1–4) Die Gottesfrage beiseite lassend lese ich die Verse als Aufruf zur Solidarität: keiner aber fasset *allein*! Hoffnung auf Heilung vollzieht sich in der Verwirklichung des dialogischen Prinzips. Die Rettung kommt aus dem, was Kierkegaard die „Zwischenbestimmung" im Verhältnis von Ich und Du bezeichnet hat, dies Kraft des Geistes. Dieselbe dialogische Gesinnung kommt zum Ausdruck in den Worten: „Ich bin. Aber ich habe mich nicht. Darum werden wir erst." (Bloch 1970, S. 13) Solidarität als Hoffnungszeichen ist eine Aufgabe aller Menschen guten Willens. Solidarität als Form des Wohlwollens jenseits von Eros und Thymos, jenseits des Begehrens und des Zorns. „Keiner aber fasset *allein* …", so Hölderlin in der Patmos-Hymne.

Zeitlichkeit und Zukunft im Ressentiment

Patmos ist die Heimat des Evangelisten Johannes. Die Bezüge zur Passion sind ganz offenkundig. An zentraler Stelle (Strophe 6) schließt die Passion mit der Formel ab: „Denn alles ist gut." Die Aufgabe des Gesangs wird da benannt, nämlich Bestehendes im Logos zu deuten, während das „Zürnen" der Welt letztlich sprachlos bleibt. Der Logos kann sagen, was fehlt, und es auch in seiner Abwesenheit geltend machen. Was im Ressentiment, dem ohnmächtigen Zorn, völlig fehlt, ist die Freundlichkeit – um von Liebe ganz zu schweigen.

Um ein lebendiges Ich zu sein, so verstehe ich Bloch, braucht das Ich die Beziehung mit den anderen. So kommt nicht nur das Individuum mit der Zeit zu sich, sondern wird vor allem das „Wir" auferbaut, die eigentliche Heimat des Menschen. Das Selbstwerden ist von Pindar, den Nietzsche mit „Werde, der du bist" zitiert, im Sinn der Selbsterkenntnis verstanden. Die (gemeinsame) Zukunft wird es an den Tag bringen, was es mit uns jeweils auf sich hat. Und diese Zukunft, von der im Ressentiment nichts zu merken ist, ist überschüssig, kreiert Zeit. Die Transpossibilität überragt die Possibilität, wie Marc Richir (2001, S. 124 f.) ausführt.

Leidenschaft für das Mögliche und Sinn für die Möglichkeit des Guten

Dem bei Hölderlin zentralen Wort „Alles ist gut", meint man, habe besonders Theodor Adorno heftig widersprochen. Berühmt ist die Formulierung: „Es gibt kein richtiges Leben im falschen." (Adorno 1997, S. 43) Dem gewöhnlichen Missverständnis aber ist mit Adorno selbst abzuhelfen. Denn in diesen Reflexionen aus dem beschädigten Leben steht das genannte Zitat am Ende des Abschnitts „Asyl für Obdachlose". Da geht es um die Schwierigkeiten, sich in modernen Zeiten irgendwo häuslich einzurichten. Adorno bekräftigt nicht nur die Differenz von richtig und falsch, sondern vor allem auch die Wichtigkeit, sich den Sinn für das Richtige nicht nehmen zu lassen, sich auch von der Ohnmacht nicht dumm machen zu lassen. Er verweist darauf, dass auch wenn ein im Ganzen richtiges Leben unmöglich ist, man sich den Sinn für das Richtige nicht abkaufen lassen dürfe, denn nur „vom Unmöglichen her können wir unsere Möglichkeiten verstehen." (Adorno 1997, S. 18) Diese Aussage ist auch ein Beleg dafür, wie sehr in der Philosophie das Mögliche ernst genommen wird. Die Psychologie hält sich damit auf, dass etwas so ist, wie es nicht sein sollte. Die Philosophie erdenkt, warum etwas so sein sollte, wie es nicht ist. (Reinhardt 2003, vgl. auch Seel 2001)

Die Hoffnung tilgt allen Hochmut. Von den antiken Autoren haben wir gelernt, dass Hoffnung und Furcht verschwistert sind. Es scheint, dass mit der Erwartung Ängste kommen, wo Sicherheit fehlt. Tatsächlich ist es aber umgekehrt so, dass die Angst die Hoffnungslosigkeit offenbart. Die Angst vor Veränderungen, vor Ungewissheit und Unsicherheit gründet nicht in unüberwindlichen Bedrohungen. Statusangst beispielsweise hat keinen objektiven Anhalt. Sie wurzelt in unterschiedlich bespielten Stimmungen. Allerdings bleibt davon unberührt, dass es echte Bedrohungen gibt, mithin die Aufgabe, sich auf vernünftige Weise zu ängstigen.

Die Gabe der Hoffnung als unerwartetes Geschenk
Das in Wahrheit Bedrohliche ist die Hoffnungslosigkeit der Habenorientierung und einer marktförmigen Mentalität. Nicht die Flüchtenden sind verzweifelt und ohne Hoffnung. Ganz im Gegenteil. Kein Mensch flieht nur vor etwas; Menschen fliehen immer auch zu etwas hin. Wären sie tatsächlich hoffnungslos, hätten sie sich ihrem Schicksal ergeben. Auf gefährliche Fluchtwege verweist und schickt nicht bloß der Trieb zum Überleben. Europa ist für viele Menschen Hoffnungsziel ohnegleichen. Was aus unserer Sicht wie Hoffnungslosigkeit und Verzweiflungstat aussehen mag, erweist sich als wirkmächtige Hoffnung. Umgekehrt wirkt das Leben vieler Menschen hierzulande freudlos und ziellos. Wenn Menschen auf der Flucht unterstellt wird, sie suchten allein Wohlstand, Sorglosigkeit und Bequemlichkeit, wird man ihnen gewiss nicht gerecht. So kann nur unter mehr oder weniger großer Beteiligung des Ressentiments mutmaßen, wer die Hoffnung hat fahren lassen oder allenfalls noch Nächstliegendes erhofft. Offenbar ist die Gnade des Orts, ein Leben in Freiheit und Würde in Europa, auch vielen Menschen hierzulande kaum noch bewusst. Stattdessen klagen sie auf allerhöchstem Niveau.

Holger Zaberowski schreibt in einem Aufsatz über Flucht, Vertreibung und die Gabe der Hoffnung, dass wer nach Europa flieht, wohl noch jene große Hoffnung kenne, die hierzulande oft verkümmert sei, jene die unmittelbaren Interessen übersteigende Hoffnung auf ein besseres und würdevolles Leben. Ob wir das Erreichte für allzu selbstverständlich halten? Ob wir aus Enttäuschung oder Verzweiflung einfach die Sehnsucht verlernt haben? Hat vielleicht der Wohlstand uns entsolidarisiert? Die Gründe der Hoffnungsschwäche mögen vielfacher Art sein, nicht zuletzt ja das Ressentiment. Umso mehr trifft es die Verständigeren ins Herz, „wenn mit den Menschen auf der Flucht neue Hoffnung in Europa lebendig würde", denn dies wäre wahrlich „ein wertvolles Geschenk." (Zaberowski 2016, S. 105)

Wenn panische Stimmen das „christliche Europa" gegen den Ansturm des Fremden verteidigen, entgeht ihnen, dass die eigentliche Gefahr für Europa nicht von außen, sondern von innen kommt. Die Idee Europas ist ohne den Gedanken von Vielheit und Alterität gar nicht zu denken. Das sogenannte Abendland ist entstanden nicht durch Assimilation, sondern durch die Bewahrung der Differenzen. Am Anfang stand die hohe Zeit der Scholastik. Das Fremde wurde in seiner Fremdheit zum Anspruch: biblische Religion, griechische Geistigkeit, römisches Rechtsverständnis, arabische Wissenschaft – das alles war nicht Eigentum der jungen Völker, die in den Raum der alten Welt hineinwurzelten; sie haben die vorgefundenen Bestände im Bewusstsein ihres Rangs in Besitz genommen und bewahrt. Zwar ist das sogenannte Abendland in seiner Geschichte immer wieder zum Ort der Ungerechtigkeit geworden – bis heute. „Doch waren es nicht zuletzt auch diese Erfahrungen der Ungerechtigkeit, die zur Einsicht in die unhintergehbare Bedeutung der Gerechtigkeit und der eng mit ihr verbundenen Menschenrechte geführt haben. Der Stachel dieser Einsicht ist universal geworden." (Zaberowski 2016, S. 107) Der Riss, der durch Europa ging, wurde zum Grundriss eines neuen Europa, weil Versöhnungsmut aufgebracht wurde und die Hoffnung auf dauerhaften Frieden Grenzen überwand. Hoffnung ist der Sinn für die *Möglichkeit* des Guten. Europa als Versprechen zehrt davon, und diese Hoffnung allein strahlt schon aus.

Hoffnung statt Machbarkeitsillusion
Zur Hoffnung gehört, dass sie enttäuscht werden kann. Sie ist ein Wagnis und daher braucht es den Mut zur Hoffnung. Deshalb aber kann zuletzt auch kein Wissen die Hoffnung begründen. Sie gründet in sich. Hoffnung ist enttäuschbar. Hoffnung ist nicht Optimismus, ist nicht die Überzeugung, dass etwas gut ausgeht, sondern die Gewissheit, dass etwas Sinn hat – ohne Rücksicht darauf, wie es ausgeht – so hat es Václav Havel formuliert. Hoffnung ist unser Sinn für die Möglichkeit des Guten.

Hoffnung als Vertrauen in die Zukunft wäre nicht nötig, wenn wir nicht dem Nichtsein in Gestalt des möglichen Scheiterns ausgesetzt wären. Aber Hoffnung heißt nicht, nach Sicherheit zu verlangen. Wenn wir das bedenken, fällt auf, in welch hoffnungsloser Zeit wir leben, wo das Machbare zum Prinzip des Lebens erhoben wird. An Kleinigkeiten im Alltag lässt es sich aufzeigen. Beispielsweise an der zunehmenden Unfähigkeit, zu warten und geduldig zu sein. So wird beispielsweise das Besetztzeichen zur Kränkung. Versendet man WhatsApp-Nachrichten, erlebt man zumindest diese „Demütigung" nicht (dafür die zu lang ausbleibende Antwort?).

Zur Logik der Hoffnung
Vom Hoffen zu unterscheiden ist das bloße Wünschen. Hoffnung hat Anhaltspunkte in der Wirklichkeit selbst. Selbst eine Hoffnung wider alle Hoffnung gründet in Potentialitäten, die tatsächlich in Wirklichkeit überführt werden können. Allerdings gehört zur Hoffnung das Bewusstsein, dass das Erhoffte nicht in der eigenen Macht steht. Die Erfüllung ist nicht zu erzwingen. Das Gute, auf das sie aus ist, bleibt der Machbarkeit letztlich entzogen. Wie sollte es auch anders sein. Was wir selbst zu erreichen vermögen, brauchen wir nicht erhoffen. Eltern können zu ihrem Kind sagen: „Wir hoffen, du denkst an dein Abitur nach den Ferien und bereitest dich vor." Es wird sie aber die Antwort nicht freuen: „Das hoffe ich auch." Die Eltern müssen vertrauen, Abiturienten aber müssen sich hinsetzen und lernen. Sie dürfen allenfalls hoffen, dass Stoff geprüft wird, den sie beherrschen.

Von zwei Seiten her kann Hoffnung, wie ich oben schon erwähnte, untergraben werden: einerseits durch die Vorwegnahme der Erfüllung. Das ist Vermessenheit. Anderseits durch die Vorwegnahme der Nichterfüllung. Das ist die Verzweiflung. Doch müssen wir noch etwas genauer hinschauen. Die Rede von einer Hoffnung wider alle Hoffnung gibt den entscheidenden Fingerzeig. Das Wort Hoffnung kann als Singular-Wort und als Plural-Wort gebraucht werden. Eine Hoffnung als eine bestimmte Hoffnung, eine Hoffnung, die sich zerschlagen kann, aber gleich eine andere auf den Plan ruft – das meint das Pluralwort. Den Hoffnung**en** in diesem Sinn stehen Befürchtungen gegenüber, während das Singular-Wort Hoffnung dem eben erwähnten Doppel von Vermessenheit und Verzweiflung entgegensteht. Im Französischen sind zur Unterscheidung „espérance" (das Hoffen, *die* Hoffnung) und „espoirs" (les espoirs et les déceptions …) im Gebrauch.

Es entspricht den Vorstellungen des gesunden Menschenverstands, Hoffnung für ein Gefühl zu halten. In gewisser Weise ist sie das auch, aber eben nur auch. In dieser Eigenschaft ist sie unmittelbar in der Lage, eine Gegenstimmung gegen Angst und Resignation zu entfachen. Sie wird dann allerdings lediglich funktional gesehen. Ich vermute, mehr als ein Gefühl der Zuversicht hatte auch Kant nicht im Sinn, als er sagte, der Himmel habe den Menschen zum Ausgleich für die viele Mühsal des Lebens drei Dinge gegeben: die Hoffnung, den Schlaf und das Lachen. Hoffnung wirkt sich, so denkt man, im allgemeinen segensreich aus.

Hoffnung verwirklicht sich in der Verantwortlichkeit
Bei der Unterscheidung von Hoffnung und Optimismus, die hierher gehört, weist Aaron Ben-Ze'ev darauf hin, dass sich der Optimismus eher auf die Einschätzung unserer Lage beziehe, während die Hoffnung unsere persönlichen Wertvorstellungen zum Ausdruck bringt und unsere Werte betrifft. (Ben-Ze'ev 2009, S. 266) Denn von Hoffnung sprechen wir, wenn das, was wir erwarten, gut für uns ist. Begehren, Verlangen, Sehnsucht, ja Hunger und Durst sind mit im Spiel. Erhofft wird etwas Willkommenes, Erwünschtes, Geliebtes, etwas Gutes, das dem Hoffenden wirklich zuteilwerden kann. Hiermit hängt es zusammen, dass es keine Hoffnung gibt ohne ein Element von Freude. Freude ist die ständige Begleiterin der Hoffnung, weil Freude von Natur nichts anderes ist als die Antwort darauf, dass uns zufließt, was wir lieben. (Pieper 1957, S. 43 ff. und Pieper 1967, S. 24)

Zu bedenken ist schließlich auch, was geschieht, wenn sich Hoffnung erfüllt. Notwendig wird sich, weil die Erfüllung nicht in unserer Macht steht, Dankbarkeit breit machen. Was bei denen, die hoffen, geschieht, wenn die Erfüllung versagt bleibt, ist hinreichend geklärt. Sie hoffen mit einer noch stärkeren Hoffnung weiter. Das ist der fundamentale Unterschied zur Erwartung, die wir als Vermessenheit ausgewiesen haben. Kommt das Erwartete, sieht man sich im Recht. Geht die Erwartung nicht auf, erlebt man das als Kränkung. Hoffnung ist damit ein Antidot zur Krankheit der Zeit, dem dauernden Beleidigt- und Gekränktsein. Illusionäre Sinnerwartungen zerstören das Leben. Man ist versucht, aktuell von einer Gesellschaftsneurose zu sprechen. Hoffnung und Dankbarkeit gehören zusammen; Erwartungen, weshalb auch immer unerfüllt und unerfüllbar, und Ressentiments gehören zusammen.

3.6 Über Verantwortung

Kann man Kulturen im Ganzen zu einem Gegenstand der Erneuerung machen? Zunächst – es ist ein Gemeinplatz und dennoch so wahr! – muss jede grundlegende Wende von einer Umkehr und Erneuerung der Herzen ausgehen. Doch der gute Anfang versandet, wenn das Subjekt zwar bei sich anfängt, aber nicht über sich hinausgeht und bei sich endet. Selbstverwirklichung bedeutet eben nicht nur, das

Selbst in Unterscheidung zu anderen zu begreifen, sondern den Subjektcharakter der Verwirklichung zu betonen: Jedes Subjekt hat an seiner Stelle *selbst* zu wirken, aber eben nicht gegen, sondern gegebenenfalls mit anderen. Selbstverwirklichung, so gedacht, zielt nicht auf das einmalige Eigene, sondern setzt auf die Subjektivität, die aufgrund der sozialen Natur des Menschen als Intersubjektivität zu charakterisieren ist. Am Gipfel der Subjektivität treffen sich Subjektivität und Objektivität. Auch Personhaftigkeit und Sachlichkeit konvergieren. Als sich selbst verwirklichendes Individuum bin ich nicht nur mir selbst verpflichtet, sondern auf die volle Entwicklung meiner Sozialität und auf das gemeinschaftliche Ganze. Verantwortlichkeit ist das geeignete Wort für diesen Sachverhalt, auf den die Schlussüberlegungen zielen.

Soweit Ressentimentalität als ein Leiden dargestellt wird, mögen Sie fragen, worauf dieses Leiden hinweist. Ich meine, es drückt sich darin nicht nur eine Beschädigung des Selbstseinkönnens aus, sondern ein Mangel, der immer offenkundiger wird, je moderner unsere Welt wird. Es ist der Mangel an Verbundenheit aus wechselseitiger Verantwortung. Nicht darin besteht die Not, dass sie nicht realisiert wird, sondern dass das Bewusstsein der Verantwortlichkeit und der Wille zur Verantwortung, die Verantwortungsbereitschaft, nicht den Stellenwert haben, der ihnen zukommen müsste. Ein Neudenken von Verantwortung und die Aufforderung, sich deren Anspruch zu stellen, ist in meinen Augen der wichtigste Schritt zur Entmachtung des Ressentiments.

Ressentiment verantworten

Verantwortung ist Verantwortung eines Ichs für ein Du. Doch zählt, dass man nicht beim Du endet. Der Verantwortungsraum ist viel weiter. Idealiter umfasst er alles, das Ganze. Selbstredend sind wir dennoch nicht für alles, jedes und jeden verantwortlich, aber auch nicht für niemand und nichts. Wir ordnen Pflichten und Rechte nach unterschiedlichen Verantwortungsbereichen. Die zu bestimmen, obliegt einem *gemeinsam* zu verantwortenden Diskurs. Analog zur Tugend gilt es die Mitte zu halten: nicht überziehen, nicht unterbieten, individuell, situativ. Überbeanspruchung entsteht, wenn der Ausdehnungsbereich auf Raum, Zeit und Personenkreis zu groß wird; Unterforderung, wenn Gleichgültigkeit aufkommt. Das zu setzende Maß ist von jeder Person selbst zu verantworten. Doch sie hat es auch vor anderen zu tun – je nach Wirkmöglichkeiten kann das so weit gehen, dass man Tun und Lassen vor der Geschichte zu verantworten hat und, im Glaubensernst, vor Gott.

Wie ist nun die Ressentimentalität in unserer Zeit auf Verantwortlichkeit zu beziehen? Ich schlage drei Stoßrichtungen vor. Erstens das Verantworten vorhandener Ressentimentalität. Das ist die Angelegenheit aller. Es handelt sich um eine eminent politische Herausforderung, doch auch um eine geistige, der dieses Buch dienen will. Hierzu zählt die Bereitschaft, mitzuverantworten, einzustehen für Folgen, ohne deren Verursacher zu sein. Zweitens die wechselseitige Betrauung mit mehr Verantwortung, die mit Vertrauen einhergeht, um Menschen den Weg ins Ressentiment zu ersparen. Ein Stichwort ist die Ausweitung von Teilhabemöglichkeiten. Ein weiteres Stichwort: bewusster Verzicht auf Kontrolle. In die Pflicht nehmen bedeutet Anerkennen, und das kann Wunder wirken. Die dritte Stoßrichtung hat das individuelle Verhalten denen gegenüber im Blick, die bereits ressentimental unterwegs sind. Es geht darum, sie einerseits zu stellen, dabei jedoch zugleich personbezogene Möglichkeiten zur Entmachtung ihrer Ressentimentalität auszuloten und passende Hilfestellungen anzubieten.

Doppelgesichtiges Ressentiment
Zweierlei gilt es zu bedenken. Es ist ein schmaler Grat, auf dem wir uns bewegen, wenn wir Ressentiment einerseits in gewisser Weise als Leiden, als Widerfahrnis, als etwas Erlittenes betrachten, zugleich aber auch als ein „Sich-gehen-lassen" in die schlechteren Möglichkeiten des Mensch-Seins, als Sich-ergeben ins Bequeme der Verantwortungslosigkeit. Dennoch sind beide Perspektiven unaufgebbar – jedenfalls in dem Verständnis, für das ich hier argumentiere. Daher zielt und zieht der Text an dieser Stelle auch zwangsläufig gleichzeitig in verschiedene Richtungen und thematisiert die Verantwortung des Einzelnen a) für sich selbst, b) für die Gesellschaft (in ihrem Gewordenheit, die ressentimental geprägt ist), und c) für das Gegenüber, das (unfrei) im Ressentiment steckt.

Ressentimentalität fällt, wie wir sahen, nicht vom Himmel. Sie entwickelt sich unter anderem (sozialpsychologisch betrachtet) durch verweigerte Mitsprache und Teilhabe, durch Erfahrungen des Getrenntseins (auch vom Begehrten), Erfahrungen der Chancenlosigkeit unter Bedingungen des Rivalisierens und Konkurrierens, der Entsolidarisierung und des Verrats. Wer andere im Stich lässt oder sie opfert, treibt sie ins Ressentiment. Menschen im Ressentiment, so sehr sie nicht allein nur Opfer sind, tragen doch schwer auch an Wunden menschenverachtender Verhältnisse.

Integration und Inklusion sind immerwährende gesellschaftliche Aufgaben, deren Adressaten alle Menschen sind. Alle Kulturarbeit, auch das Erziehungs- und Unterrichtswesen, besteht wesentlich im Integrieren. An Zugezogenen oder Geflüchteten wird nur wie im Vergrößerungsglas sichtbar, was alltäglich und unter anderen Voraussetzungen mit jeder Generation geschieht: Einwurzelung, Beheimatung usw. Dabei ist es unbedingt nötig, die Einwurzelung als wechselseitigen Prozess zu gestalten. Das Subjekt ist eines mit Rechten und Pflichten, ist Adressat der Fürsorge wie Agent der Eigenverantwortung, im Blick auf sich selbst wie die Gemeinschaft. Aus der Gemeinschaft ohne Schuld und Not ausgeschlossen zu werden, geht nicht an.

Paternalismus befördert Verantwortlichkeitsvakanzen
Verantwortungslosigkeit im Ressentiment ist die unmittelbare „Antwort" auf verweigerte Mitsprachemöglichkeiten und verweigerte Anerkennung, ist „Antwort" auf das Nicht-Gehört-Werden. Die Reflexionen zum Verlauf der gesamtdeutschen Geschichte seit drei Jahrzehnten zeigen, dass dem Einigungsprozess ein Konstruktionsfehler zugrunde lag, insofern den Menschen in den neuen Bundesländern zugemutet wurde, was der Volksmund mit den Worten ausdrückt: „Vogel friss oder stirb." Der Beitritt zum Geltungsbereich des Grundgesetzes zog gleichermaßen Unterforderung wie Zumutung nach sich. Ressentimentalität ist – um jedem Missverständnis zu begegnen – nicht die zwangsläufige Folge. Doch fand sie einen günstigeren Boden, ein zuträgliches Klima.

Detlef Pollack (2020) berichtet aus eigener Betroffenheit, wie der Ausschluss vieler von der politischen Mitbestimmung den zivilgesellschaftlichen Aufbruch konterkarierte. Zuvor war das Klagen beinahe das einzige Ventil, um aushalten zu können. Dann schien die Stunde der Selbstbestimmung gekommen. Am Ende führte der Aufbruch zur Rückwende: biografische Unsicherheit, kollektive Entwertung und enttäuschte Hoffnung trugen bei: nicht zum Protest nun, sondern zur Bildung von Ressentiment. Nochmals ausdrücklich: kein Automatismus, und kein diskriminierendes Verdikt über ganze Bevölkerungsteile.

Wirkmöglichkeit im selbstgesteckten Verantwortungshorizont verhindern die Ressentimentalisierung. Im Abschnitt über Max Scheler (2.2.3) haben wir erfahren, dass moderne Gesellschaften generell Ressentiments begünstigen, weil sie ihre Partizipationsversprechen niemals einlösen können. Dies gilt auch, wenn gewisse Bevölkerungsgruppen einseitig belastet werden. Partizipation verstehe ich nicht primär als Teilhabe an den Fleischtöpfen, sondern als Gestaltungsmöglichkeit, bei der die je eigene Identität (die beweglich sein sollte) respektiert wird und sie ihre sinnvolle Funktion erfüllen kann. Wo dies verunmöglicht wird, wo Ängste aufkommen und politische Ohnmacht erlebt wird, muss es nicht wundern, wenn die Welt „von einem Ressentiment geordnet wird." (Jensen 2017, S. 31) Dass bei diesem „Ordnen" Ressentiments gegen Fremde aufleben, liegt nahe, wo diese Fremden sich nicht beweisen können – weil sie nämlich gar nicht vor Ort sind. Wir wissen: Je weniger Menschen mit Migrationshintergrund in bestimmten Regionen leben, umso eher fallen diese Wenigen ängstlichen Projektionen Vieler zum Opfer.

Bewusstsein zugewiesener Verantwortung mäßigt.

Wie Vertrauen nur wächst, wo es geschenkt wird (während misstrauenserparende Maßnahmen, die oft zu Unrecht „vertrauensbildend" heißen, das Klima des Vertrauens abkühlen), erhöht Verantwortungsübertragung die Wahrscheinlichkeit, dass ihr am Ende entsprochen wird. Wer darauf setzt, zuerst und vor allem den möglichen Missbrauch zu verhindern, nährt nur das Übel.

Verantwortungsgemeinschaft
Wichtig ist der Gedanke, dass sich keine Ordnung erhalten und schon gar keine neue aufbauen lässt, wenn man die bestehende Wut und den Groll ignoriert. Die Menschen im Ressentiment machen vieles verkehrt, aber ihre Gefühle sind nicht nur pathologische Reaktionen, sondern oft liegen auch berechtigte Manifestationen moralischer Empörung zugrunde. Erstickter Zorn gebiert Ressentiments. Das Leiden, an wem auch immer (und nicht zuletzt an sich selbst), ist ein Ausdruck gesellschaftlicher Missstände. Erinnern wir uns: Ressentiment ist kein Ein-Personen-Stück. Auch wo es sich um psychopathologische Phänomene handelt, sind Soziopathien dabei.

In der Öffentlichkeit, das ist unübersehbar, regiert mehr denn je das organisierte Misstrauen. Man kritisiert mit Häme, man prangert aus dem Hinterhalt an. Man lauert auf. Man bringt zur Strecke. Eine unselige Emotionalisierung folgt der „emotionalen Wende" mit ihren richtigen und wichtigen Einsichten auch für die Politik.

Doch kippt die Bewegung, wenn eine Kultur des *bloßen Gefühls* herrschend wird („Ich will gar nicht sachlich sein, ich bin einfach besorgt!") Die durchaus respektable Sorge zieht, wenn sie ungefiltert ins Öffentliche getragen wird, einen Sog aus Missvergnügen, Empörung, Wut und Ressentimentalität nach sich. „Brei der Herzen", so kann mit Hegels genialem Bild festgestellt werden. (Hegel 1979, S.19)

Verantwortung als legitimes Sorgen
Verantwortung ist *legitime* Sorge, und legitime Sorge ruft Verantwortung auf. Das ist keine Sache der Emotionen, sondern eine Angelegenheit der Teilhabeermöglichung, die forciert werden muss. Hass und Wut, Destruktivität und Gemeinheit wird der Boden entzogen, wo das Bewusstsein der Zugehörigkeit vermittelt und Verantwortung übertragen wird. Kein Mensch kommt als Spielverderber zur Welt. Niemand hat von Haus aus Freude am Schmollen, am Rückzug von anderen, am Ressentiment. Ressentimentalität ist kein ursprüngliches Verhalten, sondern „Reaktion ohne Aktion". Wenn aber das Gefühl zum toxischen „Herzensbrei" verkommt, folgen die verzweifelte Tat, die Aggression im Bösen, die kalte Rache oder die blindwütige Gewalt auf dem Fuß. Allesamt sind sie kein Ressentiment, aber alle erwachsen aus einer Kultur der Ressentimentalität.

Wer von Kindesbeinen an ermutigt wird, Würde zuerkannt bekommt und in angemessener Weise in Pflicht genommen wird, lernt, in verschiedenen Identitäten zu einem dialogischen Selbst zu finden. Wem in einer zu befördernden Kultur der Großzügigkeit aufzuwachsen vergönnt ist, braucht nicht den Pakt mit der Destruktivität, um sich zu wehren, sich zu behaupten, sich lebendig zu spüren. Verantwortung und Großzügigkeit lassen das Soziale gedeihen.

Verantwortungspräsenz und Demokratie
Verantwortungs*gemeinschaft* ist einer der Namen für das Wir, in dem Ressentiment sich löst. Eine soziale Demokratie lebt in Form der Verantwortungspräsenz. Demokratie ist eine sehr reiche Idee, die sich nicht in einer Staatsform erschöpft. Als Lebensform kann sie alle Formen menschlicher Assoziation, alle Formen der Vergemeinschaftung erfassen, auch Familie, Wirtschaft, Schule. Demokratie, die bislang beste Idee für die Form des Wir, steht auch für den Abbau diskriminierender Strukturen.

Gemeinschaft kann nur vollzogen werden im Wachen. Sie entsteht im Raum der Sprache. Im Begriff Verantwortung steckt das „Wort" und umfassender noch „Ant-Wort". Die Brücke zum Du wird sprachlich gebaut. Gemeinschaft beruht auf Mitteilung. Sie kann nicht zustande kommen, wenn man nicht – im Wort – Rechenschaft gibt. Beruft man sich auf das Gefühl wie auf ein inwendiges Orakel, so Hegel, ist man „gegeneinander fertig". Man müsse dem andern, der nicht gleich empfinde, dann schlicht erklären, dass man ihm weiter nichts mehr zu sagen habe. Dies aber bedeute, „die Wurzel der Humanität mit Füßen zu treten." (Hegel 1970, S. 65). Humanität besteht nämlich darin, auf die Übereinkunft mit anderen zu dringen. Sie existiert in der zustande gebrachten „Gemeinsamkeit der Bewußtseine", also im Wissen bzw. Mit-wissen um- und voneinander.

Verantwortung als Rechenschaft

Wir sind in der Lage, dem Logos zu folgen. Logos ist eines der unübersetzbaren Worte der griechischen Sprache und Denkwelt. Es bedeutet ursprünglich Wort und Zahl. Im Wort Er*zähl*ung wird auch im Deutschen davon noch etwas sichtbar. Aber es handelt sich nicht um ein beliebiges Narrativ, wenn man dem Logos folgt. Das Wort Logos heißt u. a. neben Sprache und Rede auch Vernunft und Sinn. Der Logos ermöglicht die Rechenschaftsablage. In ihm geschieht Wort und Antwort. Genau darum geht es. Es ist die Situation der Beziehung, in der durch Anrede der Anspruch ergeht, der Ant-Wort heischt. Es spielt keine Rolle, ob einstimmend oder im Widerwort oder, da man bekanntlich nicht nicht kommunizieren kann, im Schweigen, was einen Sonderfall darstellt (wie auch andere symbolische Formen der Kommunikation).

Die Struktur der mehrstelligen Verantwortung

Wir haben es sodann mit einer *Mehrstelligkeit* zu tun: Verantwortung tragen wir für jemanden (und/oder etwas). Eine reife Person versteht Verantwortung stets als eigenes Aktivwerden, als Gelegenheit, verantwortlich zu handeln, nicht passivisch als Risiko, verantwortlich gemacht zu werden. Die Elemente der Verantwortungsstruktur sind in diesem gegliederten Satz sämtlich genannt:
 Jemand ist

- als Verantwortungs-Subjekt (Verantwortungsträger: Person oder Korporation)
- für etwas (Handlungen, Handlungsfolgen, Zustände, Aufgaben usw.)
- gegenüber einem Adressaten (oder vor einer Sanktions- oder Urteilsinstanz)
- in Bezug auf ein normatives Kriterium
- im Rahmen eines Verantwortungs- und Handlungsbereiches

verantwortlich.

Gewissen und Verantwortung

In welchen Handlungsfeldern man sich einbringen will, ist einerseits Sache der Freiheit, andererseits aber auch Sache der Pflicht. Die erste Pflicht besteht darin, darauf zu achten, was mich beanspruchen will. Die Aussage, etwas gehe mich nichts an, ist ebenso rechenschaftspflichtig wie die, dass mich etwas in Pflicht nimmt. Das einschlägige Forum für solche Verhandlungen ist die innere Instanz, die wir Gewissen nennen. Verantwortlichkeit ist allererst Gewissenssache. Das Verantwortungsgefühl verpflichtet dazu, sich um ein intaktes Gewissen zu kümmern. Dafür tragen wir Verantwortung. Zugleich müssen wir unser Gewissen schützen. Denn Ressentimentale sind Meister in der Kunst, im Gewissen anderer Unordnung zu stiften. Ihre Manipulation zielt auf Einfluss darauf, wofür andere sich verantwortlich fühlen sollen: am besten für ihre Misere. („Du behandelst mich nicht gut. Du bist nicht gut genug zu mir. Schäm dich!")

Verantwortungsbereitschaft über die Pflicht hinaus

Die Verpflichtung als solche erkennen ist eines, sich selbst in Pflicht nehmen ein anderes. Die ethische Tradition kennt den Begriff Supererogation. Auch eine supererogatorische Handlung, mit der jemand mehr tut, als verlangt ist, fällt für mich in den Bereich der Verantwortung. Die Pflicht bindet mein Können ans Sollen. Doch Wollen geht darüber hinaus. Was nicht Pflicht ist, kann ich mir dennoch als Verpflichtung auferlegen. Das Unterlassen könnte mir niemand vorwerfen, ich mir selbst allerdings schon. Ohne Bereitschaft, das Supererogatorische im Miteinander zum Blühen zu bringen, ist kein moralischer Fortschritt zu erwarten. Dies Darüberhinausgehende drückt aus, was am Beginn dieses Buches zum Gönnen gesagt wurde. Gönnende Güte erfolgt aus dem Überfluss des Herzens, in vollem Gegensatz zur ressentimentalen geistig-seelischen Armut und zur rechnerischen Mentalität der bürgerlichen Gesellschaft.

Populismus und Verantwortungslosigkeit
Populismus hat zum Wahrzeichen den Hass gegen das Gesetz. Den Unvernünftigen erscheint es als Feind. „Die Form des Rechten als einer Pflicht und als eines Gesetzes wird von ihm als ein toter, kalter Buchstabe und als eine Fessel empfunden." (Hegel 1979, S. 11) An der Einstellung zum Gesetz kann man die falschen Brüder unter den Volkstribunen erkennen. Den Vernünftigen ist das Recht im Gesetz Unterpfand der Freiheit. Gesetze kann man erlassen, aber die Rechtsgesinnung ist eine Sache persönlicher Integrität.

Im Ressentiment kommt Verantwortung allein *ex negativo* zur Sprache. Im Unterschied zur Empörung oder dem revolutionären Aufbegehren beschränkt sich das Ressentiment aufs Klagen und Anklagen, verweigert aber jeden Beitrag zur Verbesserung der beklagten Verhältnisse. Es könnten sonst, zynisch gesagt, Klagegründe verlorengehen. Beständiges Dagegensein ist eine ressentimentale Form der Verantwortungslosigkeit. Das Ressentiment ist somit in doppeltem Sinn verantwortungs-los.

Verantwortung wahrnehmen: ein personaler Akt
Das Ausharren im Widerstand gegen ein Unrechtsregime ist ein Gegenbeispiel zur ressentimentalen Klage, die nur Kläglichkeit dokumentiert. Dieses Ausharren bedeutet Verantwortung übernehmen. Fliehen wäre verantwortungslos. Am 9. August 2020 ist der oppositionelle Medienunternehmer Jimmy Lai, eine der führenden Figuren der Demokratiebewegung in Hongkong, festgenommen worden. Ihm wurde im Zug der Gleichschaltung der Medien Verschwörung mit „ausländischen Mächten" vorgeworfen. Auf seine Verhaftung war er vorbereitet. Er war bereit, Verantwortung zu übernehmen. Für ihn war eben dies *moralische* Pflicht. Verantwortungsbereitschaft, unter Umständen bis zum Letzten, ist eine Gegenbild zum Ressentiment. Daran den Kompass auszurichten, trägt bei zur Entmachtung sowohl illegitimer Herrschaft als auch des Ressentiments.

Verantwortlich handelt, wer aus guten Gründen tut, was er tut. Allerdings ist zu unterscheiden: Gründe werden verantwortet, aber kein Grund kann Verantwortung übernehmen. Als Instanz der moralischen Verantwortung kommen nur Vernunftwesen in Frage. Verantwortung wahrnehmen ist immer ein personaler Akt!

Verantwortung korreliert mit Freiheit und Macht
Wer verantwortungsbewusst handelt, ist auf seine Vernunftnatur verpflichtet. Er steht unter einem Anspruch, auf den er eine angemessene „Antwort" gibt. Diese Pflicht ist keine Fremdbestimmung. Verantwortung entstammt der Freiheit, beschränkt aber auch die Freiheit: und zwar als Selbstbegrenzung der Macht.

Verantwortlichkeit ist zuhöchst eine persönliche Angelegenheit. In seiner Verantwortlichkeit ist aber auch niemand allein. Zur Verantwortung in einer sozialen, radikalen Demokratie (die das ideale Ziel ist) gehört es, einander bei der Erkenntnis von Pflichten zu helfen – ohne übergriffiges Pädagogisieren. Verantwortung bedeutet, sich für andere zu erwärmen und *miteinander* sich dem zu stellen, was vielleicht auch nur Wenigen auf den Nägeln brennt.

So wie die Hoffnung, so ist auch Verantwortung nicht umstandslos positiv konnotiert. Ich spreche nicht davon, dass die Idee der Verantwortung im Fahrwasser des Ressentiments missbraucht werden kann, beispielsweise als „Verantwortungsübernahme", die allein die Kontrolle von Menschen zum Zweck hat. Als Verzweiflungsgeste oder Droge gegen Zukunftsängste verschleiert das zum Schlagwort verkommene Wort eher Probleme, anstatt sie zu lösen.

Verantwortung beginnt mit dem Hören
Der moderne Mensch möchte nicht nur gern das letzte Wort haben, sondern auch das erste. Manche nennen das Autonomie. Er hält viel auf Selbstbestimmung. Tatsächlich aber liegen Primat und Priorität bei den anderen. Menschsein vollzieht sich weithin im Modus des Antwortens. Im Bild des Brettspiels: Wir spielen mit den schwarzen Steinen, machen stets den zweiten (Gegen-)Zug. Vorgängig zu uns ist die Welt An-Spruch an uns, sind andere da.

Auf andere zu hören setzt voraus, sich unterbrechen lassen zu können. Der moderne Mensch hat aber weithin verlernt, sich unterbrechen zu lassen. Er meint, das koste nur Zeit. Doch sich Zeit nehmen für andere kostet nicht nur Lebenszeit, sondern vervielfacht sie auch. Denn die Anteilnahme am Geschick anderer multipliziert unsere befristeten Lebenszeiten. Multitemporaltät (Odo Marquard) pluralisiert Menschlichkeit.

Verantwortung zu übernehmen beginnt daher mit der Bereitschaft zum Hören, setzt sich fort in der Bereitschaft, sich in Frage stellen zu lassen. Das zeigt, dass wir einander anzuerkennen haben. Nur vor denen, die ich anzuerkennen bereit bin, lege ich Rechenschaft ab, nur sie stehen innerhalb des Verantwortungsraums. Der Umfang der Anerkennung zieht die Grenze der Verantwortlichkeit. In universalistischer Perspektive schließt sie alle Menschen mit ein. Die Freiheit im Zusammenhang mit Verantwortung ist gerufene Freiheit. Der Ruf ergeht aber nicht erst durch den getätigten Anruf von anderen, sondern ergeht allein aus der Faktizität ihres Daseins. Diesem Faktum gegenüber bin ich nicht frei, um verantwortlich oder unverantwortlich zu agieren. Hier ist Verantwortlichkeit ontologisch gedacht, nicht als sittliches Phänomen zu verstehen.

Solidarität
Es gibt hier eine Analogie zur Solidarität. Solidarität ist sowohl ein Seins- wie ein Sollensbegriff. Wir sollten im anderen uns selbst als Mensch wiedererkennen, schreibt uns Heinz Bude mit seinen Reflexionen über die solidarische Existenz ins Stammbuch. (Bude 2019) Solidarität ist nicht nur eine Antwort auf die soziale Frage der Zeit, sondern auch eine Antwort auf das Ressentiment.

Freiheit wird angeeignet, indem man sich ihrem Anspruch stellt, gegen den Hang zur Bequemlichkeit, zur Unmündigkeit, zur Mutlosigkeit. Deshalb ist die Erziehung zur Freiheit ein Hauptfach bei der politischen Bildung und zugleich der Erziehung zu Verantwortlichkeit. Das Subjekt der Verantwortung muss überdies befähigt werden, sie nicht nur zu erkennen und anzuerkennen (anerkennen und erkennen bedingen sich wechselseitig), sondern sie auch ausüben zu können. Jede Bildung muss die Liebe zum Du *und* zu den Sachen im Blick haben.

Der personalistische Ansatz

In der Konzentration auf das Zwischenmenschliche lässt sich der Verantwortungsbegriff personalistisch vertiefen. Die erste Stelle in der Schrift, an der das Sittliche thematisiert wird, handelt von verweigerter bzw. verkannter Verantwortung. Es ist die Geschichte von Kain und Abel. Da wird nach dem Brudermord an Kain eine Frage gestellt, die aufschlussreich ist. Gefragt wird nicht, ob Kain irgendein Gebot übertreten hat, sondern: „Wo ist dein Bruder?" (Gen 5, 9) Und Kains Antwort besteht bezeichnenderweise nicht darin, ein Verbrechen zu leugnen, das ihm ja noch gar nicht vorgehalten wurde; er weist vielmehr die brüderliche Verantwortung von sich: „Bin ich denn der Hüter meines Bruders?" Das heißt: „Muss ich denn wissen, wo er ist? Was geht der mich denn an? Wieso sollte ich mich denn um diesen kümmern?"

Verantwortung hieße: Du darfst ihn nicht nur nicht töten, sondern Du sollst wissen, wo sich Dein Bruder befindet. Damit ist gesagt, dass man wissen sollte, in welchem Verhältnis man zueinander steht. Die Verantwortung *für* den Bruder ist aber nicht nur, ja nicht einmal primär, Verantwortung *vor* dem Bruder. Denn der Verantwortung vor einem Menschen kann man sich durch dessen Tötung entledigen. Wo kein Kläger, da kein Richter. Aber das Blut Abels schreit, wie es im biblischen Text heißt, zum Himmel. Ein Mord würde deshalb das Wovor der Verantwortung nicht beseitigen, weil dieses himmlische Wovor gar nicht beseitigt werden kann. Robert Spaemann (2001, S. 216) weist darauf hin: Was gar nicht beseitigt werden kann, ist das Absolute, religiös gesprochen *der* Absolute: Gott.

Ich will hier, einmal mehr, nicht weiter die Frage nach dem Unbedingten verfolgen. Folgende Frage drängt sich allerdings auf: Welche Instanzen bleiben, die wirklich die Macht haben, zur Rechenschaft zu ziehen? Was geschieht, wenn es überhaupt keine solche Instanz gibt?

Hirt des Seins, Hüter seines Bruders ... – die Kurzüberschrift des nächsten Gedankens könnte lauten: „Auf jeden kommt es an. Du zählst. Einfach weil du da bist." Eltern, Lehrer, alle Erzieher sollten genau das vermitteln: „Auf Dich kommt es an. Du zählst." Und dann sollte jedem jungen Mensch so viel Welt- und Wertgehalt erschlossen werden, dass er sich mit der Welt befreunden kann, so dass ihm nicht nur an sich selbst, sondern auch an ihr etwas liegt. Heranwachsende sollen entdecken dürfen, dass es Dinge gibt, andere Wirklichkeiten, Tiere und vor allem andere Menschen, durch die sie erfahren, dass einem an all dem *anderen* etwas liegen kann. Unsere Sorge sollte sein, dass viele sich sorgen lernen. Sorge meint hier nicht Kümmernis, sondern eben dieses: dass einem etwas am Herzen liegt. To care heißt das im Englischen, wo man zum Abschied nicht „Adieu", sondern „Take care" sagt.

Auf dem Weg zum „Wir" für alle
Weil es auf jeden ankommt und weil jeder zählt, weil Verantwortung ungeteilt gemeinsam getragen werden muss, möchte ich noch einmal auf das Wir zu sprechen kommen. Das kleine Wörtchen ist ein Versprechen. Es schreit aber auch nach Missverständnissen. Wer spricht da eigentlich? Wer darf denn schon „wir" sagen? Wie lernt man, *die* Welt und das Bauen *einer* Welt als gemeinsame Aufgabe zu sehen? Das Programm lautet einmal mehr: Beim Ich beginnen, aber nicht beim Ich stehen bleiben. Und eine zentrale Frage dabei steht schon länger an: Was machen wir mit dieser Welt, „wenn sie nicht so ist, wie wir sie haben möchten?" (Ruth Cohn) Denn sie ist es definitiv (noch) nicht. So müssen wir ohne falsche Zufriedenheit in einer grundsätzlichen Bejahung von Endlichem und Begrenztem etwas zustande bringen, was nie völlig genügt. Wenn wir unsere konkrete Welt vor dem gedanklichen Hintergrund einer besseren Welt nicht annehmen möchten, folgt unmittelbar das Ressentiment. Nur ein Ja zur Endlichkeit, zumal zu den eigenen Grenzen, öffnet für die Gemeinschaftsprojekte, die anstehen. Das Ja zur eigenen Beschränktheit (!) weckt Sinn für den Sinn des „Wir". Wie aber „geht" Wir?

Es war die Rede davon, wir hätten beim Ich zu beginnen, sollten aber nicht dabei stehen bleiben. Daran ist noch eine Korrektur anzubringen. Denn in Wahrheit fängt nichts mit dem Ich an bzw. das Ich nicht mit sich selbst. Es *ent*steht nicht ohne die andern. Und es *be*steht nicht ohne sie. Ich und Du sind prinzipiell gleichursprünglich und füreinander konstitutiv. Andere sind schon *vor mir*, und, wenn es gut geht, *für mich* da. Ich und Du sind die Voraussetzung für die Begegnung.

Gilt das entsprechend auch für den Plural von Wir und Ihr? Braucht es für das Wir stets ein Ihr? Die Geschichte zeigt, wie sehr der gemeinsame Feind, also das Gegenüber zum Wir einer Gemeinschaft zu einer Identität verhilft. Doch braucht es bei der ersten Person plural ebenso eine zweite? Und selbst wenn, hieße das notwendig die Feindschaft mit einem anderen Wir?

Das Wort „Wir" der europäischen Weltsprachen, stellte Ivan Illich einmal fest, ist bedeutungsarm: „Es ist peinlich in seiner Armut. […] Das europäische Wir sagt fast nichts über den inneren Zusammenhang der subjektbildenden Mehrzahl von Personen aus." (Illich 1981, S. 158.) Es bleibt uns überlassen, uns eine Menge Konstellationen auszudenken. Mit der Anzahl der einbezogenen Personen nimmt dann auch die Unübersichtlichkeit exponentiell zu – und die möglichen Missverständnisse auch. Wenn ich von Paula erfahre: „Wir, Peter und ich, gehen essen", weiß ich, wen das Wir meint. Was ich aber nicht weiß: hat Paula den Peter eingeladen oder Peter die Paula? Eine naseweise Frage braucht keine Antwort, doch es gibt Situationen, da macht solch eine Unterscheidung den Unterschied.

Ver-wir-ung ?
Marianne Gronemeyer, der ich den Hinweis auf Illich verdanke, erfand das Wort von den Ver-wir-ten, wenn Gleichgesinntheit unterstellt wird und eine Eingemeindung in ein ad hoc geschaffenes „Wir" stattfindet. „Wo immer „*unsere* Werte" beschworen werden, meldet dieses kolonisierende „Wir" seine nicht anfechtbare Meinungsführerschaft in Sachen Normalität an: Wer bei Verstand und Anstand, also „normal" ist, *muss* sich ganz einfach dazu bekennen und gehört – ohne irgendeine

eigene Anstrengung – zu den „Guten"." Das Schlimmste: „Die durch das „Wir" begründete Meinungskomplizenschaft schützt die „Wir"-Sager vor der Begegnung." (Gronemeyer 2018, S. 200). Doch gerade auf *Begegnung* kommt es an! Nur dann kann man Andersheit gut leiden lernen. Jemanden gut leiden können besagt mehr, als ihn anzuerkennen. Vermutlich reicht die Bereitschaft zu lieben soweit, wie wir uns betreffen lassen können, uns in Mitleidenschaft ziehen lassen mögen …

Kein Kollektiv ist human, das die Individualität der Subjekte relativiert, das die Autonomie und Würde des Einzelnen bedroht oder sie zu verkennen ermächtigt. Bereits vor zweihundert Jahren hat Johann Adam Möhler, ein Vater der Ökumene, geschrieben: „Zwei Extreme im […] Leben sind möglich; sie sind: wenn ein jeder alles oder wenn einer alles sein will; im letzteren Fall wird das Band der Einheit so eng und die Liebe so warm, dass man sich des Erstickens nicht mehr wehren kann; im ersten fällt alles auseinander, und es wird so kalt, dass man erfriert; der eine Egoismus erzeugt den anderen; es muss aber weder einer noch jeder alles sein wollen; alles können nur alle sein, und die Einheit aller nur ein Ganzes." (Möhler 1957, S. 237) Möhlers „alle" meint unser Wir. Eine lange weisheitliche Überlieferung lässt sich so bündig ausdrücken: ohne mich ist – für mich – nichts. Aber ich bin nicht alles. Ich bin weder ohnmächtig noch allmächtig. Und umso mächtiger, je lieber ich die gegebenen Bedingungen und Abhängigkeiten anerkenne. Der hier vorausgesetzte Machtbegriff ist ein kommunikativer: nicht die Macht, den Willen zu brechen, sondern Macht, die eingeräumt wird durch Mitwirkende, denen ein Handlungsziel plausibel gemacht werden will. Im Mitwirken zeigt sich dann, dass Macht mit „mögen" zusammenhängt.

Hass – die verirrte Liebe
Es gibt Umstände, da ist Hass durchsichtig auf die Liebe und ihr näher als die Kälte der Gleichgültigkeit und der Zynismus. Martin Buber konnte aus guten Gründen sagen, dass Hass nichts anderes sei als „irrende Liebe". Lieben wie Hassen bezeichnen Pole möglicher Bezogenheit auf dem identischen Grund. Warum sollten die Vorzeichen nicht einmal wieder vertauscht werden können? In allem Hass liegt verborgen die Voraussetzung, dass erst geliebt haben muss, wer hasst. Das Ressentiment steht, wie gesagt, quer dazu. Ressentiment ist keine verirrte Liebe, sondern Folge erlittener Lieblosigkeit oder Ausdruck der Liebesunfähigkeit.

Umso wichtiger ist es, dem Hass keinen Anlass zu geben. Kann eine gute Streitkultur hier etwas leisten? In der Streitbarkeit ist die Wahrnehmung des anderen gegeben. Kann die Kunst des Streitens dazu beitragen, Ressentimentalität zu entmachten? Die Wirklichkeit des Gegenübers wird im Streit anerkannt, wenn auch nicht sein Standpunkt und die Plausibilität seiner Argumente. Aber das Maliziöse, das so typisch für das Ressentiment ist, besteht in der Gleichgültigkeit – lässt sich da überhaupt streiten?

Nicht nur das Gewissen ihres Gegenübers okkupieren Menschen im Ressentiment gern, wie wir sahen. Auch beim Streiten, das keine Lösungen verspricht, sondern bereits die Lösung sein könnte, muss man vor Perversion und Missbrauch auf der Hut sein. Denn auch hier handelt es sich um ein Mehrpersonenstück: Eine wirkliche Debatte, räumte der Kandidat Joe Biden anlässlich eines unwirklichen Auftritts mit dem Amtsinhaber im Wahlkampf ein, ist mit einem Clown, der nur lügt, nur beschimpft und sich nichts sagen lassen kann, völlig unmöglich. Die Contenance zu wahren, ist dann fast schon eine emotionale Meisterleistung. Nicht auszuschließen, auch selbst früher oder später zu entgleisen. Hier haben wir es zudem mit einem strategischen Problem zu tun. Es kann, mit einem geflügeltem Wort aus Schillers Tell gesprochen, der Frömmste nicht in Frieden leben, wenn es dem bösen Nachbarn nicht gefällt. Es wäre einerseits unklug, als der Klügere nachzugeben. Andererseits: was bleibt in der Situation vernünftigerweise zu tun?

Soziale Freiheit in der Verantwortung aller
Ein Letztes zum „Wir". Dies betrifft die Sozialwissenschaften. Hier befinden wir uns anders als etwa in der Medizin vor Gestaltungsfragen. Im Großen und Ganzen wissen Ärzte um Gesundheit und Kranksein. Es gibt eine verbindliche Vorstellung von dem, was als gesund gilt und wie das Heilungsziel aussieht. Kein Arzt wird vorschlagen, eine neue Art Menschen zu schaffen. Gilbert K. Chesterton sagt mit der ihm eigenen originellen Beispielsprache: ein Spital mag notgedrungen einen Menschen mit einem Bein weniger nach Hause entlassen, aber niemals wird es ihn (in schöpferischem Entzücken) mit einem Bein mehr bestücken. Die medizinische Wissenschaft ist mit dem normalen menschlichen Körper zufrieden und sucht nur, ihn wieder herzustellen. Aber die Sozialphilosophen und politischen Praktiker wissen von einem natürlichen Zustand eines kleinen oder großen „Wir" nicht auf vergleichbare Weise. Natur hat ihr Maß in sich. Nicht aber Kultur. Da müssen wir unser Maß selbst abstecken. Soziopathologie ist insofern umstritten. Der eine kann sagen: „Ich bin es müde, Marktliberaler zu sein, ich will Marxist werden", ein anderer dagegen: „Hoffentlich folgt auf den real existierenden Sozialismus bald die neue Gesellschaft." Bei medizinischen Zielen gäbe es solche Meinungsverschiedenheiten über Ideale wohl kaum. Der Patient mag diese oder jene Arznei brauchen oder auch keine; aber gewiss braucht er seine Gesundheit. Niemand würde sagen: „Ich bin das Kopfweh nun leid, wäre Zahnweh nicht vielleicht die Lösung?" oder: „Hoffentlich kommt mit dem Frühling das Ende der Erkältungen und dafür die Zeit der Allergien."

Unsere *öffentlichen* Probleme haben die Form, dass manche Leute Heilmittel vorschlagen, die andere für noch viel schlimmere Krankheiten halten. Was die einen für die vollkommene Ordnung ansehen, kann anderen wie ein höllischer Aberwitz vorkommen. Das Gemeinwesen ist nicht auf eine erkennbare Natur gegründet wie die Gesundheit als (verborgene) Harmonie des Leibes. Schon was Gesundheit der Seele sei, ist heftig umstritten. Heißt gesund sein bloß gut funktionieren? Oder Freude am Leben haben und genussfähig sein? Oder mit der Sterblichkeit umgehen zu können? Um wieviel strittiger die Organisation der Gesellschaft?! Die Schwierigkeit der Politik ist: dass man nicht bloß wegen der Missstände, sondern immer über letzte Ziele und Lösungen im Streit liegt. Wir sind uns bald einig hinsichtlich der Übel; doch hilft es dann weiter, sich um der Besserung willen so übel zuzurichten, dass alles nur schlimmer wird?

So brauchen wir gleichsam präsoziale individuelle Tugenden im Interesse des sozialen Ganzen. Da unsere Kultur den Individualismus feiert und andererseits ein

3.6 Über Verantwortung

Kollektivismus aus partikularistischen Wir-Formen nicht mehr in Frage kommt, sollten wir danach trachten, Singularität bzw. Besonderheit und Allgemeines miteinander zu verbinden und so aufeinander beziehen, dass sich Ich und Du und das Wir gleichermaßen erfüllen. Perichorese ist der griechische Name für eine gegenseitige Durchdringung, die zu einer Einheit ohne Verschmelzung führt. Ungetrennt, unvermischt, Einheit in Vielheit.

Die Einzelschicksale und das Schicksal des Gemeinwesens wirken ineinander. Das soziale Kapital des Gemeinwesens ist die Sittlichkeit der Individuen. Und deren Leben kann nur gelingen in geordneten Beziehungen. Geordnete Beziehungen setzen die Menschlichkeitskraft der Einzelnen voraus. Für das Gemeinwesen tragen alle Menschen einzeln und gleichermaßen Verantwortung. Es ist jedenfalls unmöglich, so die Weisheitstradition von Aristoteles bis Thomas, dass ein Mensch gut sei, außer er stehe im rechten Bezug zum gemeinen Wohl. Und es ist Gemeingut der ethischen Lehren, dass die Neigung, in anderen immer das Gute zu sehen, von einem großen Herz zeugt. Gewinnt man aber mit Worten aus großem Herzen die, die im Ressentiment grollen, gekränkt sind und verbittert?

Verantwortlichkeit an ihren Grenzen

In dem Gedicht „Gespräch mit dem Stein" schreibt Wisława Szymborska (1997) Zeilen, die mich an die Herausforderung erinnern, vor der der Dialogwillige bisweilen steht. Wie ist einem Menschen mit einer „Verkennungsgeschichte" glaubhaft zu machen, dass Anerkennung möglich ist und sie ihn ernstlich meint. Die letzten Zeilen lauten:

„Ich klopfe an die Tür des Steins.
„Ich bin's, mach auf."
„Ich hab keine Tür", sagt der Stein."

Können Herzen versteinern? Nichts lässt sich erzwingen. Es gibt zahlreiche Menschen, die in ihrem Denken so fest einbetoniert sind, dass es kaum mehr möglich ist, mit ihnen in ein echtes Gespräch zu kommen. Viele halten ihre Meinungen im Verein mit Gleichgesinnten für unantastbar. Und sind sie keine zynischen Menschen, sondern richten sie sich auch ehrlich am für richtig Erachteten aus, verteidigen sie ihre Auffassungen mit der ganzen Existenz. Gerade weil ressentimental versehrte Menschen mit den Angriffen auf ihre Person schlimme Erfahrungen mit Sprache gemacht haben, ist nicht das Reden, noch weniger das Argumentieren, ein Königsweg, sie zu erreichen.

Wie kann man Menschen, denen Zweifel und Selbstzweifel fremd sind, die die Lebenslüge nötig haben, aufschließen, ohne sie bis ins Heillose zu erschüttern?

Hier heißt es zunächst, vergleichbar der Untröstlichkeit: auszuhalten.

Dieses Buch ist von mir bereits einleitend als Nachdenkbuch und nicht als *Anleitung* für den Umgang mit Menschen im Ressentiment vorgestellt worden. Was nicht direkt intendiert ist, kann gleichwohl erfolgen. Eine angemessene Begegnung mit dem Ressentiment impliziert auch eine angemessene Entgegnung. Doch wie könnte sie aussehen?

Liebesverantwortung
Die Liebesverantwortung hat zwei Dimensionen. In ihrem Geist begegnet man so den anderen, dass man nicht verurteilt. Sofern man Not wahrnimmt, etwa das Leiden der Ressentimentalität, weckt das nur ein tieferes Verantwortungsgefühl und ruft zur Verantwortung gegenüber dem anempfohlenen Bedürftigeren. Die Fremdheit gegenüber dem Anderen lässt sich zumindest von meiner Seite her leidlich überwinden. Dem Unbekannten bin ich vielleicht nicht so zugeneigt wie den Vertrauten, umso wichtiger ist es, sich ihm verpflichtet zu wissen.

Am Beginn des Buches habe ich auf die eminente Bedeutung des Gönnens abgehoben. Sich sich gönnen ist der Anfang. Sich anderen gönnen ist dem Gönnen immanent. Und eben dies bezeichnet auch das Wesen der Verantwortlichkeit. Es ist dieses Für-Sein, womit dem Ressentiment angemessen begegnet wird. Wittgenstein machte die Bemerkung: „Umarme einen Menschen für ihn und nicht für Dich." (Wittgenstein 1999, S. 59) Das gilt auch für alles soziale Tun und alle Kommunikation. Würde sich diese Haltung in der Fülle und Breite des Zwischenmenschlichen durchsetzen, dann gäbe es keine Ressentiments noch einen Geist des Ressentiments.

Die Prinzipien der Maßnahmen, die zu ergreifen sind, können aber keine anderen sein als die, die ein Leben jenseits der Ressentimentalität konstituieren. Zur Schlüsselkompetenz des künftigen Miteinanders gehört es, andere zum Zug kommen zu lassen und verlieren zu können. Gönnen heißt Geben in vielerlei Gestalt: abgeben, nachgeben, sich hingeben. Das Wort Liebe mag in manchen Kontexten zu hoch gegriffen sein. Als Prinzip kommt man um das Lieben kaum herum. Übersetzen wir es mit den Worten Martin Bubers: „Liebe ist die Verantwortung eines Ichs für ein Du." (Buber 1995, S.15)

Um Ressentiments angemessen zu begegnen, braucht es nicht nur den Willen dazu. Eine zweite Voraussetzung besteht darin, das Ressentiment zu verstehen. So freunden wir uns mit der Vielgesichtigkeit des Menschen an – des Menschlichen in uns und den anderen.

Die Ihnen zu Beginn unserer Reise angebotenen Kurzformeln gilt es erneut in den Blick zu nehmen. Wenn Sie auf Ihre Leseerfahrung zurückschauen, werden diese kurzen Sätze heute sicher viel aussagekräftiger dastehen. Vielleicht möchten Sie den Versuch, sie auszubuchstabieren, nun selbst unternehmen. Beispielsweise erläutern Sie sie im Freundeskreis.

Verdichtung in Formeln
Nun bietet es sich an, auch abschließend die Ausführungen zusammenhängend zu verdichten – nunmehr als Rekapitulation. War das umfängliche Kap. 2 dem Geflecht der Ressentimentalität selbst gewidmet, flocht das nachfolgende dritte Kapitel kontextualisierend Fäden in die Textur. Noch sehen wir den so gewirkten Teppich nur wie von unten, können aber mit etwas Fantasie ermessen, in welcher Leuchtkraft und Buntheit er sich von oben gesehen zeigt. Wenn dem Ordnungsgedanken irgend Wahrheit zukommt, darf das „Böse" weithin als ein Gutes an falschem Ort gesehen werden. Man setze es an den rechten Ort, und es verliert sein verwirrendes Momentum. Ungerechtigkeit ist Unordnung. Ressentiments entstammen dem verwirrten Herzen, der desorganisierten Gesellschaft, deren Unwucht Schieflagen erzeugt. Nachdenkendes Verstehen sucht Ordnung zu stiften.

3.6 Über Verantwortung

Ich gebe Ihnen also diese thesenhaften Formeln, die den Abschn. 3.1, 3.2, 3.3, 3.4, 3.5 und 3.6 entsprechen, mit auf den Weg:

- Das Ressentiment gründet in Angst und bewirkt Angst: es verhindert, sich auf rechte Weise zu ängstigen und drängt in den Abgrund der Angst.
- Das Ressentiment resultiert aus vermisster Anerkennung: mutlos setzt es die Zustimmung zur Wirklichkeit aus, nimmt sich in verkehrter Weise zu ernst und verliert damit die rechte Beziehung zum Du.
- Dem Ressentiment fehlt der Mut zur Schwäche: Hochmut und falsche Erwartungen verfehlen den Sinn, und so richtet sich die erlittene Verkennung aktiv gegen die Welt und die anderen.
- Dem Ressentiment fehlt die Fähigkeit zur Selbstkritik: Widerspruch und Gegenkritik bringen sie nicht in Gang, allenfalls die Stärkung des Gefühlswissens im Allgemeinen, d. h. Persönliches müsste aus der „Schusslinie" gebracht und die Versachlichung stattdessen im Umgang forciert werden.
- Das Ressentiment ist hoffnungslos auf Vergangenes fixiert: eine Zukunft auf der Zeitachse ist ihm verschlossen. Das Ressentiment kennt Zukunft nur als Erwartung, Dankbarkeit bleibt ihm versagt. Hoffnungslosigkeit generiert Verantwortungslosigkeit.
- Das Ressentiment ist verantwortungslos: umso mehr muss die Gesellschaft als Verantwortungsgemeinschaft die Ressentimentalität in ihre Verantwortung nehmen, und umso mehr muss sie für alle (!) die Flamme der Hoffnung lebendig halten.

Ich hoffe, dass der gewährte Einblick ins Reich des Ressentiments Ihren Blick für die Profile des Heillosen in der Gesellschaft und in den Seelen schärft, und mehr noch, dass der analytische und beobachtende Blick in eine verständnisvolle, verstehende Sichtweise eingeht. Nur Verstehenden kann man ohne Scham und ohne Angst unter die Augen treten.

Großherzigkeit bewahren
Ressentiments haben wir wahrlich nicht nötig, wenn wir dem Seindürfen „ohne Wenn und Aber" vertrauen. Besinnen wir uns darauf und fassen wir Mut. Ermutigen wir, wo wir dem Ressentiment begegnen, und beschämen wir nicht die, die ihr Ressentiment nur mit Mühe verbergen können. Lassen wir uns nicht provozieren, wo man zynisch mit Ressentiments protzt, sich dabei selbst aber nicht mehr ernst nehmen kann. Überernst und Unernst bilden die „Kippform" des Ressentiments, das vom einen zum anderen umschlagen kann.

Polemik liegt nahe, gerade wenn man sich moralisch oder geistig überlegen dünkt. Doch Ausgrenzung und Verachtung sind auf die subtilste Weise töricht. Eine Patentlösung angesichts der bestehenden Ressentimentalität gibt es wohl nicht, zumal die Verstockten den freundlich Gesonnenen mit ihren offenen Armen den vermeintlichen Triumph, sie aus der Ressentimentalität befreit zu haben, nicht gönnen. Doch einen Weg, die Entstehung von Ressentiments zu verhindern, den gibt es wohl: Das alte Wort dafür ist Gunst: einander Gutes wollen. Füreinander einstehen. Einander gewogen sein. Wo es dem Einzelnen schwer wird, braucht es umso mehr das demokratische Wir. Schützen wir es vor den Ressentiments, damit es uns vor Ressentimentalität bewahrt. Wagen wir mehr Großherzigkeit, denn die benötigt das demokratische Wagnis. Gönnen wir uns Bedenkzeiten. Bedenken wir, dass uns vergönnt ist, die Wahl zu haben. Gewiss hat Freiheit ihren Preis. Verantwortlichkeit ist jedoch unsere Ehre.

Literatur

Adorno TW (1997) Minima Moralia (GS 4). Suhrkamp, Frankfurt
Anders G (1993) Die atomare Drohung. Beck, München
Bennent-Vahle H (2013) Mit Gefühl denken. Einblicke in die Philosophie der Emotionen. Herder, Freiburg
Bennent-Vahle H (2020) Heidemarie Bennent-Vahle: Besonnenheit. Eine politische Tugend. Alber, Freiburg
Ben-Ze'ev A (2009) Die Logik der Gefühle. In: Kritik der emotionalen Intelligenz. Suhrkamp, Frankfurt
Bieri P (2011) Wie wollen wir leben? Residenz, St. Pölten
Bloch E (1970) Tübinger Einleitung in die Philosophie. Suhrkamp, Frankfurt
Bloch E (1985) Das Prinzip Hoffnung. Suhrkamp, Frankfurt
Böhme G (2012) Ich-Selbst. Über die Formation des Subjekts. Fink, Paderborn
Borowski T (2006) Bei uns in Auschwitz. Schöffling, Frankfurt
Buber M (1995) Ich und Du. Reclam, Stuttgart
Bude H (2019) Solidarität. Die Zukunft einer großen Idee. Hanser, München
Butter M (2018) „Nichts ist, wie es scheint": Über Verschwörungstheorien. Suhrkamp, Berlin
Dalferth I (2016) Hoffnung. De Gruyter, Berlin
Drewermann E (1996) Psychoanalyse und Moraltheologie I. Angst und Schuld. Grünewald, Mainz
Derrida J, Ferraris M (2001) Taste for the secret. Polity Press, Cambridge
Di Cesare D (2020) Souveränes Virus? Die Atemnot des Kapitalismus. Konstanz University Press/Wallstein, Göttingen
Eckhart M (2008) Predigten. Deutscher Klassiker, Frankfurt
Fried E (1979) 100 Gedichte ohne Vaterland. Wagenbach, Berlin
Fromm E (1974) Die Revolution der Hoffnung. Für eine Humanisierung der Technik. Rowohlt, Hamburg
Gauck J (2016) Reden. http://www.bundespraesident.de/DE/Die-Bundespraesidenten/Joachim-Gauck/Reden-und-Interviews/Reden/reden-node.html. Zugegriffen am 27.09.2020
Girard R (1991) Das Ende der Gewalt. Analyse des Menschheitsverhängnisses. Herder, Freiburg
Girard R (2002) Ich sah den Satan vom Himmel fallen wie einen Blitz. Eine kritische Apologie des Christentums. Hanser, München
Gorki M (2016) Nachtasyl. Szenen aus der Tiefe. Hofenberg, Berlin
Greiner U (2018) Rezension „Der Fortführer" von Botho Strauß in ZEIT Nr. 14 (28.03.2018)
Gronemeyer M (2018) Die Grenze: Was uns verbindet, indem es trennt. Nachdenken über ein Paradox der Moderne. Oekom, München
Haller R (2015) Die Macht der Kränkungen. Ecowin, Salzburg
Hastedt H (2005) Gefühle: Philosophische Bemerkungen. Reclam, Stuttgart
Hegel GWF (1970) In: Moldenhauer E, Michels KM (Hrsg) Phänomenologie des Geistes. Werke in 20 Bänden, Bd 7. Suhrkamp, Frankfurt
Hegel GWF (1979) In: Moldenhauer E, Michels KM (Hrsg) Grundlinien der Philosophie des Rechts. Werke in 20 Bänden, Bd 7. Suhrkamp, Frankfurt
Hemmerle K (1978) Glauben – wie geht das? Wege zur Mitte des Evangeliums. Herder, Freiburg
Illich I (1981) Über die ökumenische Ver-Wirrung. In: Dauber H, Simpfendörfer W (Hrsg) Eigener Haushalt und bewohnter Erdkreis. Hammer, Wuppertal

Jaster R, Lanius D (2019) Die Wahrheit schafft sich ab. Wie Fake News Politik machen. Reclam, Stuttgart
Jensen U (2017) Zornpolitik. Suhrkamp, Berlin
Keil G (2019) Wenn ich mich nicht irre. Ein Versuch über die menschliche Fehlbarkeit. Reclam, Stuttgart
Köhler A (2011) Die geschenkte Zeit. Über das Warten, Insel, Berlin
Kolnai A (2007) Ekel. Hochmut. Haß. Zur Phänomenologie feindlicher Gefühle. Mit einem Nachwort von A Honneth. Suhrkamp, Frankfurt
Marcel G (1964) Der Philosoph und der Friede. Die Verletzung des privaten Bereichs und der Verfall der Werte in der heutigen Welt. Knecht, Frankfurt
Markwardt N (2016) Willkommen in Panikland. ZEITonline am 28. Januar 2016. https://www.zeit.de/kultur/2016-01/angst-deutschland-politik-fluechtlinge-essay. Zugegriffen am 27.09.2020
Marquard O (1987) „Moratorium des Alltags". Betrachtungen im Anschluss an eine These von Manès Sperber. In: Löw R (Hrsg) Oikeiosis. Festschrift für Robert Spaemann. VCH Verlagsgesellschaft, Weinheim, S 167–169
Metz JB (1977) Glaube in Geschichte und Gesellschaft. Matthias-Grünewald, Mainz
Milva (1981) Ich hab' keine Angst. Text und Komposition: Woitkewitsch T, Vangelis. Delta Music, Frechen
Mitscherlich A (1993) Über Feindseligkeit und hergestellte Dummheit: einige andauernde Erschwernisse beim Herstellen von Frieden. EVA, Hamburg
Möhler JA (1957) Die Einheit der Kirche oder das Princip des Katholizismus (1825) Geiselmann JR (Hrsg). Hegner, Köln
Moltmann J (1995) Das Kommen Gottes: Christliche Eschatologie. Gütersloher Verlagshaus, Gütersloh
Neumann E (1949) Erich Neumann, Tiefenpsychologie und neue Ethik. Rhein, Zürich
Nickl P (2005) Ordnung der Gefühle. Studien zum Begriff des Habitus, 2. Aufl. Meiner, Hamburg
Pieper J (1949) Über die Hoffnung. Kösel, München
Pieper J (1957) Glück und Kontemplation. Kösel, München Reinhardt E (2003) Gedankensprünge. Aphorismen. Reinhardt, Basel
Pieper J (1963) Zustimmung zur Welt. Eine Theorie des Festes. Kösel, München
Pieper J (1967) Hoffnung und Geschichte. Fünf Salzburger Vorlesungen. Kösel, München
Polednitschek T (2020) Kierkegaard und Nietzsche oder: die Angst des Kriegers vor dem Guten. https://philosophie-indebate.de/2021/indebate-3/#more-2021. Zugegriffen am 27.09.2020
Pollack D (2020) Das unzufriedene Volk: Protest und Ressentiment in Ostdeutschland von der friedlichen Revolution bis heute. Transcript, Bielefeld
Rahner K (1971) Zur Theologie der Zukunft. dtv, München
Rahner K (1976) Grundkurs des Glaubens. Herder, Freiburg
Richir M (2001) Phänomenologische Meditationen: Zur Phänomenologie des Sprachlichen. Turia und Kant, Wien
Richter HE (1992) Umgang mit Angst. Hoffmann und Campe, Hamburg
Riemann F (1961) Grundformen der Angst. Reinhardt, München
Rilke RM (2019) Briefe an einen jungen Dichter. 12. August 1904. Insel, Berlin
Rosa H (2016) Resonanz. Eine Soziologie der Weltbeziehung. Suhrkamp, Berlin
Safranski R (2015) Zeit: Was sie mit uns macht und was wir aus ihr machen. Hanser, München
Seel M (2001) Martin Seel, Das Richtige im Falschen. http://www.zeit.de/2001/19/Das_Richtige_im_Falschen. Zugegriffen am 27.09.2020
Spaemann R (2001) Grenzen. Zur ethischen Dimension des Handelns. Klett-Cotta, Stuttgart
Staemmler FM (2016) Kränkungen. Verständnis und Bewältigung alltäglicher Krisen. Klett-Cotta, Stuttgart
Stein E (1986) Endliches und ewiges Sein. Versuch eines Aufstiegs zum Sinn des Seins. Herder, Freiburg
Szymborska W (1997) Sto wierszy – Sto pociech. Hundert Gedichte – Hundert Freuden. Ausgewählt und übertragen von Karl Dedecius. Wydawnictwo Literackie, Krackau
Tillich P (2015) Der Mut zum Sein. De Gruyter, Berlin

Todorov T (1993) Angesichts des Äußersten. Fink, Paderborn
Virilio P (2011) Die Verwaltung der Angst. Passagen, Wien
Walter S (2003) Gesamtausgabe. Bd 8 (Lyrik). Paulus, Fribourg
Warwitz A (2010) Mutig sein. Basisartikel: Sache-Wort-Zahl 38(107):4–10
Warwitz SA (2016) Sinnsuche im Wagnis: Leben in wachsenden Ringen. Erklärungsmodelle für grenzüberschreitendes Verhalten, 2. Aufl. Aufl. Schneider, Baltmannsweiler
Wittgenstein L (1999) Denkbewegungen. Tagebücher. Fischer, Frankfurt
Zaberowski H (2016) Menschlich sein. Philosophische Essays. Alber, Freiburg

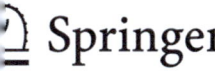

Waldtherapie

Angela Schuh
Gisela Immich

Das Potenzial des Waldes für Ihre Gesundheit

SACHBUCH

Springer

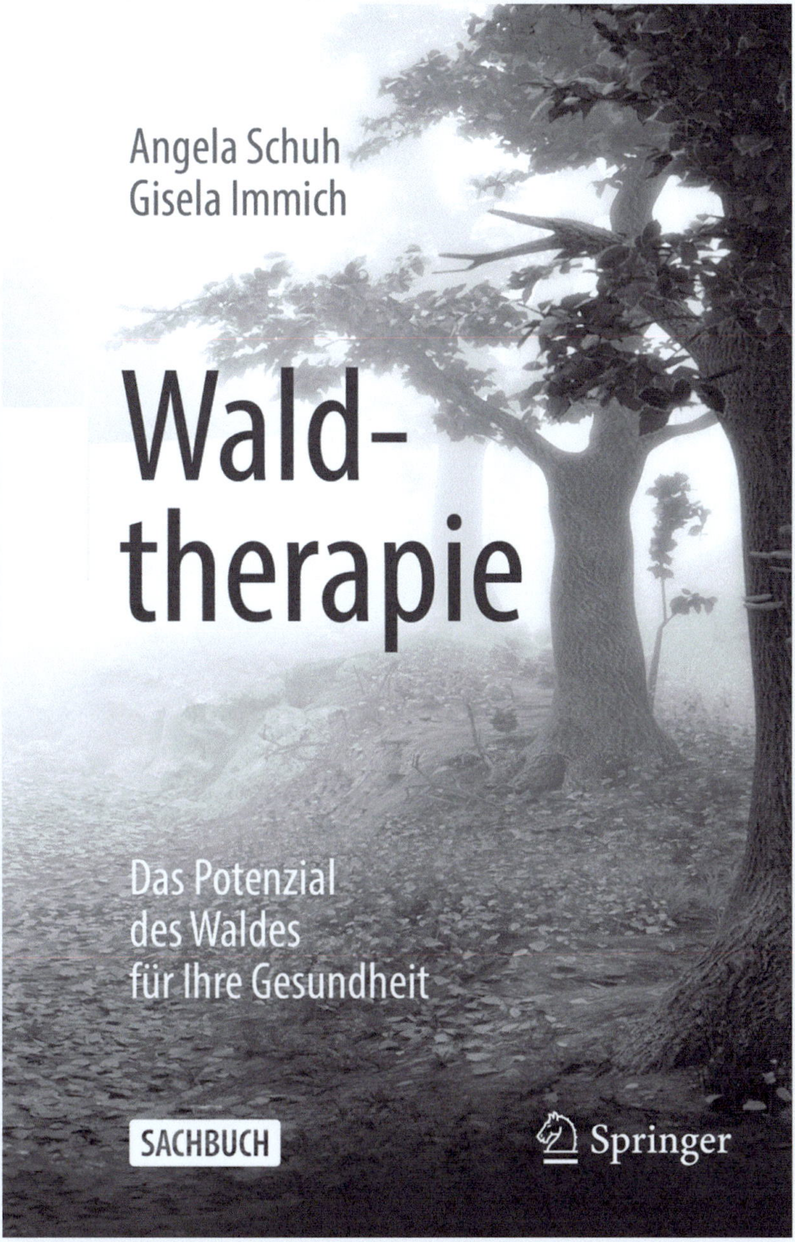

Jetzt im Springer-Shop bestellen:
springer.com/978-3-662-59025-6

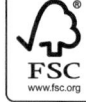

MIX
Papier aus verantwortungsvollen Quellen
Paper from responsible sources
FSC® C105338

If you have any concerns about our products,
you can contact us on
ProductSafety@springernature.com

In case Publisher is established outside the EU,
the EU authorized representative is:
**Springer Nature Customer Service Center GmbH
Europaplatz 3, 69115 Heidelberg, Germany**

Printed by Libri Plureos GmbH
in Hamburg, Germany